Murielle Grangeon

L'entraînement mental en clinique

Murielle Grangeon

L'entraînement mental en clinique

Imagerie motrice et réadaptation fonctionnelle - application aux blessés médullaires

Presses Académiques Francophones

Impressum / Mentions légales

Bibliografische Information der Deutschen Nationalbibliothek: Die Deutsche Nationalbibliothek verzeichnet diese Publikation in der Deutschen Nationalbibliografie; detaillierte bibliografische Daten sind im Internet über http://dnb.d-nb.de abrufbar.
Alle in diesem Buch genannten Marken und Produktnamen unterliegen warenzeichen-, marken- oder patentrechtlichem Schutz bzw. sind Warenzeichen oder eingetragene Warenzeichen der jeweiligen Inhaber. Die Wiedergabe von Marken, Produktnamen, Gebrauchsnamen, Handelsnamen, Warenbezeichnungen u.s.w. in diesem Werk berechtigt auch ohne besondere Kennzeichnung nicht zu der Annahme, dass solche Namen im Sinne der Warenzeichen- und Markenschutzgesetzgebung als frei zu betrachten wären und daher von jedermann benutzt werden dürften.

Information bibliographique publiée par la Deutsche Nationalbibliothek: La Deutsche Nationalbibliothek inscrit cette publication à la Deutsche Nationalbibliografie; des données bibliographiques détaillées sont disponibles sur internet à l'adresse http://dnb.d-nb.de.
Toutes marques et noms de produits mentionnés dans ce livre demeurent sous la protection des marques, des marques déposées et des brevets, et sont des marques ou des marques déposées de leurs détenteurs respectifs. L'utilisation des marques, noms de produits, noms communs, noms commerciaux, descriptions de produits, etc, même sans qu'ils soient mentionnés de façon particulière dans ce livre ne signifie en aucune façon que ces noms peuvent être utilisés sans restriction à l'égard de la législation pour la protection des marques et des marques déposées et pourraient donc être utilisés par quiconque.

Coverbild / Photo de couverture: www.ingimage.com

Verlag / Editeur:
Presses Académiques Francophones
ist ein Imprint der / est une marque déposée de
OmniScriptum GmbH & Co. KG
Heinrich-Böcking-Str. 6-8, 66121 Saarbrücken, Deutschland / Allemagne
Email: info@presses-academiques.com

Herstellung: siehe letzte Seite /
Impression: voir la dernière page
ISBN: 978-3-8381-7528-7

L'ENTRAÎNEMENT MENTAL EN CLINIQUE

Imagerie motrice et réadaptation fonctionnelle
- application aux blessés médullaires –

Murielle Grangeon

Centre de Recherche et d'Innovation sur le Sport (CRIS)

Laboratoire de la Performance Motrice, Mentale et du Matériel (P3M)

UFR STAPS, Université Claude Bernard Lyon 1

27, 29 Boulevard du 11 novembre 1918

69622 VILLEURBANNE Cedex

Résumé

Les travaux portant sur l'imagerie motrice (IM) ont montré l'identité des processus de production réelle et de représentation mentale du mouvement. Diverses voies expérimentales incluant la chronométrie mentale, les indices physiologiques (dont ceux issus de la neuroimagerie) ont été utilisées pour montrer que la représentation mentale de l'action repose sur les mêmes mécanismes que la préparation motrice et agirait sur la plasticité cérébrale. Le rôle de l'IM dans l'amélioration et l'apprentissage du mouvement et la récupération motrice après une lésion des effecteurs musculo-articulaires a été démontré. L'entraînement mental pourrait donc être intégré dans les protocoles thérapeutiques suite à une lésion centrale ou périphérique. Si plusieurs expériences ont montré son efficacité lorsqu'il est pratiqué après un accident vasculaire cérébral, aucune étude n'a porté sur son rôle dans la réadaptation fonctionnelle du patient médullo-lésé.

L'hypothèse est que l'entraînement par IM associé à la rééducation classique favoriserait la récupération et l'amélioration de la préhension chez les patients tétraplégiques. Pour attester que les progrès sont liés à la pratique mentale, nous devons évaluer les capacités et les caractéristiques d'IM chez ces patients et les comparer à celles de sujets sains. Nous utilisons pour cela des indicateurs comportementaux, psychologiques ou neurophysiologiques. La qualité d'un programme de réadaptation intégrant l'IM est évaluée grâce à l'analyse de données fonctionnelles, cinématiques et goniométriques de la préhension chez ces patients.

Cette démarche a été possible grâce à l'actualisation des connaissances en neurophysiologie cognitive et en physiopathologie des patients blessés médullaires. L'analyse des résultats montre que :

- les caractéristiques temporelles, les scores aux questionnaires et les données neurovégétatives sont similaires entre action réelle et imaginée pour des mouvements dont l'origine de la commande est sus-lésionnelle.

- pour des mouvements imaginés impliquant des membres paralysés, les patients expriment davantage de difficulté avec l'imagerie kinesthésique qu'avec l'imagerie visuelle. L'existence de réponses végétatives cutanées, enregistrées au niveau sous-lésionnel, est possible en fonction du caractère complet ou incomplet de la lésion et de son niveau.

- l'entraînement mental combiné à une rééducation classique permet l'amélioration de la saisie par ténodèse et la récupération fonctionnelle de l'extension du coude après transfert tendineux du biceps sur le triceps.

Ces résultats s'expliqueraient par la similitude des réseaux de neurones activés par le mouvement ou sa représentation mentale. L'IM activerait les processus centraux de contrôle du mouvement et permettrait l'acquisition d'une nouvelle habileté motrice grâce à la plasticité cérébrale. En outre, les conditions de pratique de l'imagerie (type d'IM, caractéristiques de la population, méthodologie et métrologie) peuvent influencer les résultats. L'efficacité de l'entraînement mental intégré à la rééducation est donc effective mais il faut maintenant s'interroger sur la manière de l'intégrer en clinique pour qu'il soit le plus efficace possible. Pour cela, des études complémentaires sont nécessaires afin de préciser quels sont les patients éligibles, les pathologies motrices les plus réceptives et les conditions de pratique les plus optimales.

Summary

Several studies showed that similar processes occurred during motor imagery (MI) and actual movement (using mental chronometry, brain mapping, psychological and physiological tests). As motor imagery and actual movement share the same neural substrate, mental rehearsal may serve motor rehabilitation by involving cerebral plasticity and thus facilitating recovery. There is now ample evidence that motor performance and learning may benefit from mental rehearsal in healthy subjects. The review of relevant literature about MI and post-stroke rehabilitation showed that integrating mental practice into the rehabilitation process may be a reliable tool. However, little is known about the integration of mental training during rehabilitation of patients with spinal cord injury (SCI).

We hypothesized that motor imagery combined with physical rehabilitation would improve reaching and grasping movement in patients with SCI. We used psychological tests, physiological and behavioral measures to assess MI ability in SCI-patients. This ability were suspected as being selectively altered as a consequence of SCI and its specific features. Evaluating the effect of MI training on grasping performance was conducted using kinematic measures and functional scales.

Our results showed that:
  - Similar chronometric and physiological measures (vegetative response) were recorded during MI and actual movement above the lesion level. Similar scores were observed to questionnaires in patients and in healthy groups.
  - More difficulties were encountered by the patients in using kinesthetic MI, especially when lower limbs movements were imagined. We found no vegetative responses below the level of lesion (electrodermal

5

response recorded at plantar site) in patients with complete SCI above T8. A response with lower amplitude and higher latency was observed in incomplete SCI patients.

- Mental training combined with physical practice improved tenodesis movement and elbow extension recovery after muscular transfer from the biceps to the triceps.

Our findings support the hypothesis that mental practice based upon MI training initially improved performance by recalling motor preparation operations from the procedural memory e.g. planning and programming. Although results from these clinical studies suggest that mental practice can lead to improve grasping by reorganizing upper-limb coordination and body movements after SCI, randomized clinical trials with larger samples are needed to confirm such findings. These case reports and feasibility and exploratory studies have provided useful data about the patients'ability to adhere to MI training approach, the sensitivity of outcome measures, and the amount of training required to observe significant clinical improvements.

TABLE DES ILLUSTRATIONS

Chapitre II

Chapitre III

Discussion générale

Table des abréviations

AMS : aire motrice supplémentaire

ASIA : american spinal injury association

AIS: ASIA Impairment Scale

AVC: accident vasculaire cérébral

CC: conductance cutanée

DPO : durée de perturbation ohmique

DSC : débit sanguin cutanée

EEG : électro-encéphalographie

EMG: électromyographie

FC : fréquence cardiaque

IM : imagerie motrice

IRMf : imagerie par résonnance magnétique fonctionnelle

MEG : magnéto-encéphalographie

RC: résistance cutanée

SCI : spinal cord injury

SDRC : syndrome douloureux régional complexe

SNC : système nerveux central

SNP : système nerveux périphérique

SNV: système nerveux végétatif

TC: temperature cutanée

TEP : tomographie par émission de positons

INTRODUCTION

Selon la théorie que le neurobiologiste David Ingvar a joliment nommé la « mémoire du futur », le cortex pariétal serait capable de produire des modèles internes des mouvements à effectuer, en amont des cortex prémoteur et moteur. Cette région du cerveau simulerait des actions en permanence et seulement certaines d'entre elles seraient éventuellement extériorisées. Cette théorie donne un socle conceptuel à l'entraînement mental des sportifs, des musiciens, des professionnels comme les chirurgiens ainsi qu'à la rééducation de patients atteints de lésions du système nerveux central.

La représentation mentale d'un mouvement ne peut pas se substituer à son exécution réelle, ne serait-ce parce qu'elle ne génère pas les rétroactions sensorielles qui l'accompagnent habituellement. Par contre, elle peut lui être associée, en particulier lorsque la motricité est réduite du fait d'une blessure ou d'une lésion entraînant une incapacité à effectuer un geste. Plusieurs expériences ont déjà posé l'hypothèse selon laquelle l'imagerie motrice (IM), peut apporter des bénéfices substantiels en réadaptation physique. Pour l'une d'elles, publiée dans Neuroimage, Philip Jackson et al.(2003) ont montré que la répétition mentale d'une série de mouvements provoque des changements physiologiques dans certaines régions spécifiques du cerveau, en plus d'entraîner des améliorations dans l'exécution réelle des mouvements qu'elles contrôlent. Les sujets devaient exécuter une flexion dorsale et plantaire à dix reprises, selon un rythme prédéfini, avant et après un programme d'entraînement par visualisation mentale. Réparti sur 5 jours, il consistait à répéter la séquence mentalement 1500 fois. Penser exécuter un mouvement active certaines zones du cerveau, comme en témoigne l'augmentation du débit sanguin, révélée par l'IRM fonctionnelle[1] pendant sa représentation mentale. Ces zones sont comparables à celles activées lors de l'exécution réelle du mouvement. L'IM agirait surtout sur les circuits de la préparation motrice en mobilisant les mêmes réseaux neuronaux que lors de l'exécution réelle. Après une semaine de pratique mentale, les sujets montrent une amélioration modeste mais significative dans l'exécution réelle du mouvement. Ceci nous permet de supposer que, dans certaines conditions, la représentation mentale d'un mouvement pourrait être combinée à des exercices physiques dans des programmes de rééducation et de réadaptation[2].

---

[1] IRM : Imagerie par résonance magnétique fonctionnelle. Méthode basée sur l'enregistrement des variations du métabolisme cérébral local.

[2] La *rééducation* entend la récupération ad integrum de la fonction ; la *réadaptation* entend des séquelles majeures, sans récupération possible. Elle nécessite une adaptation de la fonction voire une autre fonction.

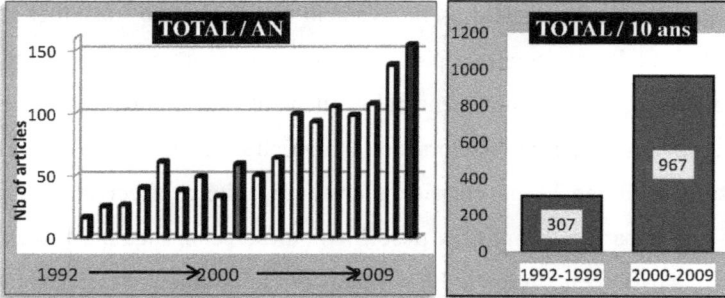

Figure 1. Nombre d'articles publiés dans les revues scientifiques traitant de l'IM (inspiré de Malouin[3], source Sciences Direct).

On constate un intérêt exponentiel de ce champ d'investigation depuis les vingt dernières années, avec un regain d'intérêt depuis dix ans (le nombre d'articles a été multiplié par 3.15).

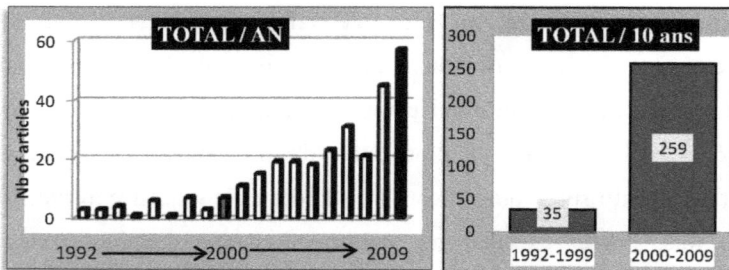

Figure 2. Nombre d'articles publiés dans les revues scientifiques traitant de l'IM en réadaptation (inspiré de Malouin, source Sciences Direct).

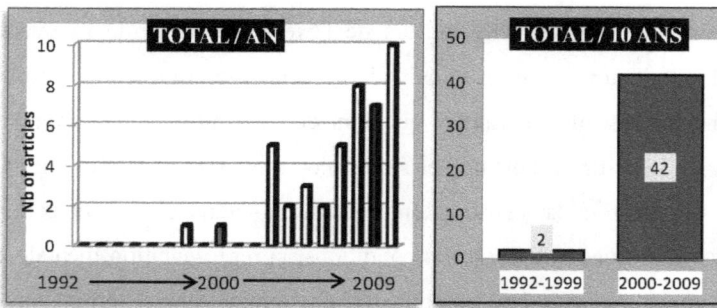

Figure 3. Nombre d'articles publiés dans les revues scientifiques traitant de l'IM chez les patients blessés médullaires (source Sciences Direct).

En référence à la figure 1, l'intérêt porté à l'IM chez les patients blessés médullaires se confirme également. Mais l'essentiel des articles concerne les études d'imagerie corticale, les interfaces cerveau-PC et le traitement des douleurs neuropathiques. Les articles reportant l'intégration de l'IM dans la réadaptation des blessés médullaires est limitée.

---

[3] Malouin, F. (2010). APTA Combined section Meeting, San Diego.

20

Les tests effectués avec des personnes ayant subi un accident vasculaire cérébral (AVC) donnent des résultats encourageants (de Vrie et Mulder, 2007). Au cours des deux dernières décennies (Figures 1, 2 et 3), beaucoup de travaux ont testés l'effet de la pratique mentale sur la récupération fonctionnelle chez les personnes ayant une déficience motrice (Dickstein, et al., 2007). Bien qu'une grande partie du travail clinique ait mis l'accent sur la récupération post-AVC de la motricité des membres supérieurs (Zimmermann-Schlatter, et al., 2008), il nous paraît intéressant d'étendre l'étude aux patients blessés médullaires.

L'efficacité de l'IM comme complément de la pratique physique est avérée : elle constitue un facteur d'amélioration de la performance ou d'aide à l'apprentissage de nouveaux mouvements (Driskell et al , 1994). Les sportifs l'utilisent également pour des fonctions diverses, comme son rôle sur la motivation et la confiance en soi, ou encore comme un moyen permettant de poursuivre l'entraînement en cas de blessures. Ces aspects sont largement décrits dans la littérature (Feltz et al., 1983; Taktek, 2004 ; Guillot et Collet, 2008). L'IM constitue aussi un outil facilement accessible, peu coûteux, non invasif et ambulatoire. Le but de ce travail est de montrer l'efficacité de la pratique de l'IM dans les protocoles de réadaptations des patients médullo-lésés, afin d'en évaluer les avantages et les limites. Cette approche suppose le recueil et l'analyse des capacités de représentations mentales de patients blessés médullaires et d'en évaluer ses effets sur leur récupération fonctionnelle.

La première partie synthétise les expériences centrées sur l'imagerie mentale chez les sujets sains et en milieu clinique. Elle est subdivisée en trois chapitres. Le premier décrit les approches cognitives et pratiques de l'imagerie, à travers l'étude des relations entre IM et exécution réelle. Quels sont les arguments scientifiques et théoriques qui nous permettent d'intégrer l'entraînement par IM dans la rééducation et la réadaptation ? Les réponses à cette question précéderont les implications pratiques. Nous définirons d'abord l'entraînement mental et décriront les différentes théories justifiant son utilisation. Il peut avoir des effets positifs sur la performance, sur l'apprentissage parce qu'il implique des opérations qui induisent une réorganisation des réseaux de neurones corticaux. Les bases neurofonctionnelles de l'imagerie permettront une validation scientifique de ces théories mais mettront également en évidence les limites de son utilisation dans certaines pathologies. D'une manière générale, l'exécution d'un mouvement et sa simulation mentale impliquent une activation quasiment identique des structures corticales et sous-corticales. Une synthèse des principales études de neuroimagerie, en particulier chez les blessés médullaires sera présentée. Ce chapitre se conclura par une présentation des résultats que l'entraînement mental a pu engendré aussi bien chez les sujets sains qu'en milieu clinique.

Le chapitre II abordera les contraintes méthodologiques posées par l'étude de l'imagerie mentale. La capacité à construire l'image varie selon l'individu et la pathologie dont il est atteint, mais elle est aussi fonction du type d'imagerie pratiqué. Ce chapitre sera l'occasion de distinguer les méthodes d'évaluation subjectives et objectives et de décrire la méthodologie que nous avons utilisée dans les protocoles cliniques. Le chapitre III mettra en relation les caractéristiques cliniques et les conséquences fonctionnelles des lésions médullaires avec les objectifs de la réadaptation par le travail mental. Puisque le but est d'évaluer les effets de l'IM dans les protocoles de récupération classiques des patients tétraplégiques, il est important de décrire leur pathologie au plan structural et du point de vue des conséquences fonctionnelles. Dans un premier temps, les données sur la préhension du patient tétraplégique seront particulièrement détaillées. Ce sera l'occasion de s'interroger sur les méthodes d'évaluation de ses performances motrices afin de mesurer les effets de l'entraînement mental. Nous décrirons ensuite la problématique générale de notre travail et les éléments qui ont permis d'élaborer les hypothèses.

Dans la deuxième partie, seront présentés les résultats de nos expériences. Le point de départ de notre réflexion porte sur les travaux relatifs aux atteintes musculo-articulaires (e.g., Newsom, *et al.*, 2003 ; Cupal, 1998 ; Cupal et Brewer, 2001 ; Stenekes, *et al.*, 2009). Si l'IM s'est montrée efficace car elle sollicite les programmes moteurs qui mobilisent les différents segments corporels, elle se justifie d'autant plus en cas de lésion du système nerveux central car elle pourrait permettre la réorganisation des réseaux de neurones atteints en activant la plasticité du tissu nerveux (Lafleur, *et al.,* 2002 ; Lacourse, *et al.*, 2004 ; Sirigu, *et al.*, 1996). L'objectif est de faire le bilan du rôle de l'IM dans la réadaptation fonctionnelle des blessés médullaires afin d'en évaluer son efficacité et éventuellement sa généralisation à d'autres pathologies motrices. Le travail expérimental vise à qualifier et quantifier le travail mental: la capacité des patients blessés médullaires à former des images mentales reste normalement intacte puisque l'encéphale n'est pas atteint. Par contre, il n'est plus alimenté ni par les informations sensitives somesthésiques, ni par les rétroactions ordinairement disponibles pendant l'exécution du mouvement. Ce déficit d'afférences pourrait nuire à la représentation correcte et détaillée du mouvement et conduire à sa dégradation avec le temps. Il pourrait être possible d'entretenir une mémoire motrice chez le patient para et tétraplégique en rappelant par l'IM les plans d'actions conservés en mémoire procédurale. Cette rétention devrait sans doute être influencée par le type d'imagerie et les caractéristiques de la lésion.

L'analyse des capacités d'IM des patients va permettre de préciser les règles de pratique de l'imagerie chez les médullo-lésés, afin de favoriser la mise en place de protocole standard en milieu clinique. L'analyse des performances motrices pré- et post-programme de réadaptation combinant entraînement mental et pratique physique va permettre d'évaluer l'efficacité de l'IM dans la récupération fonctionnelle.

CHAPITRE I :
POURQUOI INTÉGRER L'IM DANS LES PROTOCOLES DE RÉÉDUCATION DES BLESSÉS MÉDULLAIRES?

I : DÉFINITIONS ET THÉORIES EXPLICATIVES

II : BASES NEUROFONCTIONNELLES

III : IMPLICATIONS PRATIQUES

26

I : DÉFINITIONS ET THÉORIES EXPLICATIVES

Les opérations les plus élaborées de l'activité psychique humaine sont rendues possibles grâce à des entités mentales pouvant se substituer à l'objet réel. Jusqu'à la fin des années 1970, on pensait que toute information, quelle que soit sa modalité sensorielle, produisait dans le cerveau une représentation mentale qui en était indépendante. Cette représentation, considérée comme un épiphénomène, n'accordait aucun rôle fonctionnel aux images mentales dans la structuration de la pensée ou de l'action. Mais, les résultats expérimentaux qui suivirent montrèrent que l'imagerie mentale était au cœur de la vie psychique de l'individu.

I.1. Définitions

L'imagerie mentale fait référence au processus actif par lequel l'homme crée ou rappelle des sensations avec ou sans stimulations externes. C'est une opération cognitive qui se construit sur les différentes modalités sensorielles (visuelle, auditive, tactile, proprioceptive[4], olfactive et gustative) ou à partir d'une combinaison de plusieurs d'entre eux. Le tableau 1 ci-après en décrit le détail. L'imagerie visuelle et à, un degré moindre, auditive serait la plus utilisée dans la vie courante. Segal et Fusella (1970) ont montré que l'activité d'imagerie mobilise une partie des circuits sensoriels qui desservent la modalité perceptive correspondante. D'autres travaux ont corroboré ces résultats en démontrant l'implication des aires corticales sensorielles spécifiques dans la formation des images

---

[4] Bien que l'usage ait consacré le terme de kinesthésie pour l'associer à l'image qui se construit sur les informations musculo-articulaires, la proprioception revêt un aspect plus général. Elle intègre à la fois les informations statiques et dynamiques, issues des récepteurs toniques et phasiques. Par ailleurs, et conventionnellement, on ne devrait pas la qualifier de sensorielle puisque seulement 5 types d'informations répondent à ce qualificatif, celles qui correspondent aux 5 sens.

27

mentales (Freeman, 1983; Uhl, *et al.*, 1994; Fallgatter, *et al.*, 1997). Il s'agit de représentations mémorisées ou imaginées, d'un objet, d'un concept, d'une idée ou d'une situation. *" Elle est une forme de représentation figurative qui a pour caractéristique de conserver l'information perceptive sous une forme qui possède un degré de similitude structurale avec la perception. Elle est un instrument cognitif qui permet de figurer des objets ou des situations à caractère statique ou dynamique, possédant des caractéristiques spatiales et temporelles, figurant des déplacements et des transformations. Elle rend possible la simulation de l'action* "[5].

Modalités d'imagerie	Définitions
l'imagerie visuelle interne ou à la première personne	Imaginer la scène qu'on devrait percevoir si on était réellement l'acteur du mouvement.
L'imagerie externe à la troisième personne	Se représenter le mouvement comme si on l'observait de l'extérieur (on peut imaginer quelqu'un d'autre ou soi-même).
L'imagerie kinesthésique	Percevoir des informations musculo-articulaires ordinairement générées par l'exécution réelle, les contractions et les tensions musculo-tendineuses perçues pendant le mouvement.
L'imagerie auditive	Se représenter les caractéristiques sonores, par exemple le rythme d'une succession d'appuis au sol ou l'impact d'une impulsion.
L'imagerie tactile	Se représenter les informations somesthésiques liées à la manipulation d'objets, aux contacts avec le sol ou avec autrui.
L'imagerie olfactive	Evocation mentale des senteurs, odeurs accompagnant les actions se déroulant dans l'environnement du sujet.
L'imagerie gustative	Se représenter la saveur et la texture d'un aliment.

Tableau 1. Définitions des différents types d'imagerie mentale. Généralement l'IM stricto sensu exclut les sens chimiques.
Ceux-ci peuvent néanmoins y être associés indirectement (l'évocation mentale d'une odeur particulièrement associée à une pratique sportive, comme la magnésie dans une salle de gymnastique, par exemple).

---

[5] Denis, Les images mentales, (1979)

L'imagerie mentale peut être interne ou externe, en fonction des consignes et de la nature de la tâche. Dans la perspective interne, tout se passe comme si le sujet possédait une caméra personnelle lui permettant de se voir et de percevoir la réalisation du mouvement. Il peut alors utiliser l'ensemble des modalités sensorielles. Dans la perspective externe, le sujet est un observateur externe de son propre mouvement. Des sensations auditives ou kinesthésiques peuvent s'associer aux nombreuses images visuelles. Selon Glisky et *al.* (1996), l'imagerie interne permettrait d'améliorer les performances des tâches cognitives et l'imagerie externe celles des tâches motrices. Selon Hardy et Callow (1999), l'imagerie externe pourrait aider les sujets à acquérir une structure globale de l'habileté motrice, c'est-à-dire une image précise de l'acte à produire. Le sujet connaîtrait ainsi précisément les positions requises pour le mouvement (Hardy, 1997). Utiliser l'imagerie interne faciliterait l'intégration de la structure temporelle de l'action (choix du moment pour déclencher le mouvement, rythme d'exécution). Enfin, certains auteurs ont suggéré que l'IM permettrait d'améliorer la force musculaire si l'imagerie interne était privilégiée (Ranganathan, *et al.*, 2002, 2004 ; Wright et Smith, 2007). D'autres ont également mentionné que l'imagerie kinesthésique reste difficile en début d'apprentissage (Mumford et Hall, 1985). Le choix du contenu de l'imagerie peut donc varier en fonction des objectifs à atteindre, du stade d'acquisition des sujets et des caractéristiques de l'action (mouvement exigeant un repérage spatial externe ou un repérage corporel).

Les actions qu'on se représente constituent une catégorie d'images mentales appelée images motrices. L'**IM** est un terme réservé aux situations où le corps humain est impliqué. Elle se définit comme la capacité à se représenter mentalement une action sans production concomitante de mouvement (Denis, 1989). Elle constitue un état dynamique pendant lequel on simule un mouvement (Decety, 1996) et suppose qu'on se représente soi-même en train de l'effectuer. Il s'agit d'imaginer les sensations produites par l'exécution d'une tâche motrice en rappelant les perceptions mémorisées au cours de la pratique. L'IM se définirait comme le résultat d'un accès conscient (volontaire) au contenu de l'intention de réaliser un mouvement, celui-ci étant normalement réalisé de manière infra-consciente lors de la préparation d'une tâche motrice. L'IM consciente et la phase de préparation d'une tâche motrice feraient appel à des mécanismes communs et seraient fonctionnellement équivalentes (Jeannerod, 1994). Pour Cunnington et al. (1996), l'IM constituerait un moyen de dissocier les mécanismes de préparation et d'exécution. L'IM facilite la préparation du mouvement en permettant la mobilisation des ressources énergétiques et, par suite, l'élévation du niveau d'activation (aspect quantitatif) et la planification du geste (aspect qualitatif).

L'entraînement mental ou pratique mentale consiste en une répétition de représentations internes d'une ou plusieurs actions à la recherche d'une performance. Cette technique donne de meilleurs résultats que l'absence de pratique (Feltz et Landers, 1983). Toutefois, elle ne remplace pas la pratique physique qui, généralement, apporte de meilleurs résultats que la répétition mentale seule (Yue et Cole, 1992; Pascual-Leone, et al., 1995; Herbert, et al., 1998). La solution de combiner entraînement physique et entraînement mental donne le meilleur compromis ou des résultats au moins équivalents aux seules pratiques physique ou mentale (Weinberg, et al., 1981; Jackson, et al., 2001).

Les études sur l'animal et l'homme suggèrent que la récupération motrice serait meilleure si les patients pouvaient s'exercer davantage (Pascual-Leone, et al., 1995; Carr et Shepherd, 1998; Nudo, et al., 2001). Or, augmenter le temps et l'intensité de la rééducation n'est pas toujours possible pour des patients souffrant de faiblesses musculaires localisées ou

30

généralisées ou encore par manque de thérapeutes et du coût des soins. La répétition mentale pourrait être une stratégie alternative d'entraînement, tout en exigeant moins d'effort physique. Comment et pourquoi la pratique mentale d'un mouvement, permettrait-elle d'améliorer l'efficacité motrice? Il convient d'abord de s'interroger sur les théories justifiant la pratique de l'IM.

I.2. Théories explicatives

I.2.1. l'approche psycho-neuromusculaire

L'approche psycho-neuromusculaire (Jacobson, 1931, Shaw, 1940) fournit un support théorique au fait qu'une activité musculaire soit enregistrée simultanément à la représentation mentale, bien qu'aucun mouvement ne soit observable. Elle considère que la simulation mentale provoque des micro-contractions suffisantes (Figure 4 et 5) pour générer des rétroactions proprioceptives, utilisables au renforcement du programme moteur correspondant, mais inférieures à celles requises pour produire le mouvement (Jacobson, 1931; Bird, 1984; Bakker, *et al.*, 1996; Boschker, 2001 ; Guillot, *et al.*, 2007). Néanmoins, pour Johnson (1982), Kohl et Roenker (1983), l'activité neuromusculaire enregistrée pendant l'IM n'a pas la configuration de celle enregistrée pendant la pratique réelle et correspondrait en quelque sorte à une élévation du tonus musculaire. Cette position est invalidée par deux types d'arguments : le premier permet d'expliquer les effets positifs sur la performance (Feltz, et Landers, 1983 ; Driskell, *et al.* , 1994); le second provient de 2 études plus récentes qui ont montré que l'activité électrpmyographique (EMG) enregistrée pendant l'imagerie mentale possédait les caractéristiques du mouvement réel (Guillot, *et al.*, 2007 ; Lebon, *et al.*, 2008). En effet, la représentation mentale d'une contraction isométrique, concentrique ou excentrique provoquait une activation musculaire subliminale mais non comparable à celle générée par l'exécution réelle.

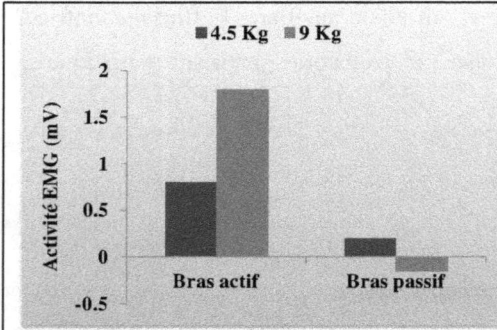

Figure 4. Enregistrement EMG pendant l'imagerie mentale (figure adaptée, d'après Boschker, 2001).
Les sujets devaient se représenter mentalement le maintien d'un haltère de 4.5 Kg ou de 9 Kg avec un seul bras. L'activité était enregistrée sur les muscles de la loge antérieure du bras considéré comme actif et du bras passif. Elle est plus importante pour le bras actif et pour une charge de 9 Kg, par rapport à la plus légère.

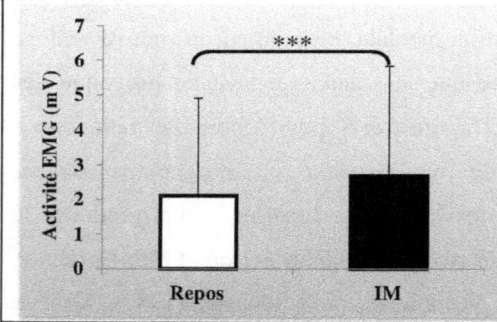

Figure 5. Activité EMG de la longue portion du biceps brachii au repos et en IM.
Une plus grande activité EMG est enregistrée pendant l'IM. *** : P<.001. Ces résultats adaptés de Lebon, et al. (2009) confirment l'hypothèse d'une inhibition incomplète de la commande motrice. Une commande corticale résiduelle activerait les effecteurs correspondant au mouvement imaginé (flexion/extension du coude).

En revanche, Yue et Cole (1992-Figure 6) puis Decety et *al.* (1993) n'ont pas relevé d'activité musculaire pendant la simulation mentale. L'absence d'activité EMG pourrait s'expliquer par la typologie des fibres activées pendant l'IM. Celles de type I ont un taux métabolique peu élevé dont la détection serait difficile par spectrométrie à résonance magnétique nucléaire, ce qui expliquerait les résultats négatifs de Decety et *al.* (1993). Par ailleurs, si elles appartiennent à des muscles profonds, leur activité pourrait échapper à un enregistrement de surface (Mellah, *et al.*, 1990; Jeannerod, 1999).

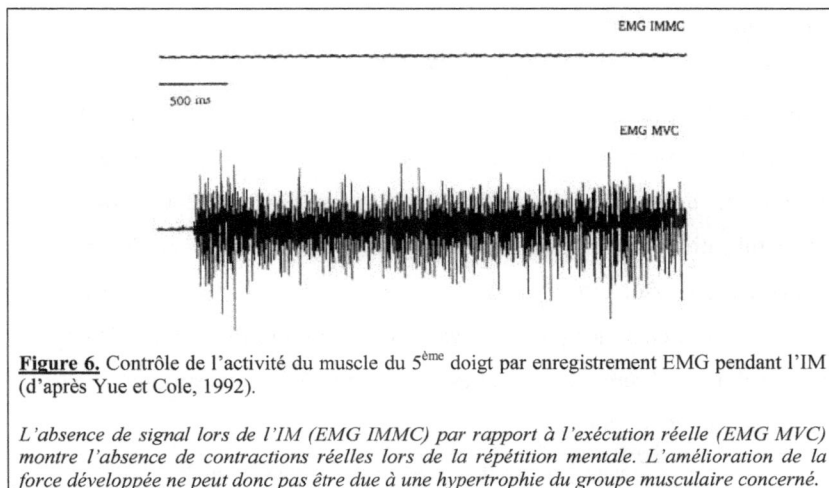

Figure 6. Contrôle de l'activité du muscle du 5ème doigt par enregistrement EMG pendant l'IM (d'après Yue et Cole, 1992).

L'absence de signal lors de l'IM (EMG IMMC) par rapport à l'exécution réelle (EMG MVC) montre l'absence de contractions réelles lors de la répétition mentale. L'amélioration de la force développée ne peut donc pas être due à une hypertrophie du groupe musculaire concerné.

La théorie psycho-neuromusculaire apporte une explication à la modulation de l'activité EMG durant l'IM, mais n'explique pas, à elle seule, l'efficacité de la pratique mentale (Feltz et Landers, 1983). Jeannerod (1994) justifie les contractions subliminales pendant l'IM par une inhibition incomplète de la commande motrice, sans expliquer structurellement et fonctionnellement le processus. Collet et Guillot (2009) postulent une inhibition sélective des messages efférents, puisque si la commande somatique volontaire est effectivement bloquée, celle qui contrôle la musculature posturale ne l'est pas et les efférences végétatives à destination des effecteurs cutanés sont préservées.

Qu'elle soit inexistante ou simplement subliminale, l'activité EMG, associée au fait qu'il n'y a pas de prise de masse musculaire pendant l'entraînement laisse supposer que l'IM aurait davantage un effet central (Yue et Cole, 1992). Avec la plasticité cérébrale, les réseaux de neurones sollicités mentalement pourraient se restructurer pour provoquer un meilleur recrutement des unités motrices et améliorer leur synchronisation. Cela se traduirait par une amélioration des paramètres d'exécution du

33

mouvement, en particulier la force développée (Figure 7) mais sans que soit modifiée la structure musculaire interne (absence d'hypertrophie par exemple). Ce même processus expliquerait que la perte de force musculaire soit limitée grâce à l'IM, suite à une immobilisation contrainte par la rupture du ligament croisé antérieur (Cupal et Brewer, 2001), ou d'une immobilisation de l'avant bras entraînant une inactivation des mucles concernés (Newsom, et al., 2003 - Figure 8) ou que l'endurance musculaire soit meilleure chez des patients ayant suivi un entrainement par IM après une entorse sévère de la cheville comparé à un groupe contrôle (Christakou, et al., 2007).

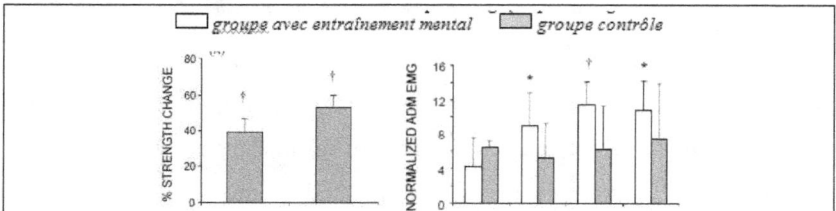

Figure 7. Evolution de la force musculaire et de l'activité EM après un entraînement mental de 6 semaines et de 12 semaines de l'abduction du petit doigt (d'après Ranganathan, et al., 2004). *La force musculaire de l'abducteur du 5ème doigt (ADM) a augmenté de 39% (* : P<0.01) après 6 semaines et de 53% après 12 semaines. L'activité EMG a également significativement augmenté dans le groupe entraîné mentalement par rapport au groupe contrôle.*

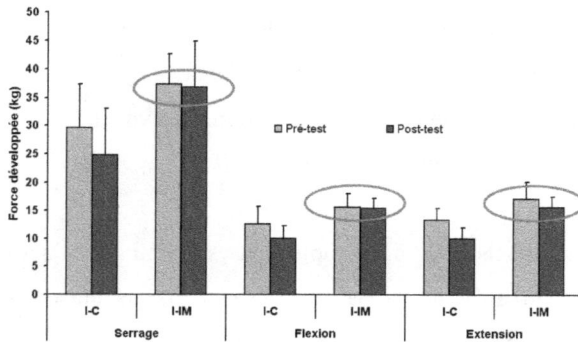

Figure 8. Effet de l'IM sur la limitation de perte de force musculaire (adaptation des résultats de Newsom, et al., 2003). I-C : groupe contrôle ; I-IM : groupe entraîné par IM. *La diminution de la force est moins marquée lorsque l'immobilisation physique du sujet est associée à un entraînement mental. Newsom et al.(2003) ont également postulé un rôle supplémentaire de l'IM sur la motivation et la confiance en soi, ce qui a pu avoir des effets connexes positifs sur la performance.*

I.2.3. La théorie neurocognitive

Cette approche attribue l'efficacité de l'IM au traitement central de l'information induit par la représentation de l'acte moteur. Les manifestations périphériques comme celles enregistrées par l'EMG n'en seraient que le reflet (Heuer, 1985). Elle s'appuie sur l'analogie structurale (Figure 9) et fonctionnelle entre IM et mouvement volontaire (Kosslyn, 1980). L'IM faciliterait la préparation à l'action (Feltz et Landers, 1983) en induisant d'abord une meilleure représentation du but. Les aspects spatiaux et temporels seraient mieux analysés et les contraintes d'exécution mieux prises en compte car l'IM contribuerait aussi à élever le niveau d'éveil physiologique de l'organisme. Les techniques d'imagerie cérébrale (tomographie, résonance magnétique fonctionnelle, électro- ou magnétoencéphalographie...) ont montré que les aires activées par le mouvement simulé le sont également lors de la planification et la programmation du mouvement réel (Decety, *et al.*, 1994; Jeannerod, 1994; Leonardo, *et al.*, 1995; Lotze, *et al.*, 1999; Fadiga, *et al.*, 1999; Naito, *et al.*, 2002).

Il y a une double équivalence fonctionnelle entre l'exécution d'une action et sa simulation mentale. Elle n'est cependant pas parfaite et les résultats restent contradictoires (Roth, *et al.*, 1996; Schnitzler, *et al.*, 1997). Ils feront l'objet du point suivant. Néanmoins, c'est cet isomorphisme qui permet de poser l'hypothèse de l'effet positif de l'IM dans l'aide au recouvrement des fonctions motrices. Les travaux de Stenekes *et al.* (2009) illustrent cette hypothèse en mettant en évidence le rôle de l'IM dans l'amélioration du traitement central des informations après l'immobilisation post-chirurgicale prolongée de la main (Figure 10).

Les deux théories explicatives se conjuguent et permettent de justifier l'intégration de l'IM en médecine de rééducation et de réadaptation. Se

35

pose alors la question de savoir si cet isomorphisme est conservé chez les sujets atteints d'une pathologie du Système nerveux central et si l'imagerie mentale, dont la pratique nécessite l'intégrité corticale, est applicable à tous les patients. Qu'en est-il ensuite des patients blessés médullaires ?

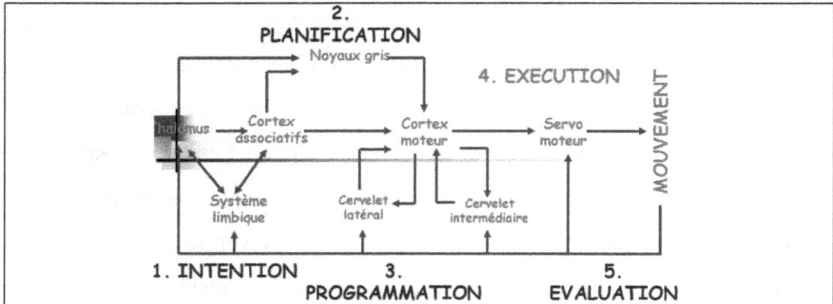

Figure 9. Isomorphisme structural entre IM et exécution réelle (adaptation des schémas de Paillard, J., 1986, 1990).

Le niveau exécutif (étape 4) est contrôlé par le cortex moteur avec la contribution des boucles paléocérébelleuses (cervelet intermédiaire) qui assure la servo-assistance du mouvement en cours d'exécution. Le niveau de la planification et programmation (étapes 2 et 3) comprend les deux grandes boucles striaires des noyaux gris centraux et néocérébelleuses (cervelet latéral) qui associent les aires corticales associatives au cortex moteur, soit directement, soit via les relais thalamiques (thalamus) et le système limbique. Les réafférences somato-sensorielles nées de l'action se distribuent aux divers niveaux des traitements centraux.
Ce schéma distingue clairement l'intervention parallèle des deux grandes boucles, celle des noyaux gris centraux et celle du néocervelet, dans l'élaboration du plan et programme d'action communs à l'IM et l'exécution réelle.

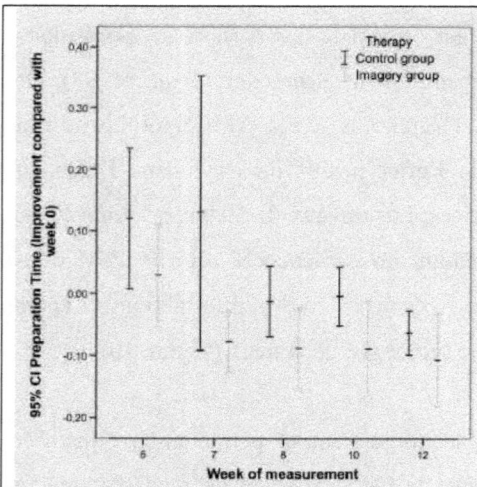

Figure 10. Amélioration du temps de préparation chez les sujets ayant pratiqué l'IM pendant l'immobilisation (extrait de Stenekes, *et al.*, 2009).

Au niveau périphérique, plusieurs études ont également mis en évidence la similarité des réponses neurovégétatives enregistrées lors du mouvement réel et lors de sa simulation mentale. Ces résultats seront présentés dans le deuxième chapitre.

II:BASES NEUROFONCTIONNELLES

Les techniques d'imagerie fonctionnelle ont apporté des arguments en faveur d'une similarité d'activation cérébrale lors de la pratique de mouvements exécutés et imaginés. Cette relation serait renforcée par une activation spécifique des aires motrices en fonction de la partie du corps imaginée ou en mouvement (Ehrsson, *et al.*, 2003).

II.1. Structures cérébrales impliquées chez le sujet sain

L'une des études comparait les modifications hémodynamiques chez des volontaires devant imaginer un mouvement de tennis impliquant le bras droit par rapport à une condition de repos. Des augmentations du débit sanguin avaient été observées au niveau de l'aire motrice supplémentaire (AMS), du cortex prémoteur, du lobule pariétal inférieur mais également au niveau des noyaux gris centraux et du cervelet latéral (Decety *et al.*, 1990). Ces résultats ont, par la suite, été amplement confirmés par des études en TEP et en IRMf (Figure 11 ci-dessous). L'amélioration de la résolution spatiale des techniques ainsi que la sophistication des paradigmes expérimentaux ont permis de préciser l'implication des régions cérébrales dans la simulation en comparaison avec l'exécution réelle.

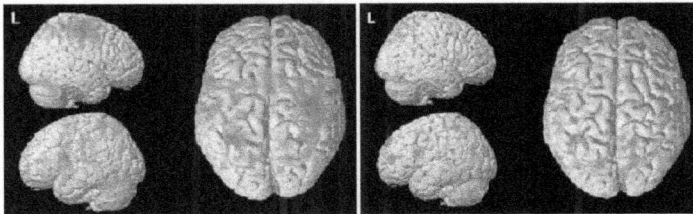

Figure 11. Similarité des structures corticales activées pendant l'exécution réelle (à gauche) et l'IM (à droite).
On constate notamment dans les deux conditions une activation de l'aire motrice primaire, du cortex pré-frontal, de l'aire motrice supplémentaire, du cortex prémoteur, du cervelet et du cortex pariétal supérieur. Les centres activés par l'exécution réelle le sont généralement aussi par l'IM, mais à un degré moindre. L'intensité de l'activation est bien moindre pendant l'IM

Ainsi, chez des volontaires simulant la préhension fine d'objets 3D, présentés dans un environnement virtuel permettant leur inspection visuelle, des augmentations du débit sanguin cérébral ont été mesurée dans le cortex préfrontal dorsolatéral, le cortex cingulaire antérieur, le cortex prémoteur ventral, le lobule pariétal inférieur, le thalamus, le noyau caudé et le cervelet (Grafton, *et al.*, 1996). Des résultats similaires ont été retrouvés pendant la simulation de mouvements des doigts et du poignet (Figure 12).

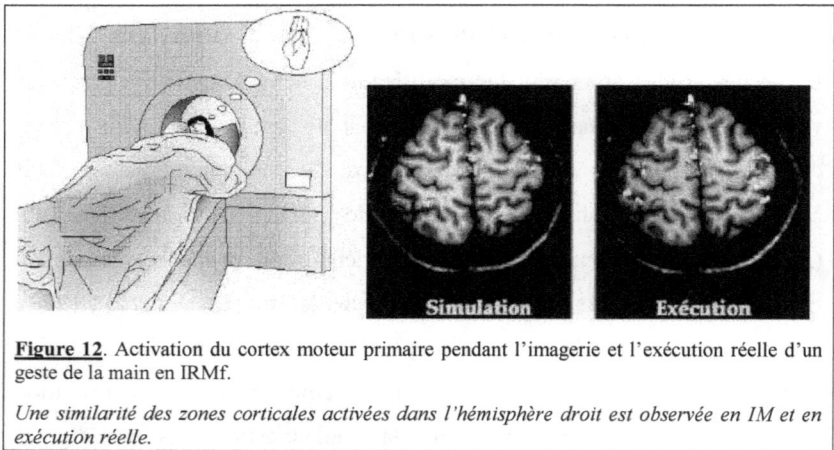

Figure 12. Activation du cortex moteur primaire pendant l'imagerie et l'exécution réelle d'un geste de la main en IRMf.

Une similarité des zones corticales activées dans l'hémisphère droit est observée en IM et en exécution réelle.

Le tableau 2 ci-après synthétise les résultats des publications ayant mis en évidence une activation des aires motrices lors d'exercices d'IM de mouvements du membre supérieur chez des sujets sains. Cet isomorphisme structural serait corrélé aux types d'IM réalisés mettant en évidence une spécialisation des structures cérébrales (Guillot, *et al.*, 2009). Plusieurs études ont montré qu'il existe, à l'instar de la perception visuelle, une dichotomie entre une voie dorsale et une voie ventrale de conduction des informations dans le cortex cérébral, suivant la nature des images mentales.

Méthode	travaux	Tâche	Cp	PM	AMS	Cg	SM	M1	S1	Ps	Pi	Ce	NG
MEG	Lang et al. (1996)	Mvts doigts						E+I					
	Schnitzler et al. (1997)	Mvts doigts						E+I					
TEMP	Ingvar et Philipson (1977)	Mvt main	I	E+I				E	E	E	E+I		
	Roland et al. (1980)	Opposition doigts	E	E	E+I		E	E	E				
	Gelmers et al. (1981)	Opposition doigts	I		E+I		E			E+I			
	Decety et al. (1988)	écriture	E+I	E+I	E+I		E					E+I	
	Naito et Matsumura (1994)	Mvts doigts			E+I								
EEG	Beitseiner et al. (1995)	Mvts joystick					E+I						
	Cunnington et al. (1996)	Taper sur clavier			E+I								
	Green et al. (1998)	Mvts doigts		I	I			E					
	Rao et al. (1993)	Mvts doigts		E+I	E+I			E	E				
IRMf	Sanes et al. (1994)	Dessiner un carré		E+I	E+I	E+I		E	E	E+I			
	Tyszka et al. (1994)	Opposition doigts		E+I	E+I								
	Leonardo et al. (1995)	Opposition doigts		E+I	E+I		E+I			E+I			
	Sabbah et al. (1995)	Mvts doigts		E+I	E		E+I						
	Roth et al. (1996)	Opposition doigts		E+I	E+I			E+I	E				

régions corticales activées

39

Tableau 2. Synthèse des publications comparant les régions corticales activées lors de l'IM et l'exécution réelle.

	Porro et al. (1996)	Opposition doigts		E		E+I	E				
	Luft et al. (1998)	Opposition doigts		E+I	E+I	E+I	E+I	E			
	Lotze et al. (1999)	Mvt main		E+I	E+I	E+I	E				
	Stephan et al. (1995)	Mvts joystick		E+I	E+I	E+I	E	E+I	E+I	E	
	Jueptner et al. (1997)	Mvts joystick							E+I		
	Seitz et al. (1997)	écriture		E	E	I	E	E+I	E+I	E	
TEP	Deiber et al. (1998)	Mvts doigts dirigés	I	E		E+I		E+I	E+I	E	
		Mvts doigts libres	I	E+I	E+I	E+I	E	E+I	E+I	E	
	Naito et al. (2002)	Mvts poignet		E+I	E+I	E+I		E+I			

Mvts: mouvements; E: exécution réelle; I: IM; Cp: cortex préfrontal, PM: cortex prémoteur; AMS: aire motrice supplémentaire; Cg: cortex cingulaire; SM: cortex sensorimoteur; M1: cortex moteur primaire; S1: cortex sensorimoteur primaire; Ps: cortex pariétal supérieur; Pi: cortex pariétal inférieur; Ce: cervelet; NG:noyaux gris centraux.

Techniques de mesure présentées: magnétoencéphalographie (MEG), tomographie d'émission mono-photonique (TEMP), tomographie par émission de positrons (TEP), imagerie par résonance magnétique fonctionnelle (IRMf), électroencéphalographie (EEG). Une identité des structures activées pendant l'exécution du mouvement et son IM (avec un effet relatif au niveau du cortex moteur primaire) est observé.

40

Davidson et Schwartz (1977) se sont précocement intéressés aux aires cérébrales impliquées en fonction des modalités d'imagerie réalisées. Ils ont observé que, lorsqu'il était demandé à des sujets de s'imaginer une lumière clignotante, l'activité cérébrale augmentait spécifiquement dans le cortex visuel, tandis que lorsqu'ils devaient imaginer quelqu'un leur touchant le bras, l'activité augmentait au niveau du cortex somato-sensoriel. Dans une étude plus récente, Ruby et Decety (2001) ont comparé l'activation cérébrale (par TEP) lors de la simulation mentale d'actions avec un objet usuel en fonction de la modalité d'imagerie, visuelle ou kinesthésique. Les résultats montrent des activations communes aux deux modalités d'imagerie mentale (précunéus, jonction occipito-temporale, aire motrice supplémentaire) mais aussi des activations spécifiques à chacune d'entre elles. Ainsi, l'imagerie kinesthésique active principalement le lobule pariétal inférieur et le précunéus droit et, dans une moindre mesure, les cortex fronto-polaires et cingulaire postérieur gauche. En revanche, l'imagerie visuelle active spécifiquement le lobule pariétal inférieur, l'insula postérieure, le cortex post-central gauche, mais aussi bilatéralement le cortex occipital inférieur.

Par ailleurs, la modalité d'IM influencerait différemment l'activation du réseau corticospinal (Fadiga, *et al.*, 1999). Stinear *et al.* (2006) ont exploré les changements de l'excitabilité corticomotrice durant l'IM kinesthésique et l'IM visuelle d'une même tâche (abduction du pouce). Les auteurs ont montré que seule l'IM kinesthésique avait un effet facilitant sur l'excitabilité corticospinale, modulée temporellement et spatialement. L'intensité des potentiels évoqués musculaires était plus élevée au moment où (modulation temporelle) les sujets percevaient mentalement les sensations du muscle abducteur impliqué dans le mouvement (modulation spatiale). Cela n'a pas été observé lors de l'IM visuelle ou pendant la visualisation d'une scène familière au sujet. Cette différence s'expliquerait

41

par le fait que l'IM kinesthésique intègre les simulations internes des conséquences sensorielles du mouvement réel, en l'absence d'afférences sensorielles effectives (Frith et Dolan, 1997). L'explication pourrait trouver son origine dans l'organisation somatotopique du cervelet ainsi que dans les connexions cérébello-corticales. Ces dernières confortent le rôle du cervelet dans la création des modèles internes sur la base des rétroactions sensorielles au cours de l'exécution réelle ou imaginée du mouvement (Wolpert et Miall, 1996). Au contraire, l'organisation rétinotopique du système visuel se reporte sur la représentation du système moteur du corps de façon indirecte et transformée, selon que la scène a déjà été vécue ou non (Buneo, *et al.*, 2002).Ces différences dans l'organisation des systèmes somato-sensori-moteur et visuo-moteur expliqueraient les effets différenciés des types d'IM sur l'excitabilité corticomotrice: percevoir les sensations du mouvement ou se voir en train de faire le mouvement. La comparaison des aires activées dans ces deux conditions (imagerie visuelle / imagerie kinesthésique) fait apparaître des zones activées sélectivement par l'une ou l'autre des modalités d'imagerie utilisées renforçant l'hypothèse d'une spécificité fonctionnelle (Figure 13).

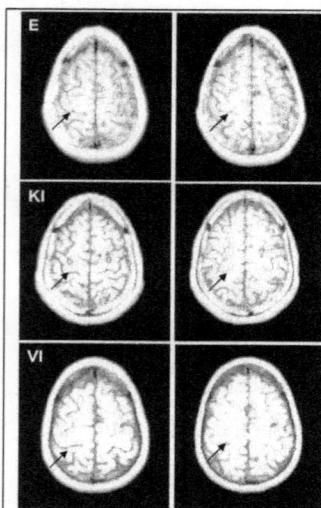

Figure 13. Comparaison des régions impliquées lors de la simulation mentale et lors de l'exécution réelle (d'après Solodkin, *et al.*, 2004).

E : exécution réelle ; KI : imagerie kinesthésique ; VI : imagerie visuelle.

L'imagerie kinesthésique et l'exécution réelle ont davantage de régions communes activées qu'en ont l'imagerie visuelle et l'exécution réelle.

De plus, plusieurs études ont prouvé que même le cortex moteur primaire était activé par l'IM quelle que soit la modalité utilisée (Rizzolatti, *et al.*, 1996; Rossi, *et al.*, 1998; Cochin, *et al.*, 1999). En outre, son implication est tout à fait cohérente avec plusieurs études ayant montré une augmentation de l'excitabilité des réflexes monosynaptiques spinaux par la simulation mentale d'une pression isométrique du pied. Cela pose la question, non résolue actuellement, de l'inhibition de la commande. Deux hypothèses, non exclusives, peuvent être envisagées. La première est de considérer que l'activité neuronale au cours de la simulation mentale n'atteint pas un seuil d'intensité suffisant au déclenchement de l'action. En ce sens, la simulation peut être considérée comme une réduction des degrés de liberté du modèle de l'action réelle dont la quantité d'information serait proportionnelle à cette réduction. La seconde hypothèse envisage qu'une partie des régions activées possède une fonction inhibitrice sur les voies descendantes. Ce ne sont pas les techniques des mécanismes d'imagerie métabolique qui permettront de résoudre cette question du fait que le débit sanguin cérébral est le reflet indirect de l'activité synaptique locale et que les processus inhibiteurs au même titre que les processus excitateurs peuvent donner lieu à des augmentations locales de débit dans les capillaires.

II.2. Bases neurofonctionnelles de l'IM en rééducation

L'IM et la construction d'un exercice mental reposent donc sur l'intégrité cérébrale du sujet. En rééducation neurologique, ce point a été discuté. Certaines études ont montré que l'IM est déficiente en cas de lésions cérébrales pariétales ou frontales (Lotze et Halsband, 2006). Lorsqu'elles sont préfrontales latérales gauches ou, en cas d'atteinte du lobe pariétal controlatéral (Figure 14), le sujet ne peut pas réaliser des tâches de pointage ou de rotation mentale. Les séquences temporelles sont désorganisées, modifiant la représentation mentale de l'action et altérant la précision du mouvement (Sirigu, *et al.*, 1996; Johnson, 2000; Tomasino et Rumiati, 2004). De même, Li (2000) indiquent qu'il est possible de faire pratiquer l'IM visuelle à un patient atteint d'une lésion du putamen, mais pas l'IM kinesthésique. Guillot *et al.* (2009) ont effectivement montré que cette région est davantage activée lors de l'imagerie kinesthésique (comparativement à la modalité visuelle), ce qui prouverait son rôle dans la construction des représentations mentales. Cela confirme ainsi l'implication des régions sous-corticales dans l'IM. Les caractéristiques de la pathologie motrice ainsi que le type d'IM sont donc à prendre en considération.

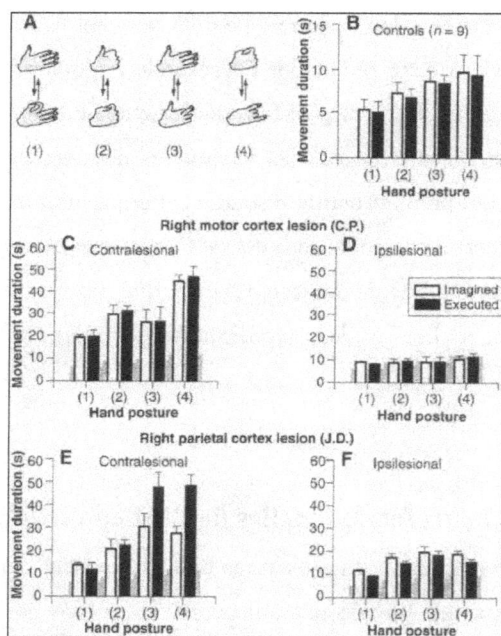

Figure 14. Représentation mentale des mouvements de la main après lésion du cortex pariétal (Sirigu, *et al* , 1996).
Les patients, atteints d'un déficit dans le cortex pariétal droit, présentent des difficultés à conserver les caractéristiques temporelles lors des IM des différentes positions de la main. Cette étude indique que le cortex pariétal joue un rôle important dans les transformations visuo-motrices impliquées dans la génération des représentations du mouvement.

D'autre part, certains auteurs ont montré que l'altération des fonctions de noyaux gris centraux pouvait rendre l'entraînement mental moins efficace. Yaguez *et al.* (1999) ont comparé les trajectoires graphiques de patients parkinsoniens et atteints de chorées de Huntington. Après 10 minutes de travail en IM, les performances sont améliorées chez les patients choréiques mais pas chez les patients parkinsoniens. Cette réserve est extrapolée aux patients blessés médullaires, pour lesquels, à terme, cette lésion pourrait entraver les fonctions cérébrales. La mise en œuvre de l'IM en rééducation peut donc être discutée en fonction du cas clinique, de son bilan neurologique cortical, sous-cortical, médullaire, chaque niveau pouvant influencer les capacités de représentation mentale.

II.3. Résultats de l'imagerie fonctionnelle de l'IM chez les blessés médullaires

II.3.1. Postulat

Il existe une discussion autour de la lésion médullaire et de ses conséquences au niveau des fonctions cérébrales, entre autres motrices, liées aux phénomènes de désafférentation. Ils pourraient remettre en cause les capacités de représentation mentale des membres paralysés chez les blessés médullaires (et la qualité de leur système sensorimoteur en général). L'absence de rétroactions kinesthésiques et de tonus musculaire pourraient nuire aux opérations de construction de l'image mentale (Lacourse, *et al.*, 1999). Ces hypothèses ont remis en cause l'efficacité de l'IM après lésion médullaire.

a) Lacourse, *et al.* (1999).

L'équipe de Lacourse a effectué une étude des potentiels évoqués corticaux chez 10 sujets contrôles, 10 paraplégiques, 9 tétraplégiques, lors de tâches motrices imaginées (IM kinesthésique) ou réelles des membres supérieurs

45

et inférieurs (la main droite et le pied droit devaient presser un bouton). L'exécution réelle de certains mouvements n'étant pas possible chez les patients, ils avaient pour instruction d'essayer de faire le mouvement (mouvement tenté). Une analyse intra-groupe et inter-groupe par corrélations croisées des potentiels évoqués en IM et en exécution réelle (ou tentative d'exécution) a été réalisée. Les auteurs ont bien retrouvé une corrélation négative entre les tâches manuelles imaginées et exécutées par les sujets contrôles, mais une corrélation positive modérée chez les paraplégiques, et élevée chez les tétraplégiques. Cela atteste une réelle difficulté pour différencier la représentation d'un mouvement de son exécution pour les participants avec étrapégie. Deux hypothèses expliquent ce phénomène chez les patients paraplégiques, qui conservent l'usage de leur main :

• Sa sur-utilisation dans les tâches de force modifierait les processus moteurs corticaux.

• Une perte de capacités de contrôle moteur, dans la mesure où les contraintes motrices chez le patient paraplégique n'émaneraient « que » de la position assise (et non d'un espace plus large).

L'analyse inter-groupe lors de la réalisation (ou l'essai) de mouvements des mains et des pieds montre également des différences. Les corrélations des potentiels évoqués étaient modérés entre contrôles et paraplégiques, faibles entre contrôle et tétraplégiques ce qui suppose une réorganisation corticale des processus moteurs de la main et du pied chez les blessés médullaires. Malgré cette réorganisation, l'activation des aires corticales contrôlant les membres commandés par un segment médullaire sous-lésionnel était conservée. L'analyse entre les groupes lors des mouvements imaginés des pieds et des mains montrent des corrélations modérées entre contrôles et paraplégiques et faibles entre contrôle et tétraplégiques.

Enfin, l'analyse morphologiques des potentiels (pics et latences) des 3 groupes, comparant IM et mouvements réalisés (ou tentés) décrit:

• des pics et latences comparables entre les 3 groupes, lors des mouvements imaginés, et exécutés.

• des potentiels corticaux réalisant un tracé spécifique « en vague » chez les sujets contrôles, lors de la réalisation des tâches motrices qui disparaissaient en IM et étaient systématiquement absent chez les blessés médullaires. Ce tracé serait le reflet, d'après les auteurs, des rétroactions kinesthésiques.

Les auteurs ont conclu que les processus neurologiques corticaux impliqués dans une tâche motrice (de membres désafférentés) seraient altérés chez les blessés médullaires par l'absence de rétrocontrôle kinesthésique négatif, comme conséquence d'une désafférentation chronique. Ils avançaient d'autre part que la capacité à se représenter les mouvements de leurs membres paralysés serait conservée, mais en étant plus faible et de moins bonne qualité que celle des sujets sains.

b) Sabbah et al., 2002

Sabbah et al. ont suivi 9 patients blessés médullaires de niveau T6 à L2 avec une antériorité de lésion entre 1 mois et 33 ans (8 Frankel[6] A, 1 Frankel B), et les ont comparés à un échantillon de sujets contrôles. Ils ont réalisé une analyse en imagerie fonctionnelle (IRMf) lors de mouvements des orteils imaginés (sans précision sur la modalité d'IM), réalisés (seulement tentés chez les patients), ou enfin, effectués de manière passive, avec ou sans contrôle visuel. En IM et lorsqu'ils tentaient de réaliser la tâche motrice, les patients blessés médullaires présentaient une augmentation de l'activité cérébrale dans les aires corticales impliquées

---

[6] La classification de Frankel est une échelle rapide multimodale (déficience, incapacité) universellement utilisée pour classer les blessés médullaires en catégories fonctionnelles et pronostiques (le niveau A étant l'atteinte neurologique complète).

dans le contrôle moteur (cortex sensori-moteur primaire controlatéral, région prémotrice, aire motrice supplémentaire). Comparativement, pour 5 des 6 témoins, l'activation retrouvée au niveau de l'aire motrice primaire controlatérale état plus intense que celle des patients blessés médullaires. Lors des mobilisations passives sans contrôle visuel, 3 patients sur 9 présentaient une activation au niveau de la scissure centrale controlatérale. Les mêmes mobilisations passives avec un contrôle visuel activaient cette région chez 2 patients supplémentaires. En conséquence, l'activation des réseaux neuronaux impliqués dans le contrôle moteur des membres désafférentés reste possible, même plusieurs années après la lésion médullaire. L'évocation mentale de l'action, les tentatives de mobilisation, les mobilisations passives associées à un contrôle visuel pourraient favoriser cette activation.

c) Curt *et al.* (2002)

Curt et *al.* ont étudié 9 patients paraplégiques avec une lésion de L1 à L4 datant de 4 mois à 9 ans (tous AIS[7] A sauf un AIS B), et les ont comparés à un échantillon de 12 sujets contrôles. Ils ont réalisé une IRMf lors de mouvements réels et imaginés des doigts, du coude, du poignet et de la langue. En IM et lors de tâches impliquant les doigts et le membre supérieur, tous les patients blessés médullaires présentaient une augmentation de l'activité cérébrale dans les aires corticales motrices (cortex sensori-moteur primaire controlatéral, région prémotrice, aire motrice supplémentaire), ainsi que dans le cervelet. Aucune modification significative n'a été observée pour les mouvements de la langue.

---

[7] Le score American Spinal Injury Association (ASIA) permet d'obtenir le niveau de sensibilité et le niveau moteur. Le niveau sensitif correspond au dermatome situé le plus caudalement et considéré comme normal à l'examen clinique. Le niveau moteur est marqué par le muscle côté à 3 au testing situé le plus en distal sur le membre. Les muscles situés plus en amont sur le membre sont considérés comme normaux. Le caractère complet ou incomplet de la lésion est gradué de A à E.

La représentation somatotopique des aires activées a, quant à elle, été conservée. Après lésion médullaire, le volume d'activation des réseaux neuronaux impliqués dans le contrôle moteur des segments corporels au niveau sus-lésionnel, est modifié. Pour autant, on n'observe pas de réorganisation corticale. Il n'y a pas d'extension de la représentation somatotopique des membres supérieurs vers les aires impliquées dans le mouvement des membres inférieurs.

d) Alkadhi *et al* (2005)

Leur étude a portée sur 6 patients paraplégiques de niveau T3 à L1 ayant une lésion datait de 4 mois à 6 ans (tous AIS A). Leur profil a été comparé à un échantillon de 8 sujets contrôles. L'activité métabolique enregistrée lors de mouvements de flexion et d'extension du pied droit, sous forme imaginée (IM kinesthésique) et réalisée a révélé que le volume d'activation des aires corticales activées chez les patients était aussi important que la superposition de celui des aires impliquées en imagerie et en exécution réelle chez les sujets contrôles. De plus, les auteurs ont mis en évidence une corrélation entre le volume d'activation et la vivacité d'image des patients. Leurs capacités en IM ont été confirmées, entre autres, par le Vividness of Motor Imagery Questionnaire (Isaac, *et al.*, 1986). Ce questionnaire évalue les caractéristiques des mouvements imaginés et leur ressenti.

Les résultats seraient liés à une réorganisation corticale induite par l'absence de rétroactions somato-sensorielles et à une réduction de l'inhibition intracorticale contrôlant la transmission de la commande motrice. En effet, cette inhibition doit empêcher la diffusion de la commande lors de la simulation mentale chez le sujet sain, mais devient inutile du fait de la section de la moelle épinière chez les patients paraplégiques.

e) Cramer *et al.* (2005 et 2007)

Cramer *et al.* (Figures 15 et 16) ont étudié 12 patients blessés médullaires complets (niveau neurologique entre C5 et T6, score de Frankel A, situés à plus d'un an après le traumatisme) et les ont comparés à une population contrôle. Les sujets devaient réaliser un mouvement de flexion plantaire du pied droit, selon deux niveaux de force (intense, peu intense), à la fois par IM (visuelle externe) et en exécution réelle (à partir d'une vidéo initiant l'écrasement d'un objet à terre). Pour chacune des tâches, des séquences en IRMf ont été réalisées et ont mis en évidence des différences entre les deux populations :

• en IM, les volumes d'activation chez les blessés médullaires étaient plus restreints (entre 4 et 8 % de moins pour le cortex primaire sensorimoteur)

• lors de la réalisation (ou la tentative chez les patients tétraplégiques) de mouvements du pied droit, le circuit cortico-thalamo-pallidal restait activé après lésion médullaire, inactivé chez les sujets sains.

• l'activité cérébrale n'était pas modifiée chez les patients en fonction de l'intensité du mouvement à réaliser, contrairement à celle des sujets sains.

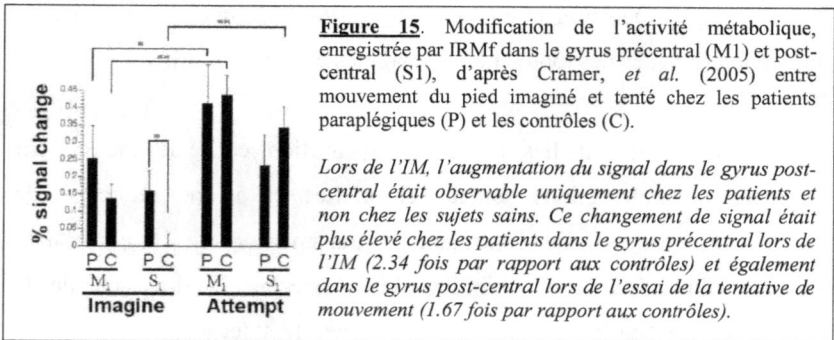

Figure 15. Modification de l'activité métabolique, enregistrée par IRMf dans le gyrus précentral (M1) et post-central (S1), d'après Cramer, *et al.* (2005) entre mouvement du pied imaginé et tenté chez les patients paraplégiques (P) et les contrôles (C).

Lors de l'IM, l'augmentation du signal dans le gyrus post-central était observable uniquement chez les patients et non chez les sujets sains. Ce changement de signal était plus élevé chez les patients dans le gyrus précentral lors de l'IM (2.34 fois par rapport aux contrôles) et également dans le gyrus post-central lors de l'essai de la tentative de mouvement (1.67 fois par rapport aux contrôles).

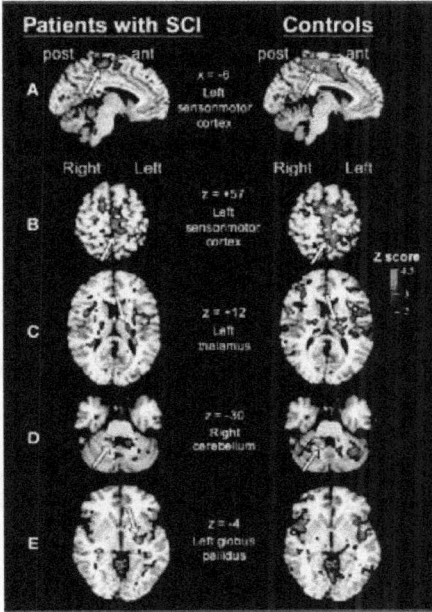

Figure 16. IRMf lors de l'exécution des mouvements du pied chez les sujets contrôles et la tentative d'exécution chez les patients (d'après Cramer, *et al.*, 2005).

Les patients activent les mêmes aires corticales mais le volume d'activation est inférieur.

Cette étude a mis en évidence qu'il existerait des différences fonctionnelles cérébrales dans la fonction motrice (alors que d'autres restent intactes) consécutivement à une lésion médullaire ancienne. L'activité des aires corticales impliquées dans le contrôle moteur serait préservée, mais désorganisée. L'intensité d'activation lors de l'IM serait plus faible chez les blessés médullaires que celles des sujets sains.

Dans une nouvelle étude, 2 ans après la première, ces mêmes auteurs confirment que la qualité de représentation mentale d'un membre lésé n'était pas altérée après une lésion médullaire mais décrivent un certain nombre d'anomalies. Les effets de l'IM chez 10 patients blessés médullaires tétraplégiques et paraplégiques (C5 à T10 depuis au moins 1 an, AIS A et B) ont été testés, et comparés à des sujets contrôles avec l'IRMf. Pendant 9 jours, l'imagerie mentale a porté sur la représentation de

51

mouvements possibles de la langue et impossibles pour le pied. Chez le blessé médullaire, l'IM du mouvement du pied a entraîné une modification des activations corticales et une activation des structures impliquées dans l'apprentissage moteur (notamment dans le putamen controlatéral). Cette activation était la même que celle retrouvée dans le groupe contrôle. Les interviews, la durée des sessions d'imagerie et un questionnaire évaluant le travail mental n'ont pas montré de différences significatives entre les deux groupes. Cramer et *al.* confirment cependant des différences fonctionnelles dans l'activation du cortex moteur primaire en imagerie comme dans leur étude précédente. Les sujets sains activent moins le cortex moteur primaire au cours du mouvement imagine qu'au cours de la tentative de mouvement, tandis que le mouvement imaginé active davantage chez ces sujets le gyrus cingulaire et le cortex préfrontal dorsolatéral que l'exécution réelle. Or ces distinctions dans les patterns d'activation étaient absentes chez les patients médullaires.

f) Hotz-Boendermaker *et al.*, 2008

Cette équipe a étudié les capacités des blessés médullaires à réaliser des mouvements en IM des membres inférieurs, malgré leur déficit. 9 patients paraplégiques (niveau neurologique T6 à L3, lésions datant de 9.8 ans en moyenne) ont été inclus dans l'étude et comparés à une population contrôle. Ils ont réalisé un mouvement de flexion/extension plantaire de manière répétitive (contrôle, ME), ou essayaient de le réaliser (paraplégiques, MA), ou l'imaginaient (2 populations, IM kinesthésique). La variation du métabolisme central, mesurée par IRMf était la variable dépendante.

Tous les patients paraplégiques se sont dits capables de différencier MA de IM. Leurs capacités en IM ont été confirmées par le Vividness of Motor Imagery Questionnaire. Lors des tâches MA, les patients paraplégiques parvenaient à nuancer les intensités et les fréquences des mouvements plantaires. Ces données comportementales ont conforté l'idée selon laquelle les blessés médullaires pouvaient différencier, au niveau des segments corporels paralysés, les mouvements exécutés de ceux qu'ils devaient imaginer. Les données d'IRMf ont confirmé les résultats comportementaux. Les patients paraplégiques ont montré des activations cérébrales distinctes entre IM et MA, confirmant qu'ils distinguent les deux tâches et conservent une réelle capacité d'IM. En IM, patients et sujets sains activaient les mêmes régions cérébrales (pariétales, cortex prémoteur, cortex pré-frontal, noyaux gris centraux, cortex somesthésiques primaire et secondaire, cortex moteur primaire, aire motrice supplémentaire).

Les différences observées étaient quantitatives (Figure 17): toutes les régions activées l'étaient de manière plus marquée chez les paraplégiques (sauf les cortex pariétal supérieur et somesthésique secondaire). Les noyaux gris centraux étaient activés de manière bilatérale, contrairement aux contrôles (dont l'activation était unilatérale). Les auteurs ont conclu que les patients blessés médullaires devaient avoir recours à un effort d'attention plus marqué que les sujets contrôle pour réaliser une IM ou alors que leur lésion médullaire a favorisé des phénomènes adaptatifs (contrairement à Cramer *et al.*, qui voyaient en leurs résultats un phénomène potentiellement pathologique).

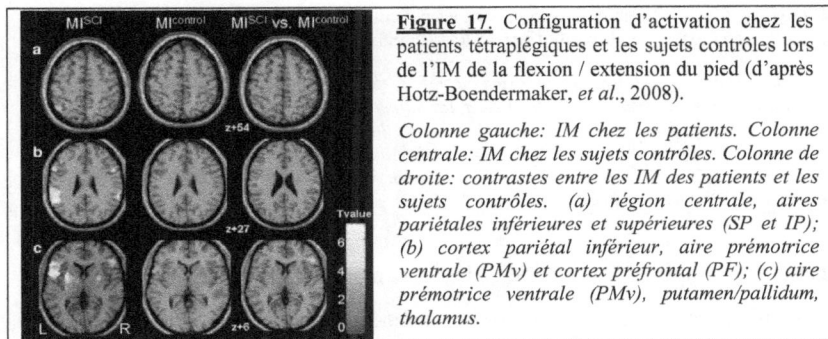

Figure 17. Configuration d'activation chez les patients tétraplégiques et les sujets contrôles lors de l'IM de la flexion / extension du pied (d'après Hotz-Boendermaker, *et al.*, 2008).

Colonne gauche: IM chez les patients. Colonne centrale: IM chez les sujets contrôles. Colonne de droite: contrastes entre les IM des patients et les sujets contrôles. (a) région centrale, aires pariétales inférieures et supérieures (SP et IP); (b) cortex pariétal inférieur, aire prémotrice ventrale (PMv) et cortex préfrontal (PF); (c) aire prémotrice ventrale (PMv), putamen/pallidum, thalamus.

53

Enfin, les patients paraplégiques activaient les mêmes régions cérébrales en MA (en particulier le cortex sensitivomoteur primaire) que les sujets sains en ME (Figure 18), ce qui fait poser l'hypothèse que ces régions sont probablement « fonctionnelles » chez les patients blessés médullaires malgré une longue période pendant laquelle leurs fonctions ne sont pas sollicitées. La condition MA produisait une activation plus intense que ME dans certaines régions cérébrales (putamen et pallidum, région prémotrice ventrale, dans les deux régions pariétales, dans le cortex préfrontal et le cervelet). Les auteurs ont donc supposé que MA demandait un effort d'attention plus important que ME.

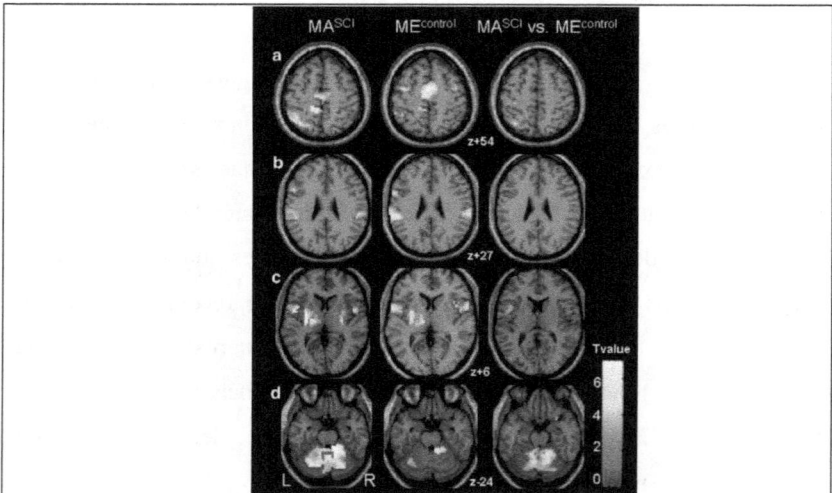

Figure 18. Configuration d'activation chez les patients tétraplégiques et les sujets contrôles lors de la flexion / extension du pied (d'après Hotz-Boendermaker, *et al.*, 2008).

Colonne gauche: tentative de mouvement (MA) chez les patients. Colonne intermédiaire: exécution réelle du mouvement (ME) chez les sujets contrôles. Colonne de droite: contrastes entre les tentatives de mouvement (MA) chez les patients et les exécutions réelles du mouvement (ME) chez les sujets contrôles. (a) région centrale, aires pariétales inférieures et supérieures (SP et IP); (b) cortex pariétal inférieur, aire prémotrice ventrale (PMv) et cortex préfrontal (PF); (c) aire prémotrice ventrale (PMv), putamen/pallidum, thalamus; (d) cervelet.

Dans ce chapitre, la question de la capacité à mobiliser des membres désafférentés par IM, après lésion médullaire, a été discutée. Il semble possible d'activer des fonctions motrices volontaires même en étant dans l'impossibilité de mobiliser les parties du corps contrôlées par les segments médullaires situés au-dessous de la lésion d'une part et en l'absence de rétrocontrôle périphérique d'autre part, simplement par la mobilisation mentale des programmes moteurs mémorisés. Si tous les auteurs semblent d'accord sur la conservation de la capacité à se représenter mentalement une action, il n'en est pas de même sur la qualité de cette représentation. Certains des résultats contradictoires décrits ci-dessus peuvent s'expliquer par la modalité d'IM utilisée. En effet, les études ayant privilégié l'IM kinesthésique décrivent un volume d'activation plus élevé ou similaire du cortex moteur primaire chez les patients médullo-lésés au cours de l'IM en comparaison au groupe contrôle (Alkadhi, et al., 2005 ; Lacourse, et al., 1999). Les études de Cramer et al. (2005, 2007) ayant privilégié l'IM visuelle externe montrent des volumes d'activation plus restreints du cortex moteur primaire chez les patients par rapport au groupe contrôle. Plusieurs études de neuroimagerie ont enregistré l'activation cérébrale sans toutefois comparer les effets des deux types d'IM pour une même tâche. L'aire motrice primaire serait ainsi activée pendant l'IM kinesthésique d'une séquence de mouvements de doigts, comme le montrent des études utilisant la MEG (Schnitzler, et al., 1997), l'EEG (Caldara, et al. 2004 ; Romero, et al. 2000) ou l'IRMf (Kuhtz-Buschbeck, et al., 2003 ; Porro, et al., 1996, 2000 ; Ross, et al., 2003). D'autres études de TEP (Deiber, et al., 1998) et d'IRMf (Dechent, et al., 2004) ont, quant à elles, montré que l'IM visuelle n'activait pas l'aire motrice primaire de manière significative, sans pour autant expérimenter les effets de l'IM kinesthésique de cette même tâche. Des études complémentaires plus précises sur les volumes d'activation et l'étendue spatiale des aires corticales et sous-corticales activées sont cependant nécessaires afin de déterminer s'il y a ou pas altération des IM chez les blessés médullaires en fonction des modalités d'IM utilisées.

III : IMPLICATIONS PRATIQUES DE L'IM

III.1. Apprentissage et amélioration de la performance chez le sujet sain

Chez le sujet sain, l'amélioration de la performance et les progrès dans l'apprentissage attestent l'efficacité de l'IM. Nadeau *et al.* (1990) ont mis en évidence que la répétition mentale seule peut contribuer substantiellement à l'apprentissage de mouvements si on prévoit un nombre suffisant de répétitions et de séances. Cependant, une combinaison de répétitions mentales et motrices est la procédure la plus efficace (Feltz et Landers, 1983, Jackson, *et al.*, 2001). Louis *et al.* (2008) ont montré que l'entraînement mental avait des effets sélectifs sur la vitesse d'exécution d'un mouvement réel, la répétition mentale à vitesse faible entraînant un ralentissement de l'exécution et inversement lorsque l'IM se fait à vitesse plus élevée. Les travaux relatifs à l'influence d'un entraînement mental ont parfois montré des résultats contradictoires et des effets différenciés sur les facteurs de la performance motrice. Certaines études ont conclu à un gain de force musculaire (Zijdewind, *et al.*, 2003; Ranganathan, *et al.*, 2004), une élévation de la vitesse d'exécution (Blair, *et al.*, 1993; Gentili, *et al.*, 2006), ou une amélioration de la coordination segmentaire (Yaguez, *et al.*, 1998; Williams, *et al.*, 2004). Une meilleure stabilité posturale, y compris chez les personnes âgées, a également été constatée (Hunter et Hoffmann, 2001; Rodrigues, *et al.*, 2003; Guillot, *et al.*, 2005c; Hamel et Lajoie, 2005). De plus, Gentili *et al.* (2006) ont observé un transfert d'apprentissage positif avec une augmentation de la vitesse d'exécution dans une tâche de pointage équivalente à celle travaillée avec l'IM. Chez les sportifs, une meilleure régularité et précision gestuelle ont été constatées (Lejeune, *et al.*, 1994) et, d'une manière générale une amélioration des habiletés motrices (Taktek, 2004).

Pour autant, d'autres travaux n'ont révélé aucun changement après un travail par IM : Herbert *et al.* (1998), par exemple, n'ont pas constaté d'augmentation de la force maximale isométrique des fléchisseurs du bras, après un entraînement de 8 semaines par imagerie visuelle externe. Selon Ranganathan *et al.* (2002, 2004), cela serait dû au type d'IM utilisé, l'imagerie visuelle interne ou kinesthésique étant plus adéquate car le corps est perçu comme un générateur de force alors qu'on est davantage observateur de l'action avec l'imagerie visuelle externe. Mumford et Hall (1985), Rodgers *et al.* (1991), Calmels et Fournier (1999), n'ont identifié aucune différence de performance entre un groupe ayant pratiqué l'IM et un groupe contrôle. La faible durée de la phase d'apprentissage (4 séances) et le niveau d'expertise élevé des sujets dans l'activité expliqueraient la relative stagnation des performances. L'IM serait donc plus productive en début d'apprentissage, ce qui attesterait l'importance du rôle des processus mentaux dans la phase initiale de l'acquisition (Fitts, 1964), comme c'est d'ailleurs le cas dans l'apprentissage d'une habileté motrice nouvelle (l'étape cognitive). Lors du test de rétention après un apprentissage basé sur l'IM, Roure *et al.* (1999) n'ont pas observé de transfert positif entre une habileté motrice et cette même habileté exécutée avec des contraintes plus élevées. Par contre, des progrès ont été enregistrés sur la même habileté, consécutivement à l'entraînement mental. La complexification de l'exécution entraîne une modification de la programmation de l'action qui, si elle n'a pas été travaillée spécifiquement, ne se généralise pas à une tâche plus complexe. L'effet de l'IM serait donc sélectif et ce résultat souligne l'importance de travailler l'IM dans des conditions très proches de la situation réelle (Guillot et Collet, 2008). Ces résultats contradictoires synthétisés dans le tableau 3 ci-après ont, sans doute pour partie, leur origine dans des différences méthodologiques et laisse supposer que la pratique de l'IM doit respecter des règles et principes pour obtenir les résultats escomptés (Guillot, 2003).

Paramètre étudié après entraînement par IM	Auteurs	Tâches	Résultats
Force musculaire	Cornwall et al. (1991)	Flexion/extension de la jambe (force isométrique du quadriceps)	+
	Newsom et al. (2003)	Flexion /extension du poignet (force isométrique)	−
	Ranganathan, et al. (2002)	Abduction du petit doigt, flexion de l'avant bras sur le bras	+
	Zijdewind, et al. (2003)	Flexion plantaire de la cheville	+
	Ranganathan et Yue (2004)	Abduction du petit doigt, flexion de l'avant bras sur le bras	+
	Herbert, et al. (1998)	Flexion de l'avant bras sur le bras	−
	Yue et Cole (1992)	abduction du petit doigt	+
Vitesse du mouvement	Blair, et al. (1993).	Tir au penalty en football	+
	Gentili, et al. (2006)	Pointage d'une cible dans le plan frontal	+
Régulation posturale	Linden et al. (1999)	Régulation posturale de la marche chez les personnes âgées	−
	Funsler et al. (1985)	Maintien de l'équilibre sur une jambe	+
	Ryan et Simon (1982)	Régulations posturales lors du maintien de la station debout sur stabilomètre	+
	Hamel et Lajoie (2005)	Régulations posturales lors du maintien de la station debout sur stabilomètre	+
	Guillot et al., 2005c	Régulations posturales lors du maintien de la station debout sur stabilomètre	+
	Rodrigues et al. (2003)	Régulations posturales lors du maintien de la station debout sur stabilomètre	+
Apprentissage ou amélioration d'une habileté motrice	Lejeune et al. (1994)	Coup droit en tennis de table	+
	Yaguez et al. (1998).	Réalisation de deux tâches graphiques.	+
	Grove et al. (2001)	Technique en golf	+
	Roure et al., (1998)	Réception sur passeur fixe en volley	+
	Rodgers et al. (1991)	Exécution de figures en patinage artistique	−
	Mumford et Hall (1985)	Exécution de figures en patinage artistique	−
	Calmels et Fournier (2001)	Effet d'un entraînement mental sur les performances en gymnastique	−
	Pascual-Leone et al. (1995).	Mouvement des Cinq doigts au piano	+

Tableau 3. Synthèse des travaux portant sur les effets de l'IM sur la performance motrice chez le sujet sain (Grangeon, *et al.*, 2009).

+ Amélioration apportée par l'IM ; - Pas d'effet observé après un travail en IM

III.2. Applications en rééducation neurologique

La littérature relative à l'apport de l'IM dans la rééducation et la réadaptation fonctionnelle des blessés médullaires est relativement pauvre. Il convient donc ici de présenter des résultats obtenus en milieu clinique pour des pathologies motrices invalidantes, afin de justifier l'intérêt de l'intégration de l'entraînement mental dans les protocoles de réadaptation des sujets tétraplégiques.

III.2.1. Douleurs pathologiques

La fonction antalgique de l'IM a déjà été étudiée (Sordoni, *et al.*, 2000, 2002; Driediger, *et al.*, 2006; Evans, *et al.*, 2006). Sordoni *et al.* (2000, 2002) ont constaté, que la représentation mentale chez 71 athlètes blessés et immobilisés servait majoritairement à diminuer la perception de douleur et à maintenir leur motivation à récupérer leurs fonctions motrices. L'avis des athlètes a montré qu'ils attribuaient à l'IM une fonction « cicatrisante », autrement dit qu'ils se représentaient en train de mobiliser le membre concerné sans prendre en compte les sensations douloureuses, comme s'il n'y avait pas de blessure.

Moseley (2004) a également mis au point un entraînement mental pour soulager la douleur des patients immobilisés longuement. Ce programme est constitué de trois modules: reconnaissance de latéralité, imagerie mentale et mouvements avec miroir. Chaque module a duré entre 1 et 2 semaines et les exercices sont réalisés quotidiennement à raison de dix minutes toutes les heures (entre huit et dix fois par jour). Le matériel nécessaire est facile à réaliser (Figure 19). Après une période d'apprentissage, le sujet réalise les exercices à domicile. Cette étude préliminaire a montré une évolution très favorable de la douleur et des capacités fonctionnelles persistant six semaines après l'arrêt du traitement. Afin d'étudier la reproductibilité de ce travail et les effets du traitement à moyen terme, Moseley (2006) a mené une étude randomisée, contrôlée en simple aveugle et avec suivi à six mois.

Instructions générales
- Chaque module est expliqué au patient par le thérapeute qui s'assure que les instructions ont été correctement comprises et supervise les exercices.
- Après cette période, le programme est réalisé à domicile, éventuellement avec l'aide d'un proche.
- Il est utile de demander au patient de remplir un carnet journalier permettant de noter le temps passé sur les exercices et les éventuelles difficultés rencontrées.
- Des rendez-vous hebdomadaires avec le thérapeute sont prévus pour suivre l'évolution du programme et répondre aux éventuelles questions du patient.
- Dix minutes sont consacrées à ces exercices toutes les heures, soit huit à dix fois sur la journée.

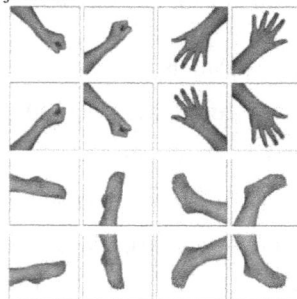

Pour les modules 1 et 2 :
- une série de photos de mains (pour les sujets atteints au membre supérieur) ou de pieds (pour les atteintes au membre inférieur) dans différentes positions et orientations. Un apparail photo et un programme de traitement d'images permettent d'imprimer cette série de photos et d'inverser la symétrie horizontale afin de disposer d'autatn de photos de mains/pieds droits et gauches (Figure ci-contre)
- classer les photos avec le patient selon le niveau de douleur qu'il pense qu'il ressentirait s'il devait mettre le membre dans la position présentée (4 catégories, de la moins douloureuse à la plus douloureuse).

Module 1, semaines 1 et 2 :
- Observer les photos une à une et tenter de reconnaître s'il s'agit de photos de mains (ou de pieds) droites ou gauches
- L'accent est nis sur la rapidité et l'adéquation des réponses
- Augmenter progressivement la difficulté de l'exercice en utilisant le classement des photos réalisé au préalable.

Module 2, semaines 3 et 4 :
- Observer les photos une à une et imaginer mettre le membre atteint dans la position représentée
- Contrôler qu'il n'y a aucune mobilisation active du membre
- Augmenter progressivement la difficulté comme dans le module 1.

Module 3, semaines 5 et 6 :

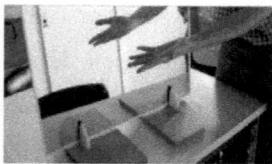

- Placer le mirroir dans le plan sagittal, face réfléchissante du côté membre sain (figure ci-contre). Le membre ateint est placé derrière le miroir et est donc hors de vue
- Observer les photos une à une et placer le membre sain dans lapositon décrite, en observant dans le miroir le reflet de ce membre.
- Il est permis d'accompagner le mouvement avec le membre atteint, dans les limites de ce qui est possible sans majorer de douleurs
- Augmenter progressivement la difficulté.

Figure 19. **Programme d'IM selon Moseley (adapté de Berquin, *et al.*, 2008).**

Cinquante et un patients souffrant de syndrome douloureux régional complexe (SDRC), d'avulsion[8] du plexus brachial ou de douleurs fantômes[9] depuis plus de six mois ont été inclus. Les paramètres mesurés incluaient une échelle fonctionnelle comprenant cinq tâches de la vie quotidienne, choisies par les patients, cotation pour chaque item, de 0 pour impossible à 10 pour normal avec un score moyen exprimé sur 10. En outre, les patients ont passé le questionnaire de McGill et été soumis à une échelle visuelle analogique (EVA). Ces paramètres ont été mesurés par un investigateur indépendant avant le traitement, lorsqu'il s'est achevé après 6 semaines et 6 mois plus tard. Le groupe contrôle a bénéficié d'une kinésithérapie « standard » et devait réaliser des exercices à domicile. Tous les patients ont complété un carnet journalier permettant de mesurer l'adhésion au traitement. Celui-ci était considéré comme efficace s'il permettait une réduction de l'EVA d'au moins 50% et une amélioration du score fonctionnel d'au moins quatre points.

Avant le traitement, la valeur moyenne sur l'EVA était de 57 mm et le score fonctionnel de 1/10 (±1). Après traitement, on observe une amélioration discrète des scores fonctionnels et de douleur dans le groupe contrôle qui est nettement plus marquée dans le groupe traité par IM. Au cours des six mois de suivi, les scores continuent de s'améliorer dans le groupe test, alors qu'ils restent stables dans le groupe contrôle. Le NTT (Number Needed to Treat)[10] à six mois de suivi vaut 3. Il n'y a pas de corrélation entre les résultats du traitement et l'ancienneté de la maladie ou le type de

---

[8] Arrachement médullaire des racines du plexus brachial.
[9] Perception ou sensation subjective de la présence continue d'un membre ou d'une partie de membre déjà amputé, par interruption des afférences somesthésiques au cortex pariétal droit (Bérubé, 1991).
[10] Le nombre de personnes à traiter pendant une période déterminée (celle de l'étude) pour guérir ou pour prévenir un cas supplémentaire de la pathologie considérée. Ce NNT est calculé à partir de la RAR (Réduction Absolue de Risque) avec la formule classique : NNT = (1/RAR) x 100 ou avec d'autres formules équivalentes : 100/RAR (exprimée en pour cent) ou 1/RAR (exprimée par rapport à l'unité).

pathologie. Le programme à domicile a été bien suivi dans les deux groupes, par 75% des sujets environ. Tous les patients du groupe contrôle et 11 sur 25 du groupe expérimental ont demandé des traitements adjuvants pendant le suivi. Aucun effet secondaire n'a été rapporté. Ces résultats confirment ceux de l'étude de 2004 et suggèrent que le traitement par IM devrait avoir une place de choix parmi l'arsenal thérapeutique limité pour faire face au SDRC.

Quelques remarques méritent cependant d'être faites. D'une part, la puissance du test statistique est plus faible que dans l'étude de 2004, peut-être en raison de la plus grande hétérogénéité de la population. Les améliorations sont limitées puisque l'échelle fonctionnelle passe de 1 à 5/10 en moyenne. Cependant, un NNT de 3 se compare très avantageusement aux valeurs habituellement obtenues avec les médicaments prescrits pour les douleurs neuropathiques (Finnerup, et al., 2005). D'autre part, cette étude n'est pas réalisée en double aveugle et le choix du traitement contrôle («traitement standard») pourrait être complété par un troisième groupe sans traitement pour mieux évaluer les effets de l'IM. Enfin, si aucun effet secondaire n'est mentionné, l'auteur a publié un cas de douleur et de gonflement après mouvements imaginés (Moseley, 2004). De plus, des exercices de reconnaissance de latéralité directement suivis de mouvements avec miroir aggravent les symptômes (Moseley, 2005). Il semble donc prématuré de conclure à l'innocuité de ce programme.

Moseley (2007) a également étudié l'effet de l'IM visuelle sur les douleurs neuropathiques de 4 patients paraplégiques. Ils devaient s'imaginer marcher puis s'observaient à partir d'un montage vidéo consistant à placer un miroir en face d'un écran. Ils devaient alors aligner le haut de leur corps sur les jambes d'un personnage fictif en train de se déplacer. L'IM a été couplée à l'observation, elle aussi censée avoir un effet positif sur les structures cérébrales impliquées dans le traitement des informations douloureuses (voir tableau 4). Au bout de 3 semaines d'entraînement hebdomadaire, une réduction significative des douleurs neuropathiques a été observée (Figure 20 ci-après). Il y aurait un lien entre la réorganisation corticale de l'aire somesthésique pariétale, contrôlant la perception du membre lésé et celle d'une douleur neuropathique (Flor, *et al.*, 2001; Moseley, 2005; Birklein et Maihofner, 2006). L'entraînement mental réduirait la douleur en limitant la réorganisation corticale.

Région cérébrale	Préparation motrice	Imagerie	observation
Cortex préfrontal	+	+	+
Cortex prémoteur dorsal	+	+	+
Cortex prémoteur ventral		+	
Gyrus frontal inférieur		+	+
AMS	+	+	+
Gyrus parahippocampique			+
Cortex cingulaire	+	+	
Cortex orbitofrontal			+
Cortex moteur primaire	+	+	
Cortex pariétal supérieur			+
Lobule pariétal inférieur	+	+	+
Cortex temporal médian			+
Ganglions de la base	+	+	
cervelet	+	+	+

Tableau 4. Comparaison des activités neuronales enregistrées (+) au cours de la préparation motrice, de l'observation d'actions et de l'IM (adapté de Viader, *et al.*, 2000).
Le support neuronal de l'observation d'action partage de nombreuses régions corticales impliquées dans la matrice de la douleur, avec celui de la préparation motrice et de l'IM et expliquerait son rôle dans la diminution de la douleur.

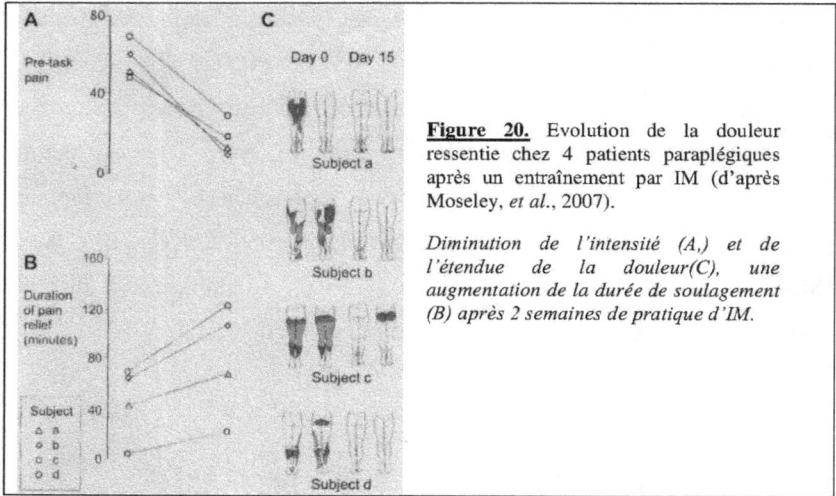

Figure 20. Evolution de la douleur ressentie chez 4 patients paraplégiques après un entraînement par IM (d'après Moseley, *et al.*, 2007).

Diminution de l'intensité (A,) et de l'étendue de la douleur(C), une augmentation de la durée de soulagement (B) après 2 semaines de pratique d'IM.

Gustin *et al.* (2008) ont toutefois obtenu un résultat inverse (Figure 21). Des patients paraplégiques complets devaient se représenter un mouvement de flexion et d'extension plantaire à raison de 3 séances quotidiennes pendant sept jours. Huit patients sur neuf ont rapporté avoir perçu une augmentation de la douleur. Les caractéristiques de la population étudiée sont sans doute à l'origine de ce résultat inattendu : les sujets de l'étude de Moseley (2007) avaient une lésion incomplète au niveau du cône sacré (ASIA B) alors que ceux de Gustin *et al.* (2008) manifestaient une lésion complète au niveau thoracique (ASIA A). Chez les patients de niveau B (ASIA), la fonction sensitive était conservée sous le niveau neurologique s'étendant jusqu'aux éléments sacrés S4-S5. Ils ont exprimé une douleur périphérique à la lésion, alors que ceux de l'étude de Gustin *et al.* (2008) l'ont localisé dans les membres inférieurs donc à distance de la zone lésée. Les caractéristiques de la douleur des patients, qui diffèrent d'une étude à l'autre, peuvent expliquer les résultats contradictoires.

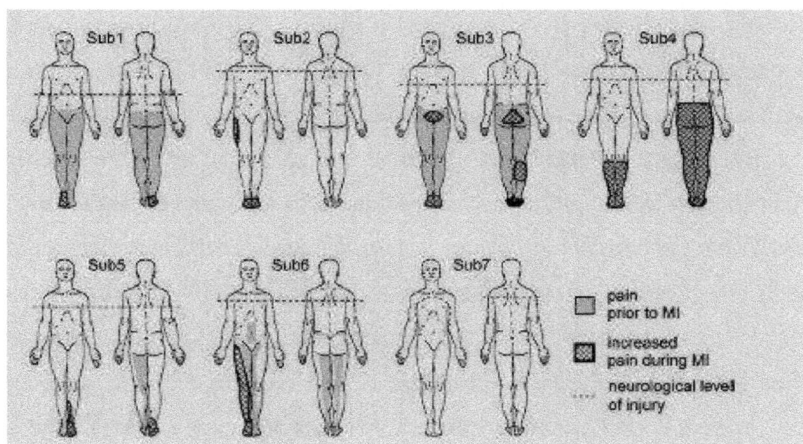

Figure 21. Sensation des douleurs chez des patients tétraplégiques complets avant et pendant l'IM d'après Gustin *et al.* (2008).

Une augmentation de douleurs dans les membres paralysés est ressentie par les patients pendant l'IM.

Lors de la lésion, les fibres nociceptives transmettent le message douloureux du métamère du dermatome lésé jusqu'à la moelle épinière ainsi qu'aux métamères voisins, correspondant aux zones périphériques à la lésion. L'hyperalgésie secondaire représente une sensibilisation périphérique des nocicepteurs, dont les informations sont transmises à l'encéphale via les fibres Aβ et C puis par les voies afférentes médullaires. Toute douleur aiguë, de quelques heures à quelques jours, devrait être mémorisée puis se dégrader avec le temps. Elle persiste parfois pour des raisons encore inconnues. Du coup, elle pourrait être réactivée spontanément lors de l'IM, sans aucune stimulation nociceptive (Figure 22). C'est ce qui se passerait chez les paraplégiques se plaignant de douleurs segmentaires pendant l'IM alors qu'ils ont perdu toute sensation. L'allodynie expliquerait également la perception accrue de la douleur. Ce processus repose sur la diffusion de l'information à plusieurs segments médullaires adjacents à celui de la lésion. Les fibres sensitives s'organisent en 5 couches ou lames au niveau médullaire. La 5 est la plus profonde et

65

contient des neurones aspécifiques recevant des informations, non seulement des fibres nociceptives Aβ et C mais aussi des fibres sensorielles tactiles. La convergence des 2 modalités sur les neurones médullaires (sur le même métamère) expliquerait la douleur induite soit par simple toucher de la zone lésée, soit par l'IM kinesthésique dans l'expérience de Gustin *et al.* (2008). Or, Moseley (2007) avait fait pratiquer de l'IM visuelle ce qui pourrait expliquer l'effet opposé obtenu. Si l'information transitant par les fibres sensorielles stimule les fibres nociceptives voisines, celles-ci vont se sensibiliser par un processus équivalent à l'hyperalgésie, ce qui entrainerait les douleurs. Le fait que ces travaux, du reste peu nombreux, présentent des résultats contradictoires incite à proposer des études complémentaires quant au rôle de l'IM dans le contrôle nociceptif. L'étude récente de Gustin *et al.* (2010) qui confirme que l'IM activerait les réseaux neuronaux de la douleur et participerait à son accroissement, nous invite également à la prudence (Figure 23).

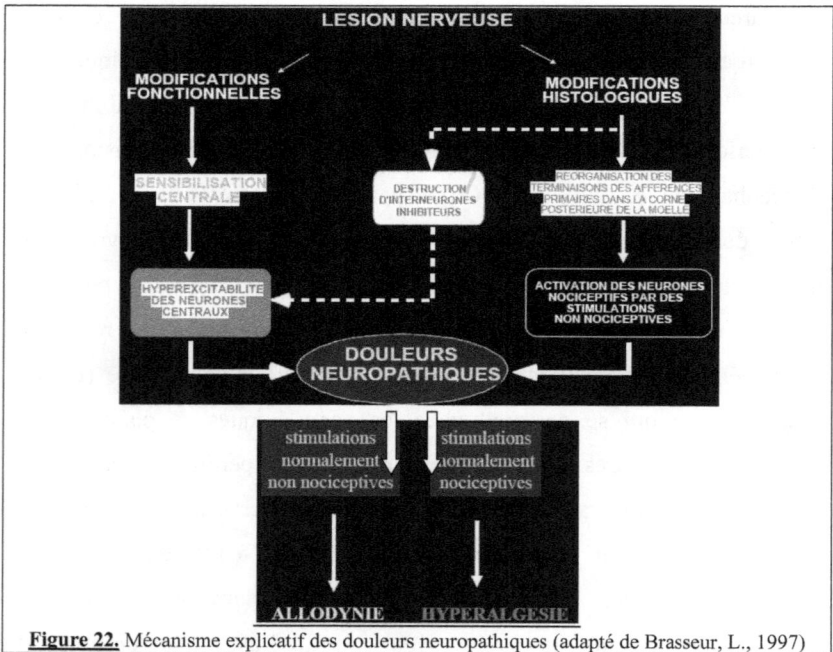

Figure 22. Mécanisme explicatif des douleurs neuropathiques (adapté de Brasseur, L., 1997)

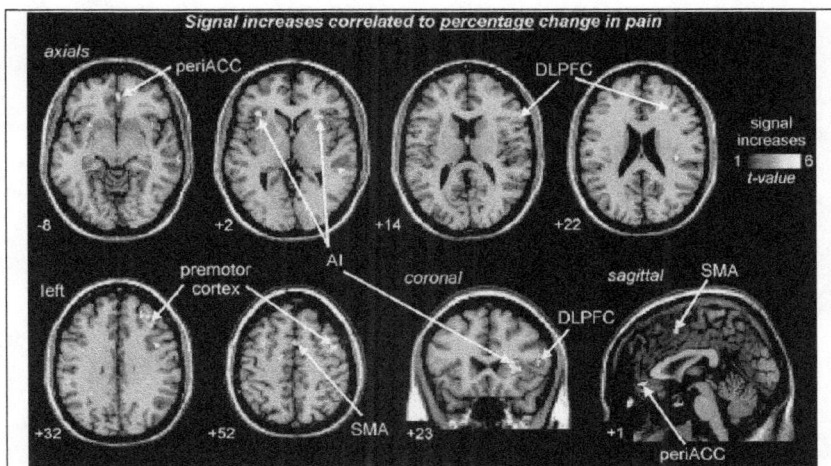

Figure 23. Région dont l'intensité du signal a été corrélée à l'évolution de l'intensité de la douleur (Gustin, *et al.,* 2010).

On trouve des études similaires chez les patients amputés des membres supérieurs, qui décrivent des représentations encore très vivaces et des souffrances de leur main ou de leur bras, même des années après la désafférentation (Berlucchi et Agkioti, 1997). L'imagerie cérébrale montre une activation des aires motrices du segment amputé s'étendant jusqu'aux représentations corticales de la bouche (Figure 24 ci-dessous). Il y aurait donc une réorganisation cartographique corticale conforme à l'hypothèse de Moseley, explicitée précédemment (Huse, *et al.,* 2001; Lotze, *et al.,* 2001). Très tôt il a été fait état de changement dans l'organisation corticale et thalamique consécutive à une désafférentation (Obrador, 1966). Wall (1977) supposa le premier que cela était dû à l'activation de neurones anciennement silencieux.

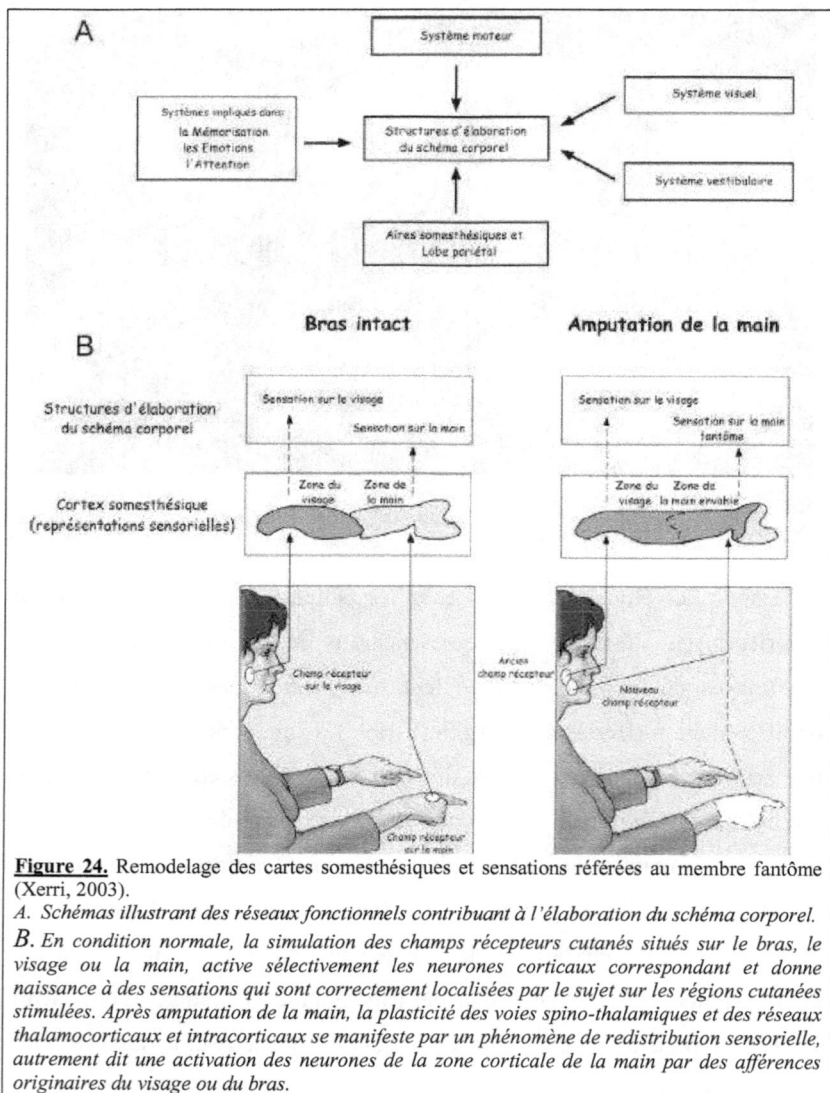

Figure 24. Remodelage des cartes somesthésiques et sensations référées au membre fantôme (Xerri, 2003).
A. Schémas illustrant des réseaux fonctionnels contribuant à l'élaboration du schéma corporel.
B. En condition normale, la simulation des champs récepteurs cutanés situés sur le bras, le visage ou la main, active sélectivement les neurones corticaux correspondant et donne naissance à des sensations qui sont correctement localisées par le sujet sur les régions cutanées stimulées. Après amputation de la main, la plasticité des voies spino-thalamiques et des réseaux thalamocorticaux et intracorticaux se manifeste par un phénomène de redistribution sensorielle, autrement dit une activation des neurones de la zone corticale de la main par des afférences originaires du visage ou du bras.

Au niveau périphérique, cette plasticité s'exprime par une activité EMG modifiée. Chez des patients amputés au niveau du coude, un EMG comparable à celui enregistré chez le sujet sain, est observé pour le triceps, le biceps et le deltoïde lors des IM de flexion/extension du coude et du poignet du membre fantôme. Par contre, un enregistrement EMG du brachial antérieur, du triceps et du biceps est observé pendant l'IM d'un mouvement de flexion/extension du pouce et d'abduction/adduction des doigts de la main fantôme alors que ces muscles ne sont normalement pas sollicités pour ce type de mouvement (Reilly, *et al.*, 2006). Ramachandran *et al.* (1995) et Ramachandran et Rogers-Ramachandran (1996) ont comparé la représentation corticale des lèvres et de la main du côté sain et du coté de l'amputation. Celle des lèvres s'est élargie vers celle de la main amputée. Sur le plan clinique, le membre fantôme est souvent évoqué par des stimuli tactiles buccaux, au cours du rasage pour les hommes ou du maquillage pour les femmes. Le territoire «laissé libre» par la représentation de la main amputée serait colonisé par les neurones des aires corticales contiguës, générant ainsi ces représentations supplémentaires du visage (Lotze, *et al.*, 2001; Flor, 2002). Cet envahissement provoquerait des troubles de la perception et la sensation d'un membre fantôme. Le niveau de douleur perçue a été corrélé avec la surreprésentation corticale des lèvres chez 13 patients. Plus la colonisation est importante, plus la douleur du membre fantôme est forte. Cette observation a induit l'utilisation de l'IM en thérapie. Elle consistait à apprendre au patient à retrouver une représentation mentale active de la main perdue, par un jeu de miroir à partir de la main conservée. Dans ces conditions, les patients gardaient le membre perdu en mémoire et en avaient la perception comme s'il était toujours présent. Cette procédure a permis d'atténuer les douleurs en limitant la colonisation des zones corticales privées d'afférences effectives par celles normalement afférentées (Ramachandran, 1998). L'effet de l'IM irait donc jusqu'à limiter le phénomène de colonisation (Giraux et Sirigu, 2003).

III.2.2- *Accidents vasculaires cérébraux*

La littérature est abondante sur les effets de l'IM chez des patients hémiplégiques (Crosbie, *et al.*, 2004 ; Malouin, *et al.*, 2004b) et hémiparétiques (Page, 2000; Page, *et al.*, 2001; Dijkerman, *et al.*, 2004 ; Jackson, *et al.*, 2004). La revue systématique de Braun *et al.* (2006) en dresse un tableau détaillé, je ne citerai ici que les études les plus significatives sur le plan clinique. Page *et al.* (2000) constate des progrès plus importants au Fulg-Meyer[11] test chez des sujets hémiparétiques du bras droit ayant suivi le protocole intégrant l'IM au traitement physique, tandis qu'aucune amélioration significative n'est enregistrée dans le groupe contrôle de l'étude qui recevait des distractions à la place des sessions de travail mental. Ces résultats sont confirmés par des études à plus large échantillon (Page, et *al.*, 2007; Page, *et al.* 2009). La majorité des travaux porte sur un nombre limité de patients et, principalement, sur la rééducation des membres supérieurs. L'entraînement mental dure entre 2 et 6 semaines avec une fréquence de séances allant de plusieurs par jour à trois par semaine. La répétition mentale fait généralement suite à l'exécution du mouvement réel ou à l'observation d'une vidéo ou, plus simplement, aux consignes de l'expérimentateur. Ces études confirment que l'IM peut contribuer à restaurer les fonctions motrices (Crosbie, *et al.*, 2004). Pour améliorer l'efficacité de la récupération fonctionnelle, il faut proposer une rééducation par IM le plus tôt possible. S'il est vrai que consécutivement à l'AVC, la rééducation concerne prioritairement la stabilisation des fonctions vitales et la prévention des complications de l'immobilité : limiter les douleurs et déformations articulaires (flexum de hanche, équin du pied), favoriser le drainage vasculaire, réduire le risque d'encombrement trachéobronchique et de pneumopathie secondaire, des études ont suggéré une pratique mentale préalable à la pratique physique (Pascual-Leone, *et*

---

[11] L'évaluation du tonus, de la force et de la motricité est regroupée dans l'échelle de Fugl-Meyer.

al., 1995). Richards *et al.* (1993) ont démontré que des patients post-AVC pouvaient tirer profit d'un entraînement locomoteur intensif dès la 2ème semaine et que leur vitesse de marche était supérieure à celle d'un groupe contrôle lors de leur congé 6 semaines plus tard. Les résultats d'une série d'études cliniques vérifiant divers modes d'entraînement combinant tapis roulant et support de poids ont confirmé la faisabilité d'un entraînement locomoteur précoce indépendamment de la sévérité de la déficience (Malouin, *et al.*, 1992 ; Visintin, *et al.*, 1998).

En phase chronique, les objectifs fonctionnels sont multiples et l'influence du travail mental est positive :

   • rééducation posturale (Dunsky, *et al.*, 2006) et acquisition d'un équilibre assis puis debout, uni- et bipodal. Malouin *et al.* (2004b) ont étudié le passage de la station assise à érigée à l'aide de répétitions mentales chez des patients en période post-AVC. Ils ont observé une amélioration dans l'utilisation de la jambe lésée;

   • restauration des fonctions motrices du membre supérieur. Stevens *et al.* (2003) ont proposé un entraînement mental de douze sessions à raison de trois séances d'une heure par semaine durant 4 semaines chez deux patients hémiparétiques (membre supérieur). L'un d'eux devait imaginer des mouvements de flexion, pronation et supination du poignet du membre paralysé et des mouvements de saisie d'objets. Les séquences d'imagerie faisaient suite à une vidéo montrant le mouvement à réaliser ou à une exécution réelle avec la main valide devant un miroir. Une restauration fonctionnelle de la préhension, un gain de force et une réduction du temps de mouvement ont été mis en évidence. Les 3 patients hémiparétiques de Yoo *et al.* (2002) devaient tracer un segment horizontal et curviligne en le dessinant sur un modèle. Chacun d'eux a reçu un protocole de rééducation différent. Le premier traçait les lignes après avoir

71

- écouté les instructions. Le second devait le faire mentalement en insistant sur le relâchement musculaire, avec l'aide d'une relaxation. Le troisième devait tracer les lignes sans instruction spécifique. À nouveau, l'amélioration de la précision graphique a été significative pour le patient ayant suivi l'entraînement par imagerie (Figure 25).

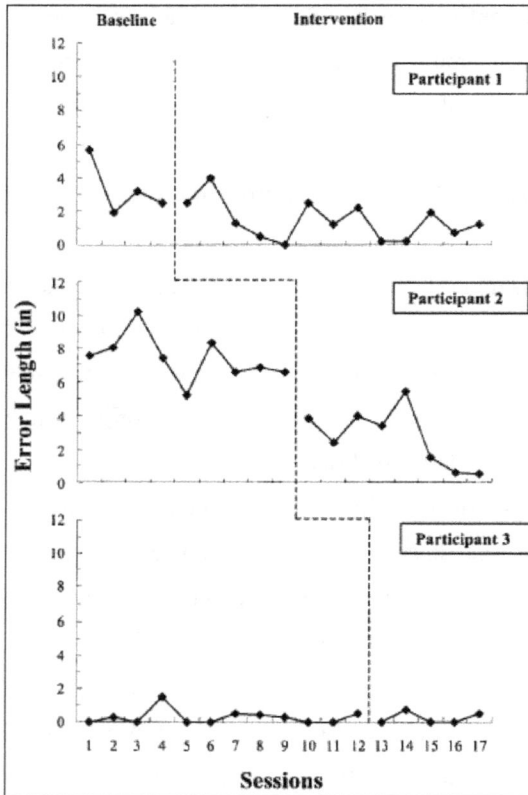

Figure 25. Amélioration du traçage d'une ligne horizontale chez deux patients hémiparétiques (d'après Yoo, *et al*., 2002)

- renforcement moteur et rééducation de la marche (Dunsky, *et al*., 2008). Dans leur expérience, Dickstein *et al*. (2004) ont conçu un entraînement mental de 6 semaines, à raison de 3 séances hebdomadaires de 15 minutes. Chacune était associée à une exécution réelle de la marche sans aide orthopédique. Les tests montrent une amélioration de la vitesse d'exécution (Figure 26) et des paramètres cinématiques de la marche jusqu'au test intermédiaire de la 3e semaine. Ensuite, une stabilisation et une rétention des résultats sont observées lors du post-test immédiat et après 6 semaines. En revanche, aucune amélioration au niveau de la symétrie posturale de la marche (temps d'appui sur chaque jambe) n'a été constatée.

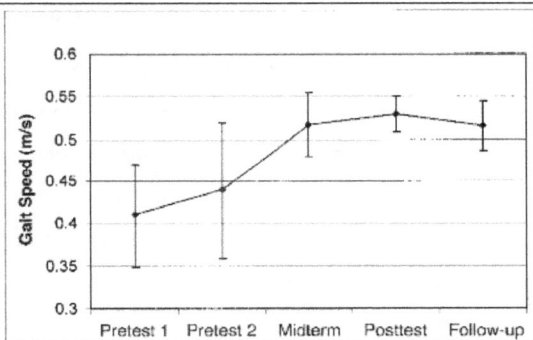

Figure 26. Evolution de la vitesse de marche après entraînement par IM (extrait de Dickstein, *et al.*, 2004).
La vitesse augmente après la pratique mentale de 20.4% entre le pré-test 2 et le post-test avec une rétention de la performance lors du test de rétention (6 semaines après le post-test)

- adaptation à l'environnement (domicile, voiture…) pour réduire les situations de handicap. Liu *et al.* (2004) ont testé un protocole d'IM pour la rééducation de tâches de la vie quotidienne (Figure 27). Durant 15 séances d'1 heure, réparties sur 3 semaines, les sujets hémiplégiques devaient imaginer puis exécuter 5 tâches de la vie quotidienne (en commençant toujours par la plus facile). Des instructions verbales et imagées, ainsi qu'une instruction guidée par ordinateur, précisaient les étapes des mouvements à réaliser. Parmi les 46 patients rééduqués 1 mois après leur AVC, ceux entraînés par IM ont obtenu de meilleures performances que le groupe contrôle. La performance était évaluée sur une échelle allant de 1 (dépendance fonctionnelle complète) à 7 (indépendance fonctionnelle complète). Un transfert positif a été observé sur des tâches voisines simples (cuisiner, repasser, faire ses courses..).

73

Page, *et al.* (2005) ont également fait pratiquer mentalement des activités de la vie quotidienne (ADLs) à des patients hémiparétiques sévères. Les séances duraient 30 minutes, à raison de 2 par semaine pendant six semaines. Précédé de 5 minutes de relaxation, l'entraînement mental a permis d'améliorer significativement la motricité du membre supérieur. Page *et al.* (2007) ont publié une étude comparative entre un groupe de patients ayant suivi une rééducation physique suivie de séance de relaxation et un groupe de patients ayant suivi une rééducation physique suivie d'IM pour les ADLs (mêmes objectifs, mêmes thérapeutes et même durée de prise en charge). Après 6 semaines d'entraînement à raison de 2 séances hebdomadaires, les patients ayant profité de l'entrainement mental montrent une plus grande fonctionnalité du membre lésé dans les ADLs et un meilleur score au Fugl-Meyer test.

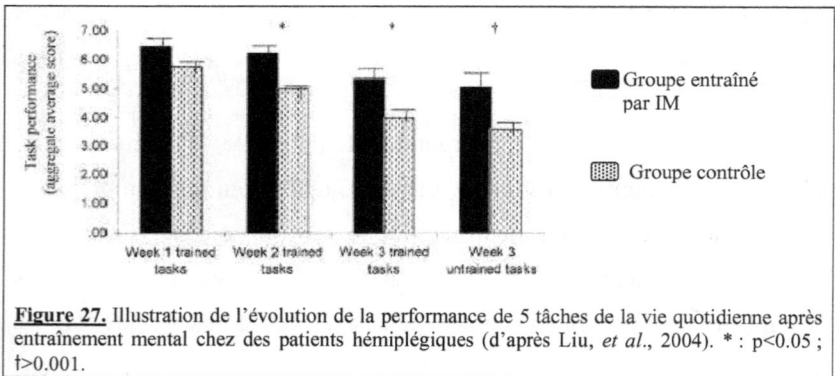

Figure 27. Illustration de l'évolution de la performance de 5 tâches de la vie quotidienne après entraînement mental chez des patients hémiplégiques (d'après Liu, *et al.*, 2004). * : $p < 0.05$; † > 0.001.

La question de ce bénéfice à moyen et long terme après l'arrêt de l'entraînement mental reste encore partiellement posée, bien que Ranganathan *et al.* (2004) aient montré une stabilisation relative des acquis après 12 semaines sans répétition mentale. Le travail en IM est souvent associé au rétrocontrôle sensoriel (lorsque celui-ci est effectif) lors de la mobilisation passive du membre plégique ainsi qu'à l'information visuelle représentée par des mouvements actifs du membre sain observée dans un miroir et qui donne la perception de la mobilité du membre paralysé.

III.3. Neuroplasticité post-lésionnelle et IM

La neuroplasticité est la capacité du tissu nerveux à modifier sa structure de connectivité. Elle correspond à des caractéristiques dynamiques du système nerveux, à un changement structural et fonctionnel. Elle possède un rôle organisationnel ou ré-organisationnel dans le développement et le fonctionnement de l'organisme (Stiles, 2000). Will et Stein (1982) la définit comme *«la capacité à réaliser de nouvelles fonctions en transformant, de manière durable, et sous la contrainte de l'environnement, soit les éléments qui constituent le cerveau, soit le réseau de connectivité qui les unit. [...], le fonctionnement cérébral d'un individu soumis à un excès ou à une carence de stimulations modifie sa structure et, par là même, le fonctionnement ultérieur de son cerveau»*. Elle relève des capacités d'auto-organisation cérébrale. Si une lésion de la moelle épinière est incurable, une section incomplète laisse au patient une potentialité de récupération fonctionnelle significative. Elle s'étend sur des mois, voire des années et dépend de la réorganisation de circuits nerveux qui ont été épargnés par la lésion (Raineteau et Schwaab, 2001). Ainsi, chez le Chat, 10% de moelle épinière préservée se révèle suffisant pour récupérer une marche spontanée (Windle, *et al.*, 1958). Une observation répétée chez le Singe a montré que 25% de moelle épinière préservée permettait à l'animal de récupérer un usage fonctionnel de ses membres postérieurs (Eidelberg, *et al.*, 1981). Des observations similaires ont été faites chez l'Homme après intervention chirurgicale, où une section transversale partielle de la moelle épinière devait les soulager de la douleur consécutive à un cancer. Une section à plus de 50% a des effets peu importants ou seulement transitoires sur la locomotion (Nathan, 1994). La neuroplasticité peut prendre deux formes selon la lésion : celle d'une compensation spontanée ou alors induite par des interventions spécifiques (chirurgie, rééducation). La plasticité compensatoire entre les modalités sensorielles suite à une privation sensorielle illustre bien cette réorganisation spontanée. La privation de vision (Figure 28) ou d'audition est compensée, en partie, par les autres sens sur le plan cérébral (structural) et comportemental (fonctionnel - Neville, 1995; Weeks, *et al.*, 2002). Le cortex somatosensoriel est également réorganisé après amputation (Figure 29), désafférentation ou immobilisation prolongée. Une recolonisation des régions corticales devenues non fonctionnelles par les régions adjacentes s'expliquerait par un processus de connexions latentes.

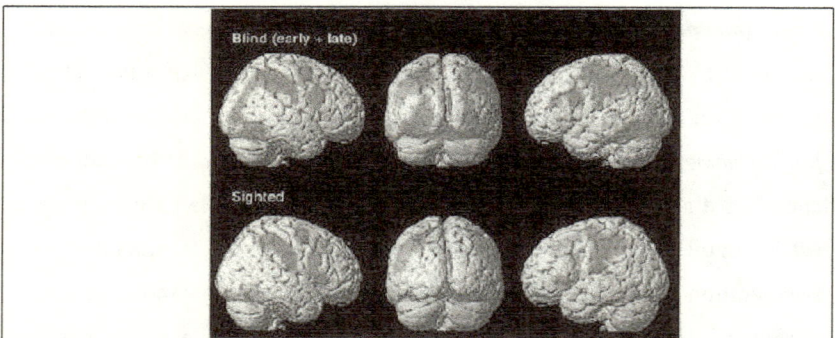

Figure 28. Illustration de la plasticité cérébrale par comparaison des activations (IRMf) lors d'une tâche de discrimination tactile chez aveugles et voyants (Sadato, *et al.*, 2002).

On observe une activation du cortex visuel pour des tâches tactiles chez les aveugles. Il y a une compensation de la privation visuelle par de meilleures capacités de discrimination tactile (Cohen, et al., 1997), une réorganisation fonctionnelle du cortex avec une activation des aires inactives. Une hypothèse explicative: les aires sont multimodales et sont capables de prendre en charge des informations correspondant à différentes modalités.

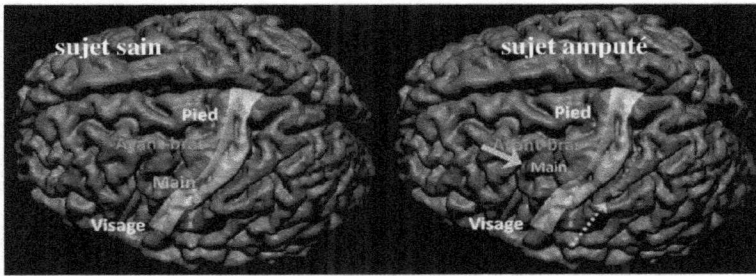

Figure 29. Plasticité corticale après amputation du bras.
Le territoire qui correspond au visage chez le sujet sain s'est étendu sur celui contrôlant le bras manquant chez le sujet amputé (un processus similaire est observé aussi pour le pied).

Ce mécanisme de démasquage de connexions latentes, présenté Figure 30 ci-après, permet d'expliquer le recrutement des zones adjacentes à la lésion et la sensation de membre fantôme (les connexions initialement responsables du membre amputé sont de nouveau efficaces). Le remodelage est très rapide et renforcé dans le temps. Après une greffe consécutive à une amputation, les connexions contrôlant initialement le membre amputé redeviennent fonctionnelles, ce qui montre le caractère réversible de la plasticité corticale. On sait maintenant que la rééducation, la répétition physique du mouvement favorise cette plasticité motrice en permettant un (ré)apprentissage grâce à l'expérience sensori-motrice. Cette réhabilitation nécessite l'exécution répétée de mouvements fonctionnels précis. Ils doivent être accomplis de manière **active**, donc réalisés avec la **sollicitation volontaire des muscles paralysés.** Mais, cette procédure n'est pas toujours possible du fait de la faiblesse musculaire de la douleur, de la fatigabilité du membre lésé ou de son immobilisation complète. Nous posons l'hypothèse que l'IM, du fait qu'elle active les réseaux neuronaux contrôlant l'exécution réelle, favoriserait la plasticité cérébrale et faciliterait le recouvrement de la fonction motrice. En complément des mesures classiques de rééducation, souvent éprouvantes pour le patient, l'IM permettrait d'apprendre de nouveaux mouvements, d'améliorer les performances ou de restaurer certaines fonctions.

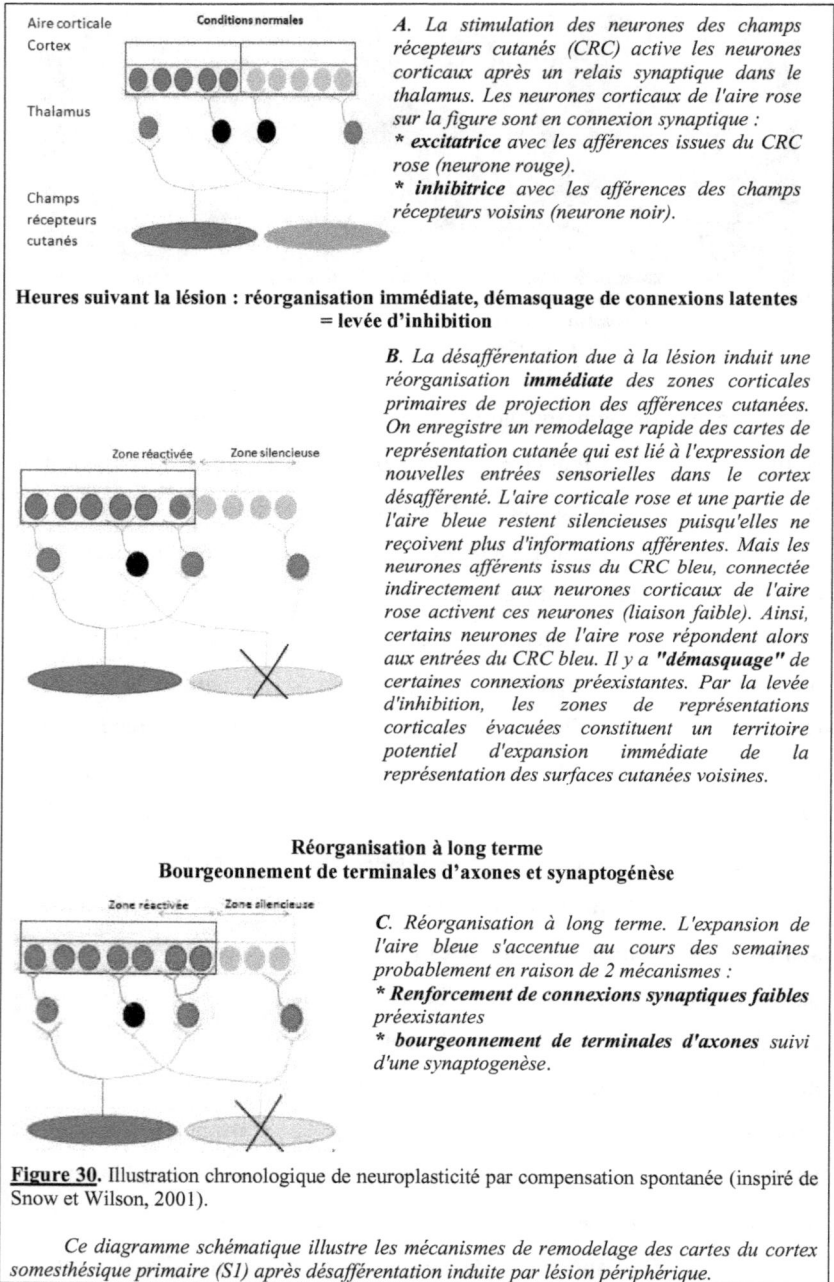

A. *La stimulation des neurones des champs récepteurs cutanés (CRC) active les neurones corticaux après un relais synaptique dans le thalamus. Les neurones corticaux de l'aire rose sur la figure sont en connexion synaptique :*
** **excitatrice** avec les afférences issues du CRC rose (neurone rouge).*
** **inhibitrice** avec les afférences des champs récepteurs voisins (neurone noir).*

**Heures suivant la lésion : réorganisation immédiate, démasquage de connexions latentes
= levée d'inhibition**

B. *La désafférentation due à la lésion induit une réorganisation **immédiate** des zones corticales primaires de projection des afférences cutanées. On enregistre un remodelage rapide des cartes de représentation cutanée qui est lié à l'expression de nouvelles entrées sensorielles dans le cortex désafférenté. L'aire corticale rose et une partie de l'aire bleue restent silencieuses puisqu'elles ne reçoivent plus d'informations afférentes. Mais les neurones afférents issus du CRC bleu, connectée indirectement aux neurones corticaux de l'aire rose activent ces neurones (liaison faible). Ainsi, certains neurones de l'aire rose répondent alors aux entrées du CRC bleu. Il y a **"démasquage"** de certaines connexions préexistantes. Par la levée d'inhibition, les zones de représentations corticales évacuées constituent un territoire potentiel d'expansion immédiate de la représentation des surfaces cutanées voisines.*

**Réorganisation à long terme
Bourgeonnement de terminales d'axones et synaptogénèse**

C. *Réorganisation à long terme. L'expansion de l'aire bleue s'accentue au cours des semaines probablement en raison de 2 mécanismes :*
** **Renforcement de connexions synaptiques faibles** préexistantes*
** **bourgeonnement de terminales d'axones** suivi d'une synaptogenèse.*

Figure 30. Illustration chronologique de neuroplasticité par compensation spontanée (inspiré de Snow et Wilson, 2001).

Ce diagramme schématique illustre les mécanismes de remodelage des cartes du cortex somesthésique primaire (S1) après désafférentation induite par lésion périphérique.

Elle modifierait ou renforcerait les schémas moteurs (Lafleur, *et al.*, 2002 ; Lacourse, *et al.*, 2004) en réorganisant les réseaux de neurones qui les contrôlent pendant l'apprentissage chez le sujet sain comme chez le patient (Pascual-Leone, *et al.*, 1995; Lotze, *et al.*, 2003; Sacco, *et al.*, 2006). D'autre part, plus l'activité sensorimotrice est reprise tôt, plus la plasticité fonctionnelle est améliorée. Or dans cette période où la pratique physique est impossible, l'IM pourrait être un substitut efficace.

Des exemples cliniques illustrent cette neuroplasticité et plaident en faveur de l'intégration de l'IM dans la rééducation. Page *et al.* (2009) ont mis en évidence des changements cérébraux suite à une intervention combinant rééducation physique et pratique mentale chez des patients lésés cérébraux. Dix patients ont suivi 3 fois par semaine pendant 10 semaines une séance de 30 minutes de pratique physique d'ADLs suivie des mêmes exercices en IM interne. Après la thérapie, non seulement les scores fonctionnels ont augmenté significativement mais une augmentation du volume d'activation du cortex moteur primaire et prémoteur (ipsilatéral et controlatéral au côté lésé) ainsi que du cortex pariétal supérieur (ipsilatéral au côté lésé) lors d'extension et de flexion du poignet ont également été observées. Les auteurs ont également corrélé ces changements aux améliorations fonctionnelles du membre hémiparétique. Chez les patients hémiparétiques, l'activation des aires prémotrice, motrice supplémentaire et pariétale ipsilatérales à la lésion attesterait la récupération fonctionnelle (Cramer, *et al.*, 2000; Johansen-Berg, *et al.*, 2002). Le lien entre l'activation du cortex moteur ipsilatéral et la récupération reste néanmoins discuté (Weiller, 1995; Cramer, *et al.*, 2000). Sa participation pourrait correspondre à une réaction ischémique à la lésion avec une augmentation du nombre de neurones participant au contrôle moteur mais pas forcément à l'exécution du mouvement. Schaechter (2004) décrit deux types de récupération, l'une spontanée et organisée par le cortex sain (sans doute par les connexions du corps calleux), l'autre secondaire à une rééducation bien organisée et développant l'activité des aires motrices du côté lésé. D'après Xerri (1999, 2003), la zone périphérique à la lésion reste silencieuse. Quelques heures après, ce phénomène s'étend progressivement et une apoptose restreinte à la zone lésée est observée. À plus long terme, les zones saines se réorganisent et on observe un « remodelage des zones adjacentes ». Des activations corticales et sous-corticales dont les noyaux gris centraux, le thalamus, le cortex somato-sensoriel primaire, cervelet) ont également été observées chez les sujets blessés médullaires (Doyon, *et al.*, 2003; Dobkin, 2004; Cramer, *et al.*, 2005).

Un autre exemple de neuroplasticité post-lésionnelle, probablement à l'origine des douleurs neuropathiques est le remaniement des terminaisons médullaires (Figure 31). Si la lésion du tissu nerveux en est à l'origine, son activation avec l'IM pourrait restaurer une intégration normale des informations sensorielles et motrices en manipulant les informations reçues par le cerveau, en vu d'un effet antalgique. On peut donc s'interroger sur le processus de cette réorganisation. Les arborisations axonales thalamo-corticales peuvent atteindre 1 cm ou plus (Jones, *et al.*, 1982). Les cartes corticales de la main et du visage sont espacées de plus de 1,5 cm. Ensemble, les informations qui les activent devraient provoquer une augmentation du gain des synapses jusqu'alors faible (synaptogénèse réactionnelle) et un bourgeonnement conduisant à l'établissement de nouvelles connexions. Bien que les zones corticales se restructurent, les changements synaptiques peuvent aussi survenir sur les voies somato-sensorielles (Florence et Kaas, 1995). La production de nouvelles connexions serait stimulée soit physiologiquement par l'apprentissage, soit consécutivement à une lésion cérébrale et pourrait suppléer les connexions lésées. Cela implique que les axones des neurones survivants puissent bourgeonner, c'est à dire se scinder en plusieurs collatérales pour établir de nouvelles synapses avec leurs voisines. Moyennant une meilleure compréhension de ce processus, ces nouvelles connexions permettraient de compenser la perte neuronale consécutive à un traumatisme ou une maladie dégénérative et de construire de nouveaux circuits. L'IM, outil d'apprentissage, pourrait alors favoriser leur stimulation et la neuroplasticité.

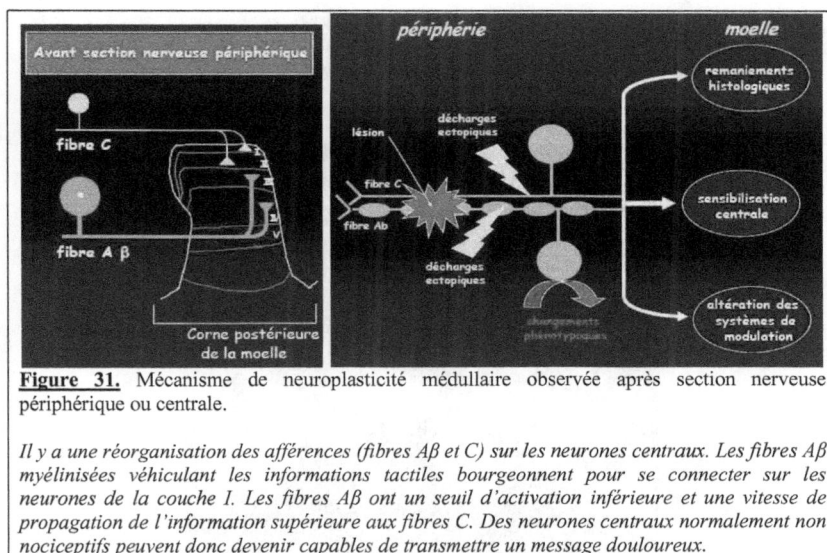

Figure 31. Mécanisme de neuroplasticité médullaire observée après section nerveuse périphérique ou centrale.

Il y a une réorganisation des afférences (fibres Aβ et C) sur les neurones centraux. Les fibres Aβ myélinisées véhiculant les informations tactiles bourgeonnent pour se connecter sur les neurones de la couche I. Les fibres Aβ ont un seuil d'activation inférieur et une vitesse de propagation de l'information supérieure aux fibres C. Des neurones centraux normalement non nociceptifs peuvent donc devenir capables de transmettre un message douloureux.

Pour conclure, l'explication de la récupération, obtenue par une sollicitation motrice ou mentale s'appuie sur le concept de plasticité motrice, c'est-à-dire la capacité à maintenir des réponses motrices en dépit de l'atteinte des connexions sensorimotrices. Les expériences sont conduites chez l'homme et sur l'animal. La plasticité est à l'origine des processus d'ajustement des commandes motrices lors de modifications physiologiques (hyper ou hypoactivité, lésions centrales ou périphériques, perturbations expérimentales). En conséquence, le mouvement est un véritable agent thérapeutique capable d'initier l'apprentissage et de réorganiser les boucles de régulation sensori-motrice. L'IM, en complément de cette pratique physique, induirait cette plasticité. Etonnamment si simple d'application pour un thérapeute, son mode d'utilisation reste mal défini. De même, ses mécanismes d'action, ses indications et contre-indications restent encore mal connus. C'est un outil thérapeutique potentiel de par les propriétés qu'elle partage avec l'exécution réelle du mouvement (Figure 32). En ce sens, son intégration au protocole clinique est justifiée mais doit encore être validée expérimentalement pour les lésions médullaires.

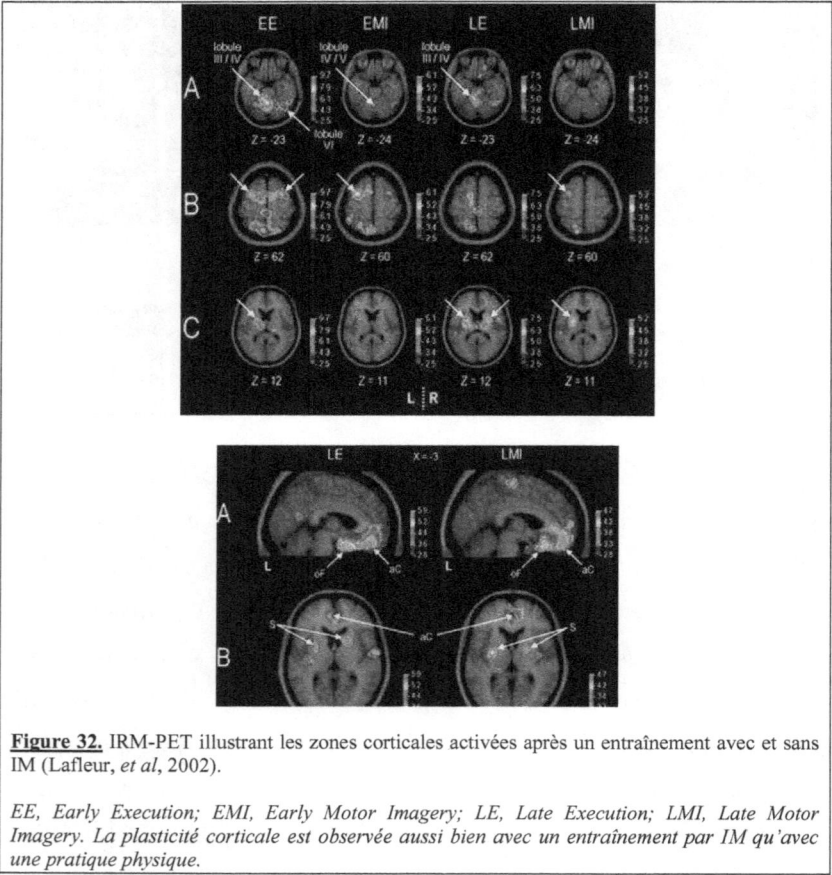

Figure 32. IRM-PET illustrant les zones corticales activées après un entraînement avec et sans IM (Lafleur, *et al*, 2002).

EE, Early Execution; EMI, Early Motor Imagery; LE, Late Execution; LMI, Late Motor Imagery. La plasticité corticale est observée aussi bien avec un entraînement par IM qu'avec une pratique physique.

CHAPITRE II :
MÉTHODOLOGIE DE L'UTILISATION DE L'IM

I : ÉVALUATION QUALITATIVE ET QUANTITATIVE

II : POSTULATS DES PROTOCOLES UTILISÉS EN CLINIQUE

Auteurs	Nom	Abrév.	Items	Echelle	Caractéristiques
(Betts, 1909)	Questionnaire of Mental Imagery	QMI	150	7	Mesure la capacité d'imagerie dans ses différentes modalités
(Sheenan, 1967)	Questionnaire of Mental Imagery abrégé	QMI abrégé	35	7	Mesure la capacité d'imagerie dans ses différentes modalités
(Gordon, 1949)	Gordon Test of Visual Imagery Questionnaire	GTVIC	12	3	Mesure le contrôle et la transformation des images mentales visuelles
(Marks, 1973)	Vividness of Visual Imagery Questionnaire	VVIQ	16	5	Mesure la vivacité des images visuelles
Hall et Pongrac, (1983)	Movement Imagery Questionnaire	MIQ	18	7	Mesure la capacité à former des images visuelles et kinesthésiques
Isaac, *et al.* (1986)	Vividness of Movement Imagery Questionnaire	VMIQ	24	5	Mesure la vivacité des images visuelles du mouvement
Chevalier, et al. (1991, 1995)	Questionnaire d'Imagerie Visuelle du Mouvement	QIVM	12	4	Mesure la capacité des enfants à former des images mentales
Hall, *et al.* (1998))	Sport Imagery Questionnaire	SIQ	46	7	Mesure l'utilisation de l'imagerie pour ses composantes motivationnelles et cognitives
Hall et Martin (1997)	Movement Imagery Questionnaire Revised	MIQ-R	8	7	Mesure la capacité à former des images visuelles et kinesthésiques
Campos, *et al.* (1998)	Vividness of Haptic Movement Imagery Questionnaire	VHMIQ	24	5	Mesure la capacité à former des images kinesthésiques et tactiles
Fournier (2000)	IMAGIX		18	4	Logiciel mesurant la vivacité des images, la durée de visualisation et le temps de précision
Cumming et Hall (2002)	Sport Imagery Questionnaire Off Season	SIQ-Off Season	30	7	Mesure l'utilisation de l'imagerie pour ses composantes motivationnelles et cognitives, hors période de compétition

Tableau 5. Synthèse des principaux questionnaires d'imagerie mentale utilisés chez le sujet sain.

I : ÉVALUATION QUALITATIVES ET QUANTITATIVES

Vouloir intégrer l'entraînement mental aux protocoles de rééducation et de réadaptation nécessite de s'appuyer sur des outils de contrôle du travail. C'est l'objet de ce deuxième chapitre.

I.1. Les questionnaires

Leur principe consiste à présenter des énoncés décrivant des situations pour lesquelles ils doivent former des images mentales et en indiquer leur qualité. Il s'agit d'une auto-estimation par une d'échelle d'évaluation subjective de la précision de l'image décrite dans l'énoncé. Les questionnaires sont les outils les plus employés pour évaluer les capacités d'imagerie mentale d'un sujet, mais rares sont ceux consacrés à la motricité (tableau 5). Le plus connu est le « Movement Imagery Questionnaire » (*MIQ*) construit par Hall et Pongrac (1983). Il comprend 18 questions et une échelle d'auto-évaluation à 7 niveaux, permettant d'estimer les capacités d'imagerie visuelle et kinesthésique. Hall *et al.* (1985) ont obtenu un coefficient de consistance interne (indique à quel point les items d'un test mesurent la même dimension) de 0.87 et 0.91 pour les modalités visuelle et kinesthésique, respectivement, ainsi qu'un coefficient de stabilité (passation à une semaine d'intervalle) de 0.83. Comme l'avaient fait Goss *et al.* (1986) puis Hall *et al.* (1989), Atienza *et al.* (1994) ont confirmé la validité de la structure bi-factorielle (dimensions visuelle et kinesthésique), la cohérence interne des échelles de chaque dimension ainsi que la fiabilité de l'auto-estimation. Une version révisée du *MIQ*, le «Movement Imagery Questionnaire Revised» (*MIQ-R*) a été proposée par Hall et Martin (1997), réduisant à 8 le nombre d'items. Isaac *et al.* (1986) ont proposé le «Vividness of Movement Imagery Questionnaire» (*VMIQ*), dont la structure bi-dimensionnelle des composantes visuelle et kinesthésique de l'imagerie n'a pas été confirmée par Campos et Perez (1990). Il est composé de 24 questions, où les sujets doivent se représenter quelqu'un effectuer le mouvement puis, plus tard, se représenter eux-mêmes le réaliser. Campos *et al.* (1998) ont évalué une version modifiée du *VMIQ*, le «Vividness of Haptic movement Questionnaire». La perception haptique consiste à associer des informations tactiles et kinesthésiques pour explorer l'espace péri-manuel. Enfin, Fournier (2000) a mis au point le logiciel *IMAGIX,* permettant d'estimer les capacités individuelles d'imagerie sans utiliser d'échelles de valeurs. Le sujet doit se représenter chacune des 18 séquences motrices après un essai réel. Il doit imaginer les mouvements à partir d'une description verbale, puis choisir, parmi quatre films digitalisés, celui qui correspond le mieux à son image mentale. Ce logiciel permet de mesurer la vivacité et la précision de l'image, le temps nécessaire à la prise de décision.

Le test de Malouin *et al.* (2007) appelé «Kinesthetic and Visual Imagery Questionnaire» (*KVIQ*) déterminent le potentiel d'IM chez des patients à mobilité réduite. Il en existe 2 versions, une courte (Annexe 1) et une longue. La première comprend 10 items pour chaque type d'imagerie, visuelle et kinesthésique, tous effectués assis avec les membres dominant et non-dominant. Pour la version courte, un coefficient de consistance interne de 0.8 et 0.87 pour les modalités visuelle et kinesthésique, respectivement, ainsi qu'un coefficient de stabilité (passation à 10 et 14 jours d'intervalle) de 0.81 à 0.94 pour les patients post-AVC a été vérifié. Pour les personnes atteintes sélectivement d'un hémicorps, le mouvement est exécuté du côté non affecté mais sans le recours à un miroir, puis imaginé de l'autre. En cas de mouvement impossible bilatéralement, il est exécuté par l'expérimentateur puis imaginé par le sujet. La clarté visuelle de l'image et son intensité sont cotées pour chaque item sur une échelle de 1 à 5. Les
86

mouvements à imaginer comme le haussement des épaules, sont plus faciles que ceux du *MIQ* ou du *VMIQ*. Le score minimal pouvant être obtenu est 10 pour chaque échelle d'IM (visuelle et kinesthésique) et 50 au maximum (1 : pas d'image ou pas de sensation, 5 : image aussi claire qu'un film, sensation aussi intense qu'en faisant l'action). Le ratio imagerie visuelle / imagerie kinesthésique est calculé afin d'évaluer le type d'imagerie le plus performant. Le KVIQ a été validé chez des patients hémiplégiques dont les résultats apparaissent ci-contre (Figure 33).

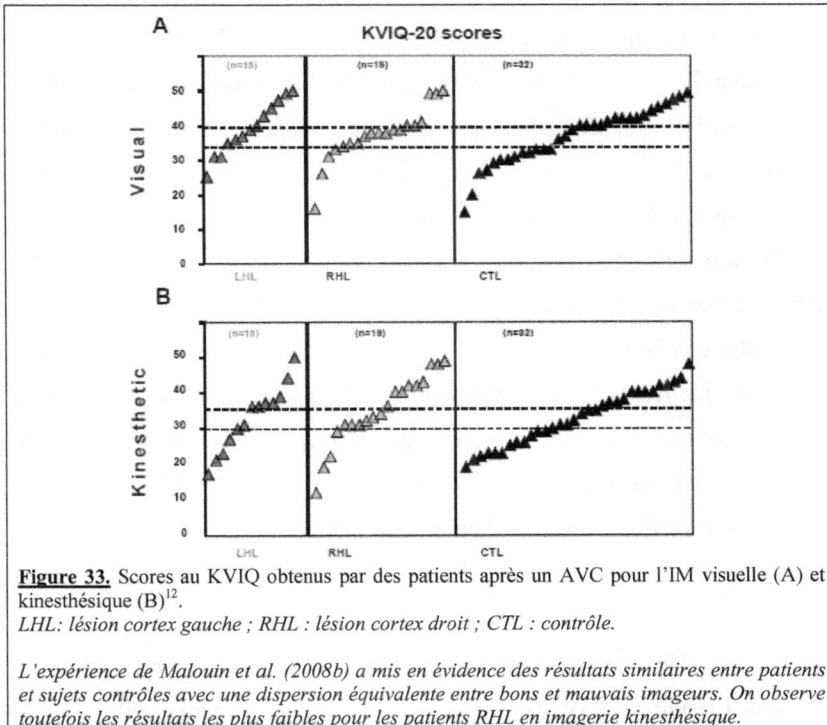

Figure 33. Scores au KVIQ obtenus par des patients après un AVC pour l'IM visuelle (A) et kinesthésique (B)[12].
LHL: lésion cortex gauche ; RHL : lésion cortex droit ; CTL : contrôle.

L'expérience de Malouin et al. (2008b) a mis en évidence des résultats similaires entre patients et sujets contrôles avec une dispersion équivalente entre bons et mauvais imageurs. On observe toutefois les résultats les plus faibles pour les patients RHL en imagerie kinesthésique.

En conclusion, les questionnaires fournissent une évaluation simple et rapide mais présentent des inconvénients. La tendance à l'acquiescement

---

[12] Schéma adapté par Malouin, F. et présenté à APTA Combined Section Meeting, San Diego, 2010.

caractérise un sujet répondant aux questions par le pôle positif, socialement désirable en privilégiant les réponses «très facile à imaginer» à celles qui son très difficiles (Huteau, 1995). De plus, les questionnaires font appel à l'introspection, et l'échelle de valeur de l'auto-estimation n'est sans doute pas perçue de façon identique par tous les sujets.

I.2. La chronométrie mentale

Les structures nerveuses contrôlant l'exécution, l'observation et la simulation mentale d'une action sont comparables et les processus sous-jacents similaires. La durée de l'exécution réelle est donc corrélée à celle du mouvement simulé. La chronométrie mentale valide ce principe (Decety, *et al.*, 1989). Elle est une méthode simple et fiable pour contrôler la qualité du travail d'IM. Initialement, elle évalue indirectement la complexité des opérations cérébrales initiées entre un stimulus et une réponse, par quantification de leur durée (Donders, 1868). Appliquée à l'IM, elle consiste à mesurer la durée de la représentation mentale d'une séquence motrice et à la comparer à celle nécessaire pour réaliser le mouvement réel. L'exécution motrice et son imagerie obéissent aux mêmes lois du contrôle du mouvement (Decety, *et al.*, 1989) les durées d'exécution réelle et mentale étant comparables (Decety et Michel, 1989; Parsons, 1994).

Cependant, l'ajout d'une surcharge (Decety, *et al.*, 1989) ou la complexité de la tâche (Parsons, 1994) affectent cette équivalence temporelle (Figure 34 ci-après). Des auteurs ont montré que les durées respectives d'un déplacement dirigé vers une cible et de sa simulation mentale étaient identiques (Decety, *et al.*, 1989; Papaxanthis, *et al.*, 2002a). Ces durées augmentent toutefois avec la distance à parcourir (Decety et Jeannerod,

88

1996). Il y a également surestimation de la durée d'IM par rapport à l'exécution réelle lorsque les sujets portaient un sac à dos de 25 Kg (Decety, *et al.*, 1989). Selon Cerritelli *et al.* (2000), la force et la durée des mouvements simulés sont donc indépendantes. Dans une tâche de pointage, ils ont montré que la durée d'exécution mentale augmentait lorsqu'une charge était attachée aux hanches du sujet, alors que la durée d'exécution réelle restait comparable à celle de la condition sans surcharge. Avec la chronométrie mentale, on a pu aussi montrer que les images mentales visuelles préservent les caractéristiques spatiales et structurales de l'objet ou de la scène qu'elles représentent. Il a, par exemple, été établi que la durée du déplacement visuel entre deux points d'une image mentale était proportionnelle à la distance les séparant sur l'objet réel (Kosslyn, *et al.*, 1978). De même, si on demande à des sujets de prononcer, ou s'imaginer prononcer des nombres entiers (ou l'alphabet) le plus vite possible, on obtient des temps comparables pour la production verbale réelle et sa représentation mentale.

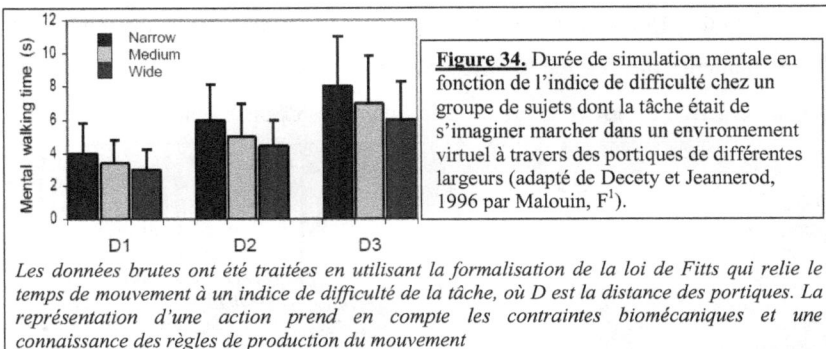

Figure 34. Durée de simulation mentale en fonction de l'indice de difficulté chez un groupe de sujets dont la tâche était de s'imaginer marcher dans un environnement virtuel à travers des portiques de différentes largeurs (adapté de Decety et Jeannerod, 1996 par Malouin, F[1]).

Les données brutes ont été traitées en utilisant la formalisation de la loi de Fitts qui relie le temps de mouvement à un indice de difficulté de la tâche, où D est la distance des portiques. La représentation d'une action prend en compte les contraintes biomécaniques et une connaissance des règles de production du mouvement

Les expériences de Parsons (1987) sur la rotation mentale d'objet aboutissent aux mêmes conclusions : le temps de rotation mentale d'un objet est proportionnel à l'angle de la rotation effectuée. Lorsque des sujets doivent décider si une main présentée en photographie correspond à une main droite ou gauche, ils mettent autant de temps à prendre la décision qu'à faire une rotation réelle pour atteindre la position présentée. Les résultats de chronométrie mentale marquent donc la similarité des durées d'actions réelles et représentées mentalement. Enfin, le type d'IM influence également sa durée, la modalité kinesthésique exigeant davantage de temps que la visuelle (Guillot et Collet, 2005a).

En pathologie, à l'exception de certaines lésions pariétales (Sirigu, *et al.*, 1996), les patients cérébro-lésés conservent une assez bonne concordance temporelle entre le geste imaginé et exécuté, attestant que leur rééducation motrice pourrait bénéficier de la pratique mentale (Figure 35). Cependant, Decety et Boisson ont montré que les lésions cérébrales unilatérales exigeaient que le patient prenne davantage de temps pour imaginer un mouvement de leur membre plégique, par rapport à celui de leur membre sain. À l'inverse, les patients devenus paraplégiques et tétraplégiques ont réalisé cette tâche dans un temps comparables aux sujets sains. Ces résultats confirment ceux des études par IRMf décrits plus haut : les capacités d'IM dépendent de l'intégrité des structures cérébrales motrices et les patients blessés médullaires conservent la capacité à se représenter mentalement des mouvements de leurs membres désafférentés.

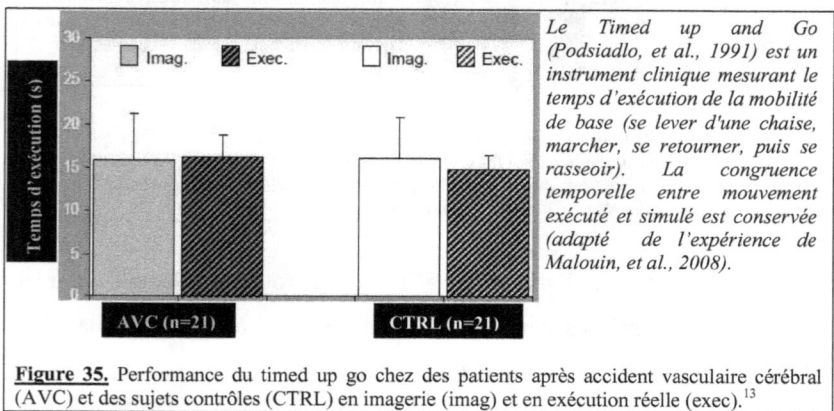

Le *Timed up and Go (Podsiadlo, et al., 1991) est un instrument clinique mesurant le temps d'exécution de la mobilité de base (se lever d'une chaise, marcher, se retourner, puis se rasseoir). La congruence temporelle entre mouvement exécuté et simulé est conservée (adapté de l'expérience de Malouin, et al., 2008).*

Figure 35. Performance du timed up go chez des patients après accident vasculaire cérébral (AVC) et des sujets contrôles (CTRL) en imagerie (imag) et en exécution réelle (exec).[13]

[13] Schéma adapté par Malouin, F. et présenté à APTA Combined Section Meeting, San Diego, 2010.

En résumé, pour simuler une action correctement, les caractéristiques temporelles de l'image doivent respecter celles du mouvement réel. Toutefois, Guillot et Collet (2005a) ont montré que pour les mouvements rapides, les sujets ont tendance à surestimer leur durée. La complexité de la tâche les inciterait également à se concentrer davantage sur la qualité des représentations mentales, au détriment des caractéristiques temporelles du mouvement. D'autre part, lorsque la simulation est réalisée à une vitesse plus faible que l'exécution réelle, elle peut avoir un effet négatif sur la performance (Ruschall et Lippman, 1998, Louis, *et al.*, 2008). Ce phénomène est à considérer dans l'apprentissage moteur en milieu clinique.

Les résultats expérimentaux sur la chronométrie mentale tiennent une place particulière dans la publication 1. Elle synthétise les recherches ayant porté sur cette question chez les blessés médullaires. Suite à ce travail, complété par une étude expérimentale, il ressort que les patients, quel que soit le niveau de leur lésion, sous-estiment la durée des mouvements impliquant les segments corporels contrôlés au niveau sous-lésionnel en imagerie kinesthésique.

I.3. Les indices neuro-végétatifs

Cette partie est une brève description des variables physiologiques destinées à évaluer la qualité de l'IM d'un sujet. Elle n'a pas la prétention de détailler l'ensemble de ces indices, les articles de Guillot et Collet (2005b), Collet et Guillot (2010) présentant une revue de littérature complète.

La co-programmation somatique et végétative de la commande du mouvement (Collet, et *al.*, 1999) suppose que les variations neurovégétatives périphériques constituent des témoins indirects de l'activité du système nerveux central (Collet, *et al.*, 2003). L'activité du

91

système nerveux végétatif constitue un moyen d'étude inférentielle des processus mentaux associés à l'exécution réelle (Collet, *et al.*, 1994 ; Hugdahl, 1996) mais aussi à sa représentation mentale. En effet, l'IM produit des réponses végétatives similaires à celles de l'exécution réelle (Deschaumes-Molinaro, *et al.*, 1992; Guillot et Collet, 2005b; Papadelis, *et al.*, 2007 ; Collet et Guillot, 2010). Roure *et al.* (1999) et Guillot *et al.* (2004) ont même montré que l'enregistrement des indicateurs neurovégétatifs permettait, d'une part, le suivi en temps réel de la qualité du travail mental et, d'autre part, la distinction entre bons et mauvais imageurs. Associer le recueil des réponses du système nerveux autonome (ANS) pendant l'IM avec les questionnaires et la chronométrie mentale est une technique maintenant validée pour calculer un indice global de la qualité d'IM des participants (Guillot, *et al.*, 2008).

I.3.1. L'activité électrodermale

Une des variables neurophysiologiques mesurées lors de l'IM est l'activité électrodermale, qui peut s'exprimer en résistance cutanée (RC) ou son inverse, la conductance (CC). Pour enregistrer la RC, un courant très faible de 10 ou 15µA est injecté entre deux électrodes, apposées sur la peau, riche en terminaisons nerveuses orthosympathiques. Les glandes sudorales étant innervées uniquement par ces efférences, leur activation (comme lors de l'IM) entraîne une diminution de la résistance cutanée (elle est provoquée par une sudation imperceptible, la sueur d'activation). La qualité de l'IM peut donc être évaluée par l'intermédiaire de l'enregistrement en temps réel de cette variable physiologique. Puisque l'amplitude de la réponse dépend de la valeur de pré-stimulation (Furedy et Scher, 1989), les réponses sont quantifiées à partir de leur durée pendant laquelle le participant traite des informations provenant de stimulations extérieures ou générées par le participant lui-même, comme lors de la pratique de l'IM (Vernet-Maury, *et al.*, 1995).

92

I.3.2. L'activité thermo-vasculaire

L'activité thermo-vasculaire est un signe de variation du niveau d'activation physiologique (Guillot, 2003). Pendant l'activité mentale, Wilkin et Trotter (1987) ont enregistré une diminution de 40% du débit sanguin cutané (DSC) malgré l'augmentation de la fréquence cardiaque. Lors de la préparation à l'action, les volumes de sang sont redistribués en direction des territoires musculaires concernés par l'exécution du mouvement. Par conséquent les territoires cutanés sont moins irrigués. La même variation est enregistrée durant l'activité mentale (Bolliet, et al., 2005). L'évolution du DSC est comparable à celle de la RC, les glandes sudorales et les vaisseaux sanguins cutanés étant innervés par les mêmes terminaisons sympathiques (Hökfelt, et al., 1980). La variation de la température cutanée (TC) est aussi un témoin de variation du niveau d'activation. Deschaumes-Molinaro et al. (1992) ont relevé des réponses de la TC identiques pendant les phases d'IM et de tir. La précision du tir était d'autant plus élevée que les variations de la TC dans les phases de simulation mentale et de tir étaient similaires. La diminution régulière de la TC chez des lanceurs de poids, entre l'appel de l'athlète et le début du jet, atteste l'augmentation du niveau d'activation en mobilisant les ressources de l'organisme (Bolliet, et al., 2001).

I.3.3. L'activité cardio-respiratoire

Le signal cardiaque est l'indicateur le plus utilisé pour étudier les processus mentaux, sa modulation étant considérée comme un indicateur de la charge mentale (Vernet-Maury, et al., 1993). La bradycardie précédant une stimulation est corrélée, selon Lacey et Lacey (1974), à une augmentation de l'attention, tandis que la tachycardie marquerait le traitement de l'information (Obrist, 1976). De plus, la fréquence cardiaque est souvent considérée comme le signal le plus facile à corréler avec le stress mental (Sloan, et al., 1994 ; Sharpley, et al., 2000) ou la charge mentale (Hancock,

93

et al., 1985 ; Collet, *et al.*, 2003). Par ailleurs, les effets de l'activité mentale et émotionnelle sur la respiration ont été abondamment étudiés chez l'homme (Shea, 1996). Guillot (2003) a relaté que les modifications des cycles respiratoires (comme ceux de la fréquence cardiaque) témoignent des états mentaux, même si le contrôle de la respiration est sous la dépendance d'activités programmées volontaires. Par exemple, Le rythme cardiaque mesuré chez des sujets se représentant en train de marcher à différentes vitesses, augmente proportionnellement à la vitesse du déplacement imaginé (Decety, *et al.*, 1991) et s'accompagne même d'une élévation de la pression partielle d'oxygène. Une activation physiologique cardiorespiratoire est déclenchée par la représentation motrice, alors même qu'il n'y a pas d'augmentation des besoins en oxygène, l'action n'étant pas exécutée (Figure 36). La variation de la fréquence respiratoire est même dépendante du type d'imagerie, Wang et Morgan (1992) ayant enregistré une augmentation plus importante en imagerie visuelle interne qu'en imagerie externe. Demougeot *et al.* (2009) ont, quant à eux, observé une augmentation de la fréquence cardiaque et de la pression artérielle lors de l'IM de mouvements de flexion de buste et de jambes mais pas lors de l'IM de mouvements du poignet. Ils expliquent ce résultat par la difficulté de la tâche à accomplir[14].

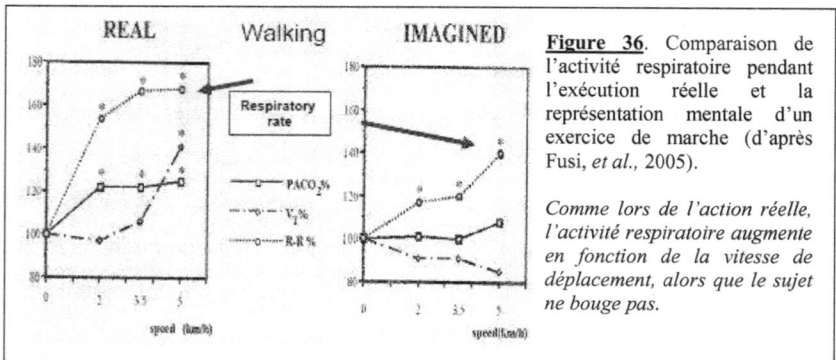

Figure 36. Comparaison de l'activité respiratoire pendant l'exécution réelle et la représentation mentale d'un exercice de marche (d'après Fusi, *et al.*, 2005).

Comme lors de l'action réelle, l'activité respiratoire augmente en fonction de la vitesse de déplacement, alors que le sujet ne bouge pas.

---

[14] Aucune variation n'a été enregistrée lors de l'exécution réelle et imaginée des mouvements du poignet, contrairement à la flexion/extension du buste et des jambes.

94

I.3.4. L'activité végétative chez les patients blessés médullaires

La question de l'utilisation de cette méthode pour l'étude des capacités et de la qualité de l'IM chez les blessés médullaires reste posée. En effet, cette pathologie s'actualise dans la privation sensitive et motrice sous lésionnelle mais aussi dans des dysfonctionnements neurovégétatifs. Or les neurones présynaptiques du SNV sympathique sont localisés dans la zone intermédiaire de la moelle épinière des niveaux T1 à L2 (Figure 37). Utiliser des variables végétatives comme moyen d'évaluation objective de la qualité du travail mental implique donc, au préalable, d'effectuer un bilan de la fonctionnalité du SNV chez ces patients, en particulier au niveau de l'innervation cutanée du niveau sous lésionnel, puisque les capteurs sont apposés sur la peau.

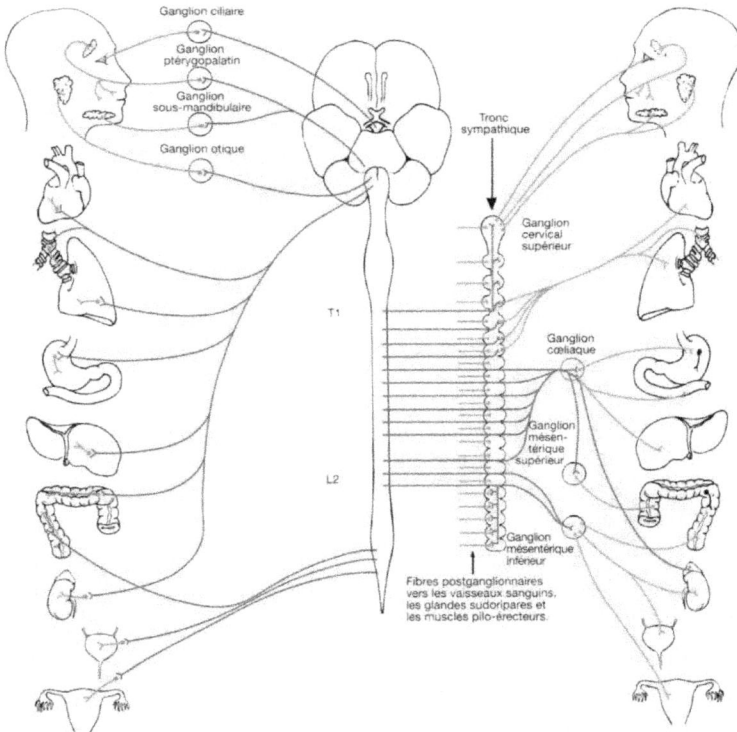

Figure 37. Organisation du système nerveux autonome sympathique et parasympathique. Extrait de Neurophysiologie (Vibert, *et al.*, 2005).

95

> *Le système orthosympathique mobilise les ressources de l'organisme dans les situations d'alerte alors que le parasympathique a pour rôle de les conserver et de les économiser. À l'exception des vaisseaux sanguins et de la peau, tous les organes reçoivent une double innervation, sans doute parce que le retour aux valeurs basales peut se faire passivement (relâchement de la contraction des muscles lisses équipant la paroi des vaisseaux sanguins après que la commande orthosympathique ait cessé, tout comme la réabsorption de la sueur dans le canal excrétoire des glandes sudorales. On notera la localisation entre T1 et L2 du système sympathique*

Des études portant sur l'activité neurovégétative post-lésionnelle de patients médullo-lésés mettent en évidence des modifications des réponses du système sympathique en fonction du niveau de la lésion et de la zone de stimulation (Krassioukov et Claydon, 2006). Par exemple, les patients atteints au niveau cervical ont une pression artérielle instable qui se traduit souvent par une hypotension persistante au repos et/ou des épisodes d'hypertension incontrôlée (Figure 38), connus sous le nom de dysréflexie (Krassioukov, *et al.*, 2007).

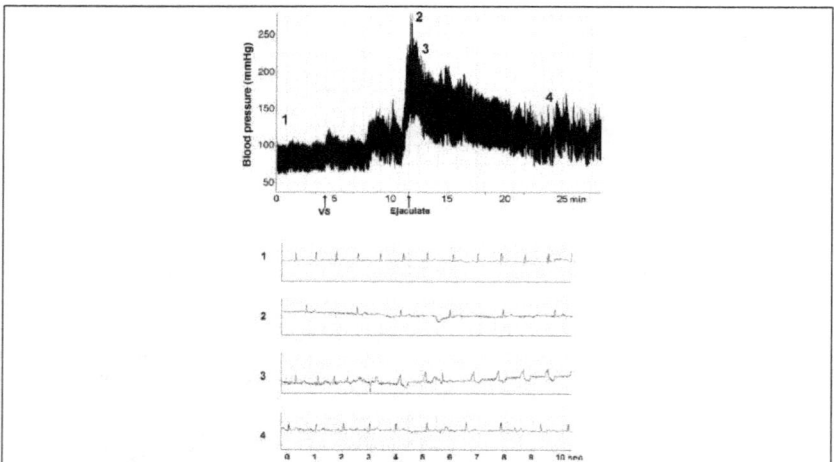

Figure 38. Cas d'une dysréflexie chez un patient C7 AIS B.

Le débit sanguin et 3 enregistrements ECG ont été enregistrés lors d'une procédure de vibrostimulation (VS) pour le prélèvement de spermatozoïdes. Le signal 1 étant la position de repos, le signal 2: au moment de l'éjaculation, le signal 3: 3 minutes après et le signal 4: 20 minutes après. (1) Avant la VS, on enregistre une hypotension (100/65 mmHg). A partir de la VS, il y a une augmentation progressive de la pression artérielle avec une fréquence cardiaque régulière (78 bpm), typique d'une dysréflexie. (2) Au moment de l'éjaculation, la pression artérielle atteint 280/150 mmHg accompagnée d'une bradycardie (38 bpm), suivie d'une contraction prématurée des ventricules (3). Cet épisode de dysréflexie s'accompagne de sudation importante au niveau du front et de la nuque et des spasmes dans les membres inférieurs et supérieurs

Nicotra *et al.* (2005) ont montré que la présence ou l'absence de réponses vasomotrices et électrodermales au niveau plantaire et palmaire étaient en relation directe avec la classification ASIA. Reitz *et al.* (2002) ont observé qu'il n'y avait aucune réponse pour les patients dont les lésions complètes sont supérieures à T3 quel que soit le site de stimulation électrique. Des réponses au niveau palmaire sont observées pour les lésions en dessous de T3 (Figure 39) puis des réponses palmaire et plantaire, pour des lésions médullaires complètes en dessous de T12. Brown *et al.* (2007) ont étudiées ces réponses chez 20 patients dont la lésion, entre C3 et T11 était complète ou incomplète. Ils ont appliqué des stimulations électriques au niveau sus lésionnel (sur le front) et ont observé des réponses au niveau palmaire (site sous-lésionnel pour les patients tétraplégiques et sus-lésionnel pour les paraplégiques) et plantaire (site sous-lésionnel). Les résultats ne montrent aucune réponse au niveau plantaire pour les patients avec lésion complète. Par contre, des réponses vasomotrices ont été enregistrées au niveau palmaire chez les patients avec des lésions en dessous de T4.

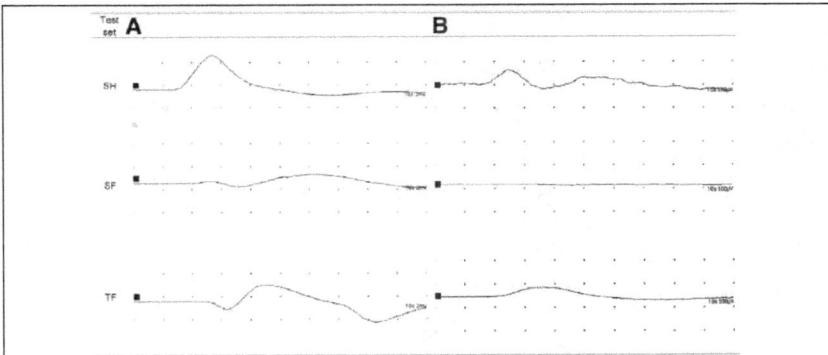

Figure 39. Réponses électrodermales aux différents tests chez (A) un sujet contrôle, (B) un patient paraplégique T3-AIS A d'après (Pan, *et al.*, 2006).

Les réponses sont altérées chez le patient voir supprimées en plantaire. L'amplitude de la réponse est moins élevée en palmaire chez le patient alors que l'enregistrement est situé en sus-lésionnel. SF: stimulation du nerf supra orbital, enregistrement plantaire; SH: stimulation du nerf supraorbital, enregistrement palmaire ; TF: stimulation du nerf tibial, enregistrement plantaire.

Pour les 11 patients avec des lésions incomplètes, 6 ne manifestent aucune réponse (AIS B-C; niveau C4-C5), 5 ont des réponses vasomotrices au niveau de la main (AIS B-D niveau C3-C7 et AIS B-C, niveau T5, respectivement). Certains patients (lésion incomplète entre C6 et T5) ont également des réponses au niveau du pied. En cas de lésion médullaire, l'activité neurovégétative cutanée se trouve modifiée lors de l'exécution d'un mouvement, tout comme lors de son IM. Elle resterait inexistante au niveau sous-lésionnel pour les ruptures médullaires complètes. Des études cliniques ont indiqué que les neurones orthosympathiques cutanés innervaient les membres supérieurs entre T1 et T6 et les membres inférieurs entre T8 et T12 (Reitz, et al., 2003). D'autres les localisent entre T2-T8/9 pour les membres supérieurs et T10-L2/3 pour les membres inférieurs (Schliack et Shiffter, 1967; Sato, 1997). Le tableau 6 ci-après dresse un bilan des dysfonctionnements et des compensations du système neurovégétatif chez les patients tétraplégiques traumatiques.

L'amplitude de la réponse électrodermale donne aussi des résultats contradictoires. En effet, certains ont constaté des amplitudes comparables à celles des individus sains au niveau sus-lésionnel alors que d'autres confirment des amplitudes plus faibles ou plus élevées de plus ou moins 50% (Cariga, et al. 2002; Nicotra, et al., 2005). Ces résultats concernent aussi bien les lésions complètes qu'incomplètes. Des études complémentaires paraissent nécessaires pour valider l'utilisation des indicateurs végétatifs comme contrôle de la qualité du travail mental chez les blessés médullaires. Une partie de notre étude a porté sur ce travail. Les conclusions de cette expérience ont été rapportées dans la publication 2. Elles montrent une possibilité d'enregistrement au niveau sus-lésionnel quel que soit le niveau de la lésion. Les résultats sont plus partagés lorsque le site d'acquisition se trouve au niveau sous-lésionnel.

Niveau lésionnel	Physiopathologie	Mécanismes compensatoires
Tétraplégie C5-C8	- Pas d'innervation sympathique cardiaque et de la médullosurrénale : diminution des réponses chronotropes et inotropes, mauvais retour veineux (limitation du débit cardiaque et de la FC) ; la corrélation existe mais est faible entre le VO2 et la FC. - Tendance à l'hypotension. - Risque d'hyperréflexivité autonome (HRA). - Thermorégulation non efficace avec risque d'hypo ou d'hyperthermie suivant l'environnement.	- Diminution du tonus vagal. - Augmentation de la différence artério-veineuse dans le territoire musculaire actif. - Hyperréactivité de l'adréno-récepteur alpha périphérique*.
Paraplégie T1-T6	- Innervation cardiaque sympathique +/- complète. - Pas d'innervation de la médullosurrénale. - Risque HRA. - Thermorégulation peu efficace. - Mauvais retour veineux avec séquestration dans le territoire splanchnique.	- Augmentation de l'activité sympathique en territoire sus-lésionnel. - Augmentation plus grande de la FC/VO2 permettant un débit cardiaque équivalent, malgré un VES plus faible.
Paraplégie T7-T12	- Innervation sympathique cardiaque intacte ; innervation partielle de la médullosurrénale. - Thermorégulation imparfaite. - Mauvais retour veineux des membres inférieurs.	- Quand l'innervation cardiaque est intacte, la capacité du système cardiovasculaire n'est pas un facteur limitant la VO2, sauf en cas de conditions extrêmes (chaleur...).
Paraplégie lombaire	- Innervation complète de la médullosurrénale (bonne adaptation métabolique, glycogénolyse et lipolyse). - Mauvais retour veineux des membres inférieurs. - Thermorégulation subnormale.	Idem paraplégie T7-T12.

Tableau 6. Conséquences du dysfonctionnement du système neurovégétatif sur l'adaptation cardiovasculaire et métabolique du blessé médullaire (d'après Steinberg, *et al.*, 1996 ; Schmid, *et al.*, 1998).

FC = fréquence cardiaque ; VO2 = consommation d'oxygène; VES= volume d'éjection systolique ; HRA = hyperréflexivité autonome. hypersensibilité du récepteur ou échec de ré-assimilation présynaptique de la noradrénaline au niveau du récepteur.*

I.4. Enregistrement et traitement des données

Le traitement des données des questionnaires permet de classer le sujet sur une échelle «bon – mauvais» imageur, en fonction du score obtenu au test et aux auto-évaluations. On peut ainsi diviser une population (pathologique ou non) en trois groupes. Le premier est composé de sujets ayant des difficultés à réaliser aussi bien l'imagerie visuelle que l'imagerie proprioceptive, le second est composé de sujets ayant des facilités à réaliser une des deux modalités d'IM et enfin le troisième groupe est composé de sujets ayant des facilités à réaliser aussi bien l'imagerie visuelle que l'imagerie proprioceptive. Cette échelle est tout à fait applicable aux blessés médullaires. Si nous nous basons sur le fait que l'IM kinesthésique est plus difficile que l'IM visuelle, nous pourrions encore diviser en deux le second groupe. Notre laboratoire a développé un ensemble de tests destinés à évaluer la qualité de l'IM. L'objectif est de dépasser la subjectivité d'une auto-évaluation et de proposer des indices plus objectifs en associant des indicateurs physiologiques à des tests comportementaux (Roure, *et al.*, 1999).

Les données neurovégétatives sont quantifiées de la manière suivante, à deux niveaux d'analyse :

• niveau général pour évaluer le maintien d'un éveil physiologique compatible avec un travail de répétition mentale (activité tonique). On quantifie la variation des niveaux de base, leur variation devant attester une mobilisation des ressources par rapport à la condition de référence (repos).

• niveau particulier pour évaluer la qualité de chaque répétition mentale. On travaille sur les réponses physiologiques enregistrées corrélativement à chaque répétition mentale. On recherche d'abord une réponse en regard de chaque répétition mentale afin d'attester le début du travail mental. On la quantifie ensuite en sachant que sa durée doit être la plus proche possible de celle du travail mental, lui-même équivalent à la durée de l'exécution (principe de l'isochronie entre répétition mentale et exécution réelle). Ces réponses vont témoigner de la qualité de l'IM. D'autres indicateurs, comme l'arythmie sinusale respiratoire, extraite du signal cardiaque, peuvent être quantifiées. Elle varie en fonction de l'attention allouée à la tâche.

Pour l'ensemble des variables neuro-végétatives, l'acquisition et le traitement des enregistrements est largement détaillé dans les articles de Guillot et Collet (2005a), Collet et Guillot (2010). Dans notre pratique expérimentale, nous avons utilisé uniquement la résistance cutanée (RC). Nous développons donc ci-après uniquement la méthodologie de cet indice. À partir de la RC, nous observons donc l'évolution du niveau de base (activité tonique) afin de déterminer l'éveil physiologique général du patient. Celui-ci doit être maintenu pendant la durée du travail mental et doit attester que le patient parvient à rester concentré sur la tâche. Lors de chaque répétition mentale, nous devons également observer une réponse végétative corrélative de l'imagerie, témoin que le patient est en train d'effectuer un travail cérébral (activité phasique). L'enregistrement de la RC s'effectue à l'aide d'électrodes Ag/AgCl de 50 ou 30mm² (Clark Electromedical Instruments), placées sur les secondes phalanges de l'index et du majeur de la main non-dominante et maintenues par de la bande adhésive (Figure 40). Lorsqu'il n'est pas possible de poser les électrodes sur la main, ces dernières peuvent être positionnées sur le cou, le front, les pieds. D'après Matsunaga *et al.* (1998), les réponses de la RC peuvent être enregistrées à partir de site non palmaire (Figure 41). La résistance (conductance) est mesurée à courant constant avec une intensité de 10 ou 15µA (densité égale à 0.2 µA/mm²). Lorsque les variations de l'activation sont étudiées, une augmentation de la résistance traduit une relaxation, sa diminution induit que le sujet s'active.

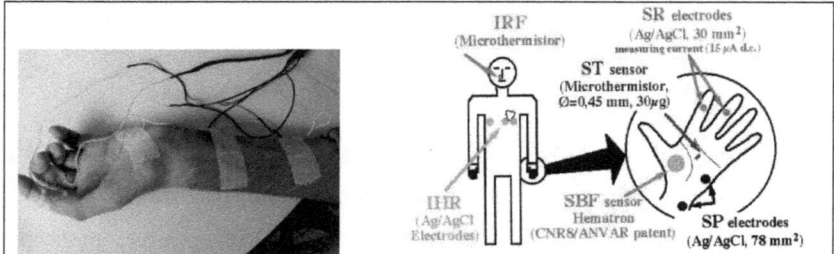

Figure 40. Les 3 familles d'indices neurovégétatifs enregistrés.

Les activités électrodermale et thermo-vasculaire sont enregistrées sur la main selon les recommandations internationales de Fowles et al. (1981).

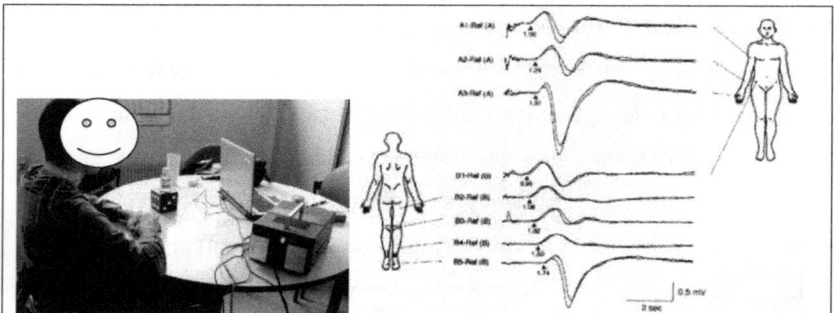

Figure 41. Comparaison des réponses sympathiques cutanées enregistrées à partir de différents sites (d'après Matsunaga, *et al.*, 1998).

Les réponses sympathiques cutanées peuvent être enregistrées à partir de sites non palmaires et non plantaires. Le placement des capteurs sur ces différents sites ne modifie pas la configuration des réponses. Les différences sont significatives pour la latence et l'amplitude.

La quantification des réponses de la RC peut se caractériser par trois composantes : la latence (correspondant au temps écoulé entre le stimulus et le début de la réponse), l'amplitude et la Durée de Perturbation Ohmique (DPO). S'il a été montré qu'une latence plus importante était observée sur des sites d'enregistrement non palmaires (Matsunaga, *et al.*, 1998), une latence au-delà de 3 secondes n'a pas pour origine le stimulus initial (Levinson et Edelberg, 1985). Deuxièmement, chaque stimulation produit une réponse neurovégétative ayant un profil propre, il y a une spécificité de la réponse à la stimulation. L'amplitude de la réponse dépendant de la

102

valeur de pré-stimulation (Furedy et Scher, 1989), il est préférable de quantifier les réponses à partir de la DPO pour attester du travail mental lors de comparaison mouvement réel / mouvement imaginé. Cette dernière est mesurée à l'instant de la rupture de pente provoquée par la stimulation jusqu'au retour à une allure de pente identique précédant la stimulation, incluant l'ensemble des micro-évènements présents. L'amplitude de la RC peut être utilisée pour comparer un site d'enregistrement à un autre sur un même individu, en prenant en compte que l'amplitude de la réponse est la plus importante au niveau palmaire (Matsunaga, *et al.*, 1998). D'autre part, la spécificité individuelle des réponses végétatives a montré depuis longtemps que les corrélations interindividuelles sont faibles et rendent les comparaisons inter-sujets difficiles (Myrtek et Spital, 1986). Par contre, selon Foerster (1985), un quart des sujets manifeste une stabilité des réponses végétatives individuelles lorsque ceux-ci sont à nouveau testés à 2 mois d'intervalle. Cette spécificité et stabilité individuelle a été confirmée par Vernet-Maury *et al.* (1990) et Deschaumes-Molinaro *et al.* (1992). Au vu de ce qui a été décrit, le traitement des données impose de procéder d'abord à une étude du groupe expérimental, puis de procéder à des analyses plus fines sujet par sujet. Si l'image motrice est de bonne qualité, une forte corrélation devrait être obtenue entre la durée réelle du mouvement, sa durée imaginée et la DPO. Si l'enregistrement de la RC est réalisé sur un site non-palmaire, une latence plus importante mais inférieure à 3s ainsi qu'une amplitude de réponse plus faible devraient être observées, tout en conservant un pattern identique. Un exemple du traitement de l'enregistrement de la RC est illustré sur la Figure 42 ci-après. Les signaux sont acquis et traitées numériquement grâce à deux logiciels *«E-motion»* et *«Carolab»*, développés au laboratoire MMB de l'INSA entre 2005 et 2008 (Collaboration de P3M avec MMB dans le cadre d'un contrat ANR). Le traitement du signal permet le calcul des différents indices mais également son amplification et son filtrage.

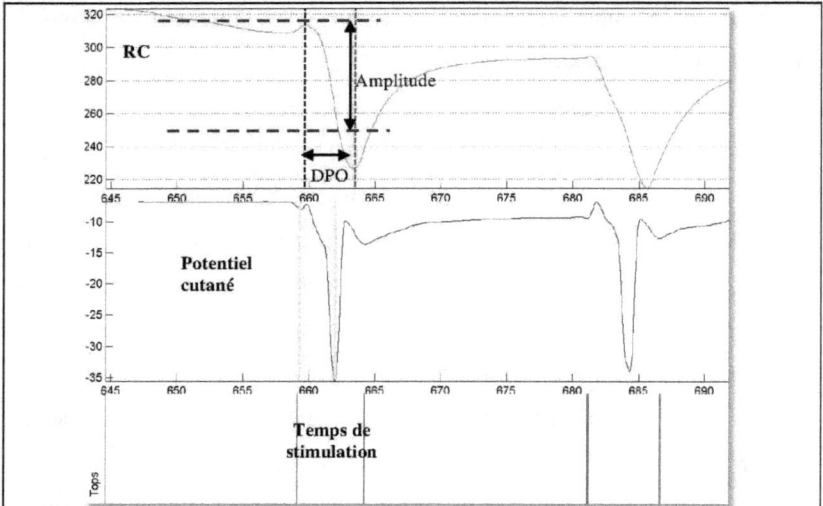

Figure 42. Mesure de l'activité électrodermale.
DPO= durée de perturbation ohmique = temps de stimulation mentale.

La durée et l'amplitude des variations sont mesurées depuis la rupture de la pente jusqu'au point de flexion. Ces mesures caractérisent la durée du traitement de l'information pendant le travail mental.

II : POSTULATS SUR LES PROTOCOLES UTILISÉS

Les effets de l'imagerie mentale peuvent être influencés par de nombreux facteurs : l'instant où elle est pratiquée, la durée des séances, la capacité individuelle à construire des images mentales ou encore la fatigabilité des patients, déterminante en pratique clinique. Les études relatives à la durée des séances d'imagerie sont peu nombreuses chez le sujet sain et encore plus rares en clinique. Selon Weinberg (1982), des sessions de 1 à 5 minutes seraient les plus efficaces. Des progrès plus nets sont effectués avec des séances de 1 à 3 minutes, comparativement à un travail de 5 à 7 minutes (Etnier et Landers, 1996). Selon Murphy *et al.* (1990), l'imagerie doit être pratiquée avant et après l'entraînement physique, à raison de sessions de 10 minutes maximum. Lorsque l'objectif est un apprentissage moteur, l'amélioration motrice serait indépendante du nombre de sessions de travail mental, mais serait influencée par leur durée et le nombre d'essais (Feltz et Landers, 1983). Un effet positif apparaîtrait avec 20 minutes de pratique comprenant au moins 35 essais. Ce résultat est surprenant dans la mesure où, généralement les procédures d'apprentissage massé sont moins efficaces que lorsqu'elles sont distribuées. De plus, il est difficile de rester concentré pendant une longue période, donc de maintenir constante la vivacité des images. Les études étant peu nombreuses et les résultats contradictoires, il paraît difficile d'associer clairement les bénéfices de la pratique mentale avec la durée et le nombre de sessions d'imagerie ainsi que de spécifier comment l'alternance entre pratique physique et entraînement mental doit être organisée. Un des principes généraux à retenir est que les caractéristiques de la pratique mentale doit correspondre le mieux possible aux exigences de l'exercice physique.

Bien que l'amélioration motrice peut être obtenue avec l'entraînement mental seul (Allami, *et al.*, 2008), les résultats sont meilleurs lorsqu'IM et

105

pratique physique sont combinées (Feltz et Landers, 1983; Jackson, *et al.*, 2001; Dickstein et Deutsch, 2007). La pratique mentale constitue un complément aux programmes classiques et non pas un substitut (Hall, *et al.*, 1994). Par conséquent, le choix de la stratégie utilisée pour l'alternance entre répétitions physiques et mentales est primordial. La conservation des caractéristiques temporelles d'un mouvement est facilitée lorsque chaque répétition mentale est séparée par une exécution réelle. Cela suppose que les afférences générées par l'exécution réelle sont essentielles pour la construction de l'image (Courtine, *et al.*, 2004). Seules quelques études (Malouin, *et al.*, 2004a, 2004b ; Jackson, *et al.*, 2004; Malouin, *et al.*, 2009b) ont fourni des détails sur les procédures d'entraînement mental en milieu clinique et ont contrôlé le nombre de répétitions réelles et imaginées. À ce jour, les meilleurs résultats ont été rapportés lors d'une utilisation combinée. Les ratios allaient de 1 essai réel pour 5 à 10 répétitions mentales. D'après ces mêmes études, il est conseillé d'augmenter progressivement le nombre de répétitions mentales au fur et à mesure que le patient supporte une charge mentale plus élevée. Inclure une exécution réelle entre les séries d'IM permettrait également d'améliorer les rétroactions kinesthésiques (Feltz et Landers, 1983).

L'autre question concerne la capacité du sujet à construire les représentations mentales, facteur influençant les effets du travail par IM. La prédisposition à utiliser efficacement l'imagerie mentale dans le traitement des informations n'est pas la même pour tous. Former des images vivaces, précises et les transformer est plus faciles pour certains. Plus cette capacité est grande, plus les bénéfices qu'ils en tirent sont élevés. Goss *et al.* (1986) et Hall *et al.* (1989) ont montré que les sujets dont l'aptitude à l'imagerie est élevée ont besoin d'un plus petit nombre de répétitions pour apprendre le mouvement et qu'ils l'exécutent avec davantage de précision. Les personnes utilisant spontanément l'imagerie mentale dans la vie

106

quotidienne sont plus précises dans les tâches de rotation mentale (Weatherly, *et al.*, 1997; Campos, *et al.*, 1999). Bien que la capacité à se représenter mentalement une action est un pré-requis à l'entraînement mental, la majorité des études ne présente pas de tests d'aptitudes. Quelques études ont utilisés le questionnaire MIQ ou sa version modifiée. Or, on sait que les données recueillies restent subjectives et que plusieurs tests doivent être recoupés pour mieux déterminer la capacité de représentation mentale des patients.

Concernant la durée des séances, les sessions d'IM durent entre 10 minutes et une heure, à raison d'une à plusieurs répétitions par jour et au rythme de 2 à 5 fois par semaine, sur une durée totale de 7 jours à 6 semaines. La population étudiée n'est pas toujours comparée à un groupe contrôle, avec des échantillons allant de l'étude de cas à plusieurs dizaines de sujets. Cette différence peut être expliquée par la difficulté à sélectionner une population homogène avec les mêmes tableaux cliniques dans certaines pathologies comme, par exemple, chez les blessés médullaires. Une présentation succincte des différentes méthodologies est exposée dans le tableau 7.

Dans nos protocoles expérimentaux, nous avons choisi d'utiliser le questionnaire KVIQ, la chronométrie mentale et l'enregistrement de la RC comme outils d'analyse de la qualité du travail mental. Le recoupement de données subjectives et objectives a permis de mieux déterminer la capacité à se représenter mentalement des actions motrices chez les patients blessés médullaires. L'objectif de notre recherche étant d'évaluer les effets de l'IM sur la réhabilitation motrice des patients médullo-lésés, nous avons fixé comme conditions de pratique : l'utilisation de l'IM visuelle et kinesthésique réparties sur 3 à 5 séances hebdomadaires, durant de 10 à 45 minutes, le nombre total de séance variant de 10 à 15 sur 2 à 5 semaines. Ces choix arbitraires nous ont paru être un compromis au regard des protocoles qui avaient déjà été expérimentés. La durée et la fréquence des séances ont été adaptées en fonction de la fatigabilité du patient, du temps d'hospitalisation, de l'objectif visé et des progrès du patient.

L'absence d'un protocole standard oblige à s'interroger sur la manière d'intégrer cette technique en clinique pour qu'elle soit la plus efficace possible. Pour cela, des études complémentaires sont nécessaires afin de déterminer :

•le moment optimal d'introduction de l'entraînement mental ;

•la durée et la fréquence des séances ;

•la durée de la pratique;

•l'éligibilité des patients et les pathologies qui en tireraient le plus de bénéfices ;

•les lésions incompatibles avec un travail mental ;

•les outils de mesure utilisés pour contrôler et valider le travail.

En jouant sur ces différentes conditions, il devrait être possible d'augmenter l'efficacité de l'IM, ces axes seront discutés dans le chapitre discussion générale.

Pathologie	Étude	Nombre de patients	Sexe %Hommes	Moyenne d'âge	Durée post-accident (mois)	Méthode
	Page et al. (2005)	11	82	32.3 (± 5.1)	24	*Groupe expérimental*: pratique physique + IM de tâches de la vie quotidienne durant 30 minutes, 2 fois/semaine / 6 semaines *Groupe contrôle* : idem avec relaxation au lieu de l'IM
	Liu et al. (2004)	46 avec infarctus cérébral unilatéral	48	71 (±6) 72.7 (± 9.4)	0.5	*Groupe expérimental*: kinésithérapie + IM., durant 1h, 5fois/semaine/ 3 semaines *Groupe contrôle*: idem + exercice pratique au lieu de l'IM
AVC	Dickstein et al. (2004)	1 cas avec infarctus du lobe pariétal droit et de la corona radiata	100	69	3	aucune pratique physique. IM visuelle interne et externe de 15 minutes, 3 fois/semaine / 6 semaines. Travail sur posture et locomotion.
	Page et al. (2000)	16 avec infarctus cérébral unilatéral	100	63.2 (± 4)	22	*Groupe expérimental*: kinésithérapie 30 minutes + IM de 20 minutes, 3 fois/semaine /4 semaines *Groupe contrôle*: idem + informations sur les AVC à la place de l'IM
Paraplégie	Cramer et al. (2007)	10 paraplégiques complets 10 sujets sains	n.c	< 80	> 12	aucune pratique physique, IM de mouvements du pied et de la langue durant 60 minutes, 2 fois /jour / 7 jours
	Moseley (2005)	20 sujets souffrant du CRSP	30	De 5 à 51 ans	> 6 mois	2 fois 10 minutes d'IM/ heure (de **8h à 20h**) pendant 6 semaines 10 minutes de pratique physique par heure (de 8h à 20h) sur 4 semaines (2ères semaines exclues)
Douleurs	Christakou et al.(2007)	18 athlètes avec entorse cheville	100	26 (± 4.47)	5 jours	*Groupe expérimental*: kinésithérapie + IM (même exercices qu'en kiné) de 45 minutes / 1 mois. *Groupe contrôle*: idem mais sans IM

Tableau 7. Exemples de protocole d'imagerie utilisé en thérapie clinique. *Le sexe est exprimé en % d'hommes ; la durée après l'accident est en mois.*

109

CHAPITRE III :

METHODOLOGIE DE LA RÉÉDUCATION PAR IM CHEZ LES PATIENTS TÉTRAPLÉGIQUES?

I- LA PRÉHENSION CHEZ LES BLESSÉS MÉDULLAIRES

II- PROBLÉMATIQUE ET HYPOTHÈSES

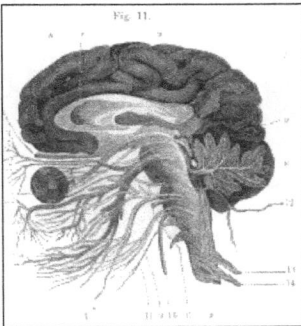

« L'esprit scientifique nous interdit d'avoir une opinion sur des questions que nous ne comprenons pas, sur des questions que nous ne savons pas formuler clairement. Avant tout, il faut savoir poser des problèmes. Et, quoi qu'on dise, dans la vie scientifique, les problèmes ne se posent pas d'eux-mêmes. C'est précisément ce sens du problème qui donne la marque du véritable esprit scientifique. Pour un esprit scientifique, toute connaissance est une réponse à une question. S'il n'y a pas eu de question, il ne peut y avoir une connaissance scientifique. Rien ne va de soi. Rien n'est donné. Tout est construit. »[15].

---

[15] Bachelard, (1938), La formation de l'esprit scientifique

Chapitre III-Méthodologie de la rééducation par IM chez les patients tétraplégiques?

Afin d'appliquer l'IM le plus efficacement possible en réadaptation fonctionnelle, on doit faire un état des lieux des besoins fonctionnels des patients médullo-lésés et préciser les modalités de leur prise en charge thérapeutique. En 2000, 19.4 nouveaux cas de lésions médullaires par million sont répertoriés, soit près de 500 nouveaux cas par an en France. Les trois quarts d'entre eux accordent une priorité à la fonction du membre supérieur et de la main (Albert, *et al.*, 2005). Même si le handicap est important, les tétraplégiques, par nécessité, utilisent beaucoup leurs membres supérieurs.

I- LA PRÉHENSION CHEZ LES PATIENTS BLESSÉS MÉDULLAIRES

L'objectif principal de la rééducation est d'augmenter le champ d'action des membres supérieurs. Elle ne se limite pas à la fonction de préhension au sens strict. Elle vise également le recouvrement de l'autonomie dans les gestes de la vie quotidienne (alimentation, habillage, propulsion du fauteuil roulant manuel, réalisation des sondages urinaires…). Aussi, avant de poser l'IM comme méthode complémentaire de rééducation chez ses patients, il faut faire l'analyse de la capacité de préhension du patient tétraplégique.

I.1. Données physiopathologiques

La tétraplégie d'origine médullaire est définie par l'atteinte sensitivo-motrice des quatre membres qui fait suite à une lésion neurologique de la région cervicale de la moelle épinière. D'une part, une lésion médullaire cervicale s'accompagne d'une interruption des voies de conduction intra-médullaires, ce qui constitue le « syndrome sous-lésionnel ». L'interruption

113

des voies motrices, descendantes, entraîne une paralysie des muscles sous-lésionnels, c'est-à- dire des muscles dont les motoneurones qui les innervent sont situés en dessous de la lésion. L'interruption des voies de conduction sensitives, ascendantes, entraîne une anesthésie des territoires sous-lésionnels.

Niveau	Groupe musculaire clé
C5	Fléchisseurs du coude: biceps brachial, brachial antérieur, huméro-stylo-radial
C6	Extenseurs du poignet: premier radial, deuxième radial
C7	Principal extenseur du coude: triceps brachial
C8	Fléchisseurs des doigts: fléchisseur commun superficiel des doigts, fléchisseur commun profond des doigts
T1	Muscles intrinsèques de la main: lombricaux, interosseux palmaires, interosseux dorsaux

Tableau 8. Groupes musculaires clés pour la détermination du score moteur d'un patient tétraplégique selon la classification ASIA (American Spinal Injury Association, 1992).

D'autre part, elle s'accompagne d'un "syndrome lésionnel", correspondant à une destruction localisée d'un ou de plusieurs métamères, associée à une lésion des motoneurones et à une interruption des circuits réflexes au niveau des métamères concernés. La classification ASIA (American Spinal Injury Association, 1992) est une classification internationale qui permet de définir le niveau neurologique d'un patient porteur d'une lésion médullaire. Elle permet de calculer un "score moteur" et un "score sensitif" pour chaque patient (Annexe 2). Pour la détermination du score moteur d'un patient tétraplégique (tableau 8 ci-dessus), cinq groupes musculaires clés du membre supérieur sont cotés sur une échelle allant de 1 à 5, le score moteur correspondant à la somme des cotations des cinq groupes musculaires clés. La cotation est la suivante: une cotation de 0 correspond à l'absence de contraction, 1 à une contraction palpable ou visible, 2 à un mouvement actif en l'absence de pesanteur, c'est-à-dire lorsque l'effet de la gravité est supprimé, 3 à un mouvement actif contre la pesanteur, 4 à un mouvement actif contre une résistance, 5 à un mouvement actif normal. De manière analogue, pour la détermination du score sensitif d'un patient tétraplégique, des points sensitifs clés du membre supérieur sont cotés, par rapport au toucher et par rapport au piquer, sur une échelle allant de 1 à 3, et le score sensitif correspond à la somme des cotations des points sensitifs clés au toucher et au piquer. Enfin, la tétraplégie est dite « complète » s'il y a absence d'une fonction motrice ou sensitive sous le niveau neurologique incluant les derniers métamères sacrés et « incomplète » dans le cas contraire.

Les capacités de préhension du tétraplégique dépendent en premier lieu du caractère complet ou incomplet de la lésion et de son niveau neurologique, c'est-à-dire du capital musculaire restant. Les patients tétraplégiques de niveau lésionnel supérieur ou égal à C4 n'ont aucune motricité au niveau des membres supérieurs leur permettant de réaliser des mouvements de préhension. Les patients tétraplégiques de niveau C5 complets ont des fléchisseurs du coude et des deltoïdes qui leur permettent des préhensions "bimanuelles" assez peu fonctionnelles. Les possibilités de préhension intéressent surtout les patients tétraplégiques de niveaux plus bas, à partir de C6. Ces derniers ont une flexion active du coude et une extension ou « flexion dorsale » active du poignet préservées. Par contre, ils n'ont aucune possibilité d'extension active du coude ni de mouvements actifs des doigts. Dans l'atteinte neurologique C6-C7, l'adduction d'épaule peut notamment remplacer, au moins partiellement, l'action d'extension du coude du triceps pour le mouvement de préhension.

Les principaux muscles de l'épaule, qui participent au déplacement et au contrôle du bras, doivent donc avoir conservé une force musculaire suffisante pour permettre (Figure 43):

- l'abduction du bras : le deltoïde, le sus-épineux et le sous-épineux
- l'adduction du bras : le grand dorsal, le grand pectoral, le grand et le petit rond

- l'antépulsion du bras : le deltoïde antérieur, le grand pectoral et le sous-scapulaire

- la rétropulsion du bras : le deltoïde postérieur, le grand dorsal et le grand rond

- la rotation externe (pour la prono-supination de l'avant-bras) : le sous-épineux, le petit rond et le deltoïde postérieur.

- La rotation interne : le grand dorsal, le grand pectoral, le grand rond, le deltoïde antérieur et le sous-scapulaire.

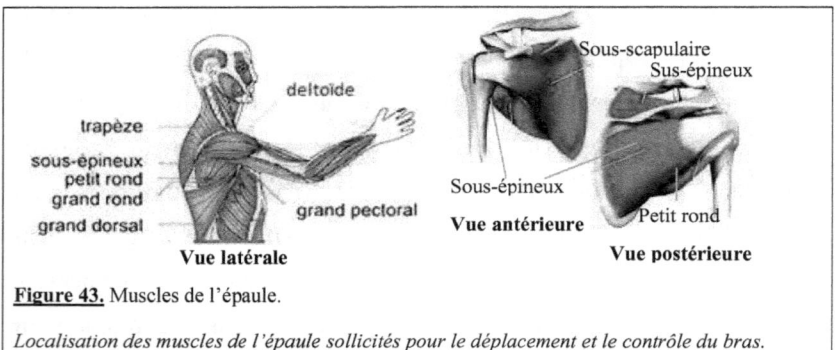

Figure 43. Muscles de l'épaule.

Localisation des muscles de l'épaule sollicités pour le déplacement et le contrôle du bras.

Les contractions alternatives des muscles de l'épaule et du bras vont ensuite permettre le déplacement dans l'espace de l'avant-bras (Figure 44). Ce déplacement va se visualiser par des mouvements de flexion et extension du coude permettant notamment d'éloigner et de rapprocher la main du corps. D'autres muscles de l'avant bras vont diriger les mouvements de prono-supination (Figure 45).

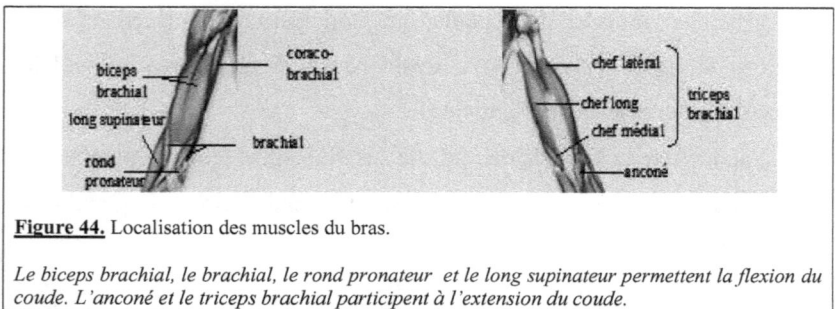

Figure 44. Localisation des muscles du bras.

Le biceps brachial, le brachial, le rond pronateur et le long supinateur permettent la flexion du coude. L'anconé et le triceps brachial participent à l'extension du coude.

116

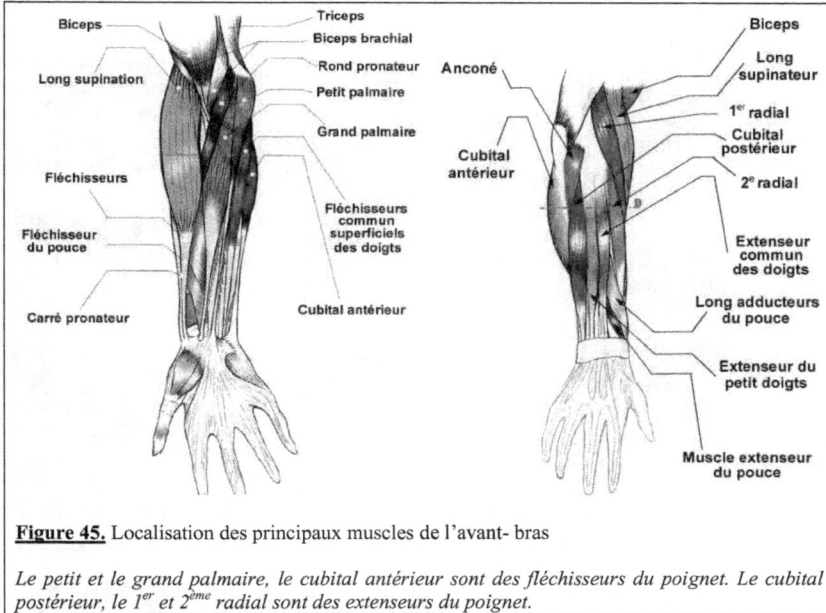

Figure 45. Localisation des principaux muscles de l'avant- bras

Le petit et le grand palmaire, le cubital antérieur sont des fléchisseurs du poignet. Le cubital postérieur, le 1ᵉʳ et 2ᵉᵐᵉ radial sont des extenseurs du poignet.

Après les travaux de Grossiord (1963) et de Bedoiseau *et al.* (1969) sur la métamérisation des membres supérieurs et la main du tétraplégique, Moberg (1987) et la classification de Giens ont souligné l'importance de 9 muscles ou groupes musculaires :

- les muscles clés dans les 4 phases de la préhension, approche, choix, prise et lâcher.

- les muscles clés de la réanimation de cette fonction par transfert tendineux.

La classification de Giens (tableau 9 ci-après) est aujourd'hui l'outil de référence. Elle ne tient pas compte des fonctions de l'épaule et du coude. Elle hiérarchise en 10 groupes les possibilités musculaires sur l'articulation du coude en fonction des muscles encore actifs (évalués à 4 ou plus dans la cotation Medecine Research Cuncil).

117

Groupe	Muscle préservé	Fonction préservée	
0	Biceps brachial	Flexion du coude Il n'existe aucun muscle actif à l'avant-bras. Le patient doit au minimum pouvoir fléchir activement le coude pour pouvoir bénéficier d'un programme de restauration fonctionnelle.	
1	Huméro-stylo-radial	Flexion du coude le patient peut fléchir activement le coude, et il existe un muscle le long supinateur suffisamment fort à l'avant-bras.	
2	Premier radial	Extension du poignet faible en plus de la flexion du coude, le patient peut relever son poignet, mais ce dernier mouvement est faible ou fatigable, et se fait avec une déviation.	
3	Deuxième radial	Extension du poignet forte en plus de la flexion du coude, le poignet peut se relever avec force, dans l'axe de l'avant-bras.	
4	Rond pronateur	Pronation aux fonctions précédentes s'ajoute un muscle "rond pronateur" capable de faire tourner activement l'avant-bras en pronation.	
5	Grand palmaire	Flexion du poignet aux fonctions précédentes s'ajoute la possibilité de fléchir activement le poignet.	
6	Extenseur commun des doigts	Extension des doigts longs aux fonctions précédentes s'ajoute la possibilité d'étendre activement les doigts.	
7	Long extenseur du pouce	Extension du pouce aux fonctions précédentes s'ajoute la possibilité d'écarter activement le pouce.	
8	Fléchisseurs des doigts	Flexion des doigts aux fonctions précédentes s'ajoute la possibilité de fléchir activement les doigts, de façon partielle.	
9	Muscles intrinsèques de la main	Abduction-Adduction des doigts La main ne présente qu'une paralysie de ses petits muscles "intrinsèques".	
10	Exceptions		

Tableau 9. Muscles et fonctions correspondantes pris en compte dans la classification de Giens (d'après McDowell, *et al.*, 1986 et adapté d'Allieu, *et al*, 1993).

Cette classification comporte également une composante sensorielle :

- O (ou oculaire) quand le contrôle de la main s'effectue par la vue seule ;

- CU (ou cutanée) selon une sensibilité effective, définie par un test de discrimination inférieur à 1 cm au niveau de la pulpe du pouce ou de l'index.

Elle tient également compte de la spasticité : sp+ ou sp-.

Dans ce capital musculaire, il faut souligner l'importance toute particulière de deux groupes musculaires à la frontière entre les tétraplégies hautes, moyennes et basses:

- Le 1er et 2ème radial dont le nerf radial est en C6 (Long Extenseur Radial du Carpe et Court Extenseur Radial Du Carpe) sont les muscles providentiels du tétraplégique, ceux qui se ferment par effet ténodèse[16]. Ils sont également les muscles du crochet métacarpien dorsal;

- Le long extenseur du pouce et l'extenseur commun des doigts (innervés par le nerf radial en C7-C8) et les fléchisseurs des doigts (innervés par les nerfs médian et ulnaire).

Dès que ces derniers deviennent actifs, les objectifs d'autonomie des patients tétraplégiques sont proches de ceux des paraplégiques. Les fléchisseurs des doigts faibles sont remplacés par l'effet de ténodèse. Des extenseurs forts non contre-balancés par les fléchisseurs longs entraînent une situation très invalidante mais en général temporaire car il s'agit d'une des meilleures indications chirurgicales. Si les fléchisseurs sont flasques, l'extension agit en général jusqu'à la phalange distale, la main est plate et

---

[16] Ténodèse : ouverture de la main lorsque le poignet est en flexion palmaire et fermeture de la main lorsque le poignet est en dorsiflexion. Ces phénomènes naturels dits "de ténodèse" sont exploités en rééducation des préhensions.

grande ouverte. La tendance à la griffe par prévalence des extenseurs, spasticité des fléchisseurs et surtout paralysie des intrinsèques doivent être corrigées par appareillage ou chirurgie.

D'autres muscles contrôlent la préhension et particulièrement l'approche:

- le triceps (hors liste dans la classification de Giens) permet l'exploration de l'espace au-dessus de la tête. Il peut être compensé par une élévation du bras en rotation externe et supination. Un triceps même faible peut permettre à un patient d'attraper l'anneau de la potence sans risque.

- le long supinateur permet d'amorcer une approche en pronation, complétée par l'effet de la pesanteur dans un mouvement d'abduction rotation interne du bras.

- le rond pronateur permet une pronation directe et facilite l'approche par ténodèse.

- le grand palmaire permet le contrôle actif de la ténodèse dans toutes les positions de l'avant-bras et permet le lâcher sans recours à la pesanteur.

Les capacités de préhension dépendent également:

- de la hauteur du syndrome lésionnel et du dosage de la spasticité sous jacente.

- des troubles sensitifs

- de l'état orthopédique

- et surtout du patient lui-même, de ses capacités à dépasser sans cesse ses limites dans la reconquête de son autonomie

I.2. l'IM, un outil en rééducation et en réadaptation des préhensions

« *La récupération de la fonction de préhension reste la préoccupation essentielle du patient tétraplégique, bien avant celle de la marche ou des fonctions urinaires et génito-sexuelles* »[17]. Après avoir évalué les limites de préhension du patient, la première étape du processus de soin sera celle de la rééducation puis de la réadaptation. Les programmes de rééducation après lésion médullaire cervicale de niveau C6 ou C7 s'étalent sur plusieurs mois, parfois sur plus d'une année. Ces programmes nécessitent l'intervention d'une équipe complète comprenant des médecins, des équipes soignantes, des kinésithérapeutes, des ergothérapeutes. Schématiquement, les principes de cette prise en charge sont l'entretien orthopédique, le travail de l'équilibre du tronc, le travail de renforcement moteur des muscles préservés ou des muscles partiellement atteints, le travail de préhension et le travail à visée fonctionnelle et la réadaptation. L'entretien orthopédique consiste à maintenir la souplesse de toutes les articulations. Le travail de l'équilibre du tronc a pour objectif de réapprendre au patient à tenir en position assise sans l'aide des membres supérieurs et à rattraper l'équilibre lors des chutes latérales. Le travail de renforcement moteur des muscles préservés ou des muscles partiellement atteints s'effectue en kinésithérapie ou en ergothérapie, à l'aide de résistances manuelles appliquées sur les différents segments du membre supérieur. Le travail de préhension et le travail à visée fonctionnelle s'effectue essentiellement en ergothérapie. Il devra compenser les capacités fonctionnelles abolies en s'appuyant sur celles qui restent.

Pour les patients, il s'agira de s'approprier différentes techniques de préhension selon leurs capacités. L'amélioration des modalités

---

[17] Thevenin-Lemoine *et al.*, (2000).

compensatrices pourrait faire l'objet d'un travail par IM. Les techniques de préhension par ténodèse sont enseignées aux patients et personnalisées en fonction des muscles préservés. La ténodèse physiologique (Thevenin-Lemoine, *et al.*, 2000) débute par la flexion dorsale active du poignet qui entraîne l'enroulement des doigts et la flexion du pouce, permettant une prise digito-palmaire (empaumement) et une pince latérale (pince clé) dont la force est fonction du dosage de la spasticité et de la rétraction des fléchisseurs. La pince clé, entre la pulpe du pouce et le bord radial de l'index au niveau de la deuxième phalange (ou un peu plus haut) est la plus utilisée par les tétraplégiques. Les possibilités de préhension des patients peuvent être optimisées par l'utilisation d'orthèses sur mesure. L'intégration des gestes travaillés en rééducation dans les ADLs est favorisée par des exercices "en situation". En ce qui concerne la réadaptation, la mise à disposition d'outils de compensation est une étape indispensable à la prise en charge des patients. En outre, la mise à disposition de diverses aides techniques, comme des orthèses ou un fauteuil roulant, est toujours nécessaire. Enfin, la préhension peut être renforcée par ténodèse chirurgicale[18] ou devenir active par le jeu des transpositions musculaires.

La chirurgie du membre supérieur est généralement proposée au terme du programme de réadaptation, lorsque l'état neurologique est stabilisé et que le potentiel restant a été optimisé. (Revol, *et al.*, 2000, 2002). Son indication dépend du niveau neurologique du patient (voir tableau 9 plus haut). Les patients tétraplégiques de niveau C4-C5 sont rarement opérés, le capital musculaire restant étant insuffisant. Les patients C4-C5 relèvent plutôt de techniques de stimulation électrique fonctionnelle, qui ne seront pas détaillées ici. Les patients tétraplégiques de niveau C5-C6 et en-

---

[18] Technique permettant la fixation solide d'un tendon afin d'utiliser ce point fixe pour récupérer un jeu articulaire lorsque les muscles antagonistes sont indemnes. Par exemple, ici, une ténodèse des tendons fléchisseurs est pratiquée sur des doigts paralysés lorsque les extenseurs du poignet sont intacts, ce qui permet de redonner au sujet la possibilité de fermer les doigts lorsqu'il exécute une extension du poignet.

dessous sont les meilleurs candidats à la chirurgie fonctionnelle. Suite aux travaux de Moberg (1978, 1987, 1990) en Suède, Lamb (1971) en Ecosse et Zancolli (1979) en Argentine, la chirurgie fonctionnelle des membres supérieurs a largement prouvé son efficacité dans les tétraplégies traumatiques. Cet acte chirurgical consiste à transférer le tendon d'un muscle fonctionnel sur un muscle paralysé afin de restaurer une fonction importante (Fattal, *et al.*, 2008; Leclercq, *et al.*, 2008). En conséquence, chaque membre supérieur conserve globalement les muscles et la force de départ, mais fonctionne mieux car les forces ont été redistribuées.

Lorsque l'extension active du coude est impossible et que le patient est incapable de lever la main au-dessus de la tête, il faut la rétablir en priorité, avant d'opérer la main. Plusieurs raisons le justifient. Il est inutile de restaurer la préhension d'une main dont le patient n'arriverait pas à contrôler la position dans les trois dimensions de l'espace. Le rétablissement de l'extension active du coude permet, à lui seul, d'améliorer considérablement les gestes de la vie quotidienne. Toutefois, il ne faut surtout pas attendre que cette opération produise une force importante (Kozin, *et al.*, 2010). Elle ne dépasse pas quelques kilogrammes mais cela suffit à soulever l'avant-bras et la main. En revanche, c'est insuffisant pour mobiliser son propre poids. Deux techniques peuvent rétablir l'extension active du coude : le transfert de la partie postérieure du deltoïde sur le triceps, ou celui du biceps sur le triceps.

Lorsque l'extension active du coude est conservée ou qu'elle est rétablie, le but est, selon les cas, de restaurer ou de renforcer la préhension de chaque main (les muscles les plus couramment transférés sont le brachial et le 1er radial). Cela signifie qu'il faut rétablir, d'une part, une ouverture et une fermeture de tous les doigts et, d'autre part, une ouverture et une fermeture de la pince entre le pouce et l'index. Pour cela, deux opérations successives sont généralement nécessaires : l'une pour renforcer l'ouverture des doigts et du pouce, l'autre pour réanimer leur fermeture forte. La nécessité des deux temps opératoires sur chaque main vient du fait que, pour que les tendons opérés cicatrisent, chaque opération doit être suivie par une immobilisation qui les met au repos pendant 4 semaines.

Les positions idéales d'immobilisation sont contradictoires : lorsqu'on réanime l'ouverture de la main, le poignet doit être redressé vers l'arrière alors que la même opération pour sa fermeture exige que le poignet soit fléchi vers l'avant. De la même façon, il n'est pas possible d'associer la réanimation de l'extension active du coude avec une immobilisation postopératoire coude étendu (0°) avec un transfert tendineux sur la main où la position postopératoire du coude doit être de 90°.

Il faut d'abord renforcer l'ouverture de la main avant de restaurer sa fermeture. Si les interventions avaient lieu en ordre inverse, le patient risquerait de ne pas pouvoir rouvrir sa main. Le premier temps opératoire sur la main, qui a pour but de renforcer son ouverture, ne sert à rien, s'il n'est pas suivi par le temps de restauration de sa fermeture. Le choix du premier côté opéré, droit ou gauche, est laissé au patient. Lorsque l'extension des deux coudes est impossible, il est préférable d'opérer un coude, puis l'autre, avant d'opérer une main puis l'autre. Mais il est aussi possible d'opérer un coude puis la main correspondante avant de faire de même côté opposé. Chaque temps opératoire est séparé du précédent par un minimum de 3 mois (1 mois d'immobilisation et 2 de rééducation).

Le travail préopératoire sert à renforcer les muscles qui seront ensuite transférés et à entretenir un état articulaire satisfaisant. En phase d'immobilisation, il sert à favoriser la prise de conscience précoce de la nouvelle fonction du muscle transféré et en période de rééducation, à

124

récupérer des amplitudes articulaires normales, intégrer le muscle transféré dans sa nouvelle fonction et à le renforcer progressivement (Fattal, *et al.*, 2008). Un travail d'IM peut être proposé en complément de l'ergothérapie et de la kinésithérapie en phase postopératoire afin de réduire la répétition physique à l'origine de douleurs et de risque de rupture de la greffe tendineuse. Celui-ci peut également être introduit pendant l'immobilisation afin d'accélérer la réadaptation.

Aussi nombreuses sont les publications relatives aux procédures chirurgicales, aussi rares sont celles qui traitent des programmes de rééducation pré- et post-opératoire mais également conventionnelles. Il nous est donc difficile ici de présenter des données quantifiées sur l'effet des programmes décrits en amont afin de les comparer à un programme intégrant l'IM. Seul le protocole de Moberg présenté dans le tableau 10 ci-après peut donner un aperçu du programme pré- et post-chirurgie de l'extension active du coude.

Semaine	Orthèse	Locomotion	Épaule	Coude		Amplitude du coude en flexion	Amplitude du coude en extension
1	Orthèse	FRM + tierce	Abduction	Extension		0°	
2	thoracobrachiale	personne	de 45 à 60°			0°	
3	ou orthèse de	ou FRE				0°	
	coude		Rotation externe				
				Hors rééducation	Rééducation		
4				Extension	Gain en	15°	Extension
5			Antépulsion interdite	Adduction autorisée	Flexionde 15° par sem	30°	active sans résistance
6	Orthèse	FRE	Rotation	Secteur	15° par sem	45°	
7	de coude		interne autorisée	de flexion/ extension	15° par sem	60°	
8				autorisée	15° par sem	75°	Extension active avec
9					15° par sem	90°	résistance
10	Pas d'orthèse	FR manuel	Épaule libre Transferts autorisés	Coude libre			modérée

FRM : Fauteuil roulant manuel ; FRE : Fauteuil roulant électrique.   Sem : semaine.

Tableau 10. Protocole de rééducation après chirurgie de restauration de l'extension active du coude selon la technique de Moberg (extrait de Fattal, *et al.*, 2008).

Afin d'évaluer objectivement l'amélioration fonctionnelle des membres supérieurs dans les programmes de rééducation et de réadaptation par IM, l'analyse avant et après le programme doit inclure un bilan fonctionnel des préhensions et des incapacités, un bilan articulaire et musculaire, ainsi qu'une analyse cinématique des mouvements de préhension. Il s'agit donc dans le paragraphe suivant de préciser les caractéristiques de chacun de ces tests.

I.3. Protocole de réadaptation avec IM: quels outils d'évaluation?

I.3.1. Bilan fonctionnel des préhensions et des incapacités

Ce bilan est celui des aptitudes gestuelles finalisées, il s'agit de la reproduction des gestes faisant partie des actes de la vie quotidienne. La préhension peut être affectée sélectivement selon le niveau neurologique de la lésion. Afin de l'évaluer, plusieurs outils sont disponibles pour le clinicien (Perrouin-Verbe, *et al.*, 2008) : les échelles dites fonctionnelles telles que la Quadriplegia Index of Function (mesure de l'indépendance fonctionnelle), l'Index de Barthel (Roby-Brami, *et al.*, 2001), la Spinal Cord Idependence Measure... Elles permettent un bilan global des incapacités dans lesquelles la préhension ne tient qu'une petite place. Des échelles dites semi-fonctionnelles évaluent plus particulièrement la capacité de préhension. Elles sont de 2 types : génériques ou spécifiques. Les échelles génériques comme le Box and Block Test (Mathiowetz, 1985) et le Minnesota Test (American-Guidance-Service, 1957) sont utilisables quelle que soit la pathologie. Les échelles spécifiques comme le test de Sollerman (1995), le *Grasp and Release Test* (Wuolle, *et al.*, 1994), le *activities of daily life test* (Kilgore, *et al.*, 1997) ou encore le *Abilities test* (Peckham, *et al.*,2001) sont plus précises. Le tableau 11 ci-après complète et détaille certains tests d'évaluation de la préhension. Les résultats obtenus chez les patients sont ensuite comparés à des normes issues de tests réalisés par un groupe de sujets sains.

Dans le cadre de nos expériences, nous avons utilisés le Minnesota et le Box and Blocks tests, ils sont détaillés dans les figures 46 et 47 ci-après. Ces échelles étaient celles utilisées à l'hôpital où se déroulaient nos expériences et se sont donc imposées à nous. Nous reviendrons sur ce choix dans la partie « discussion ». Nous avons considéré, selon l'avis des thérapeutes (aucune littérature sur ces tests chez les blessés médullaires), qu'une augmentation ou une réduction d'au moins 15% à ces tests constituaient un changement significatif pour le patient.

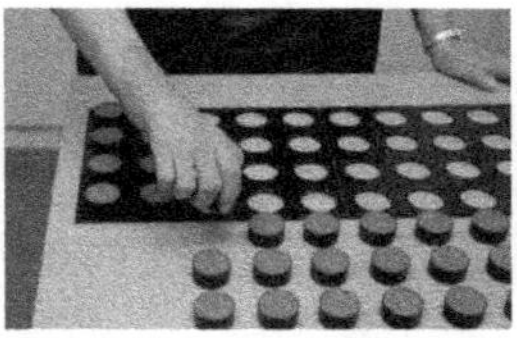

			Validity	
		(n=60)		
Test	Mean	Standard Deviation	Gross	Corrected for Attenuation
Placing	123.2	10.1	.32	.40
Turning	98.9	9.3	.46	.55
One-Hand Turning and Placing	152.6	15.7	.57	.67
Two-Hand Turning and Placing	86.9	9.4	.33	.39

Figure 46. Test de Minnesota Rate of Manipulation.

En ergothérapie, ce test est utilisé pour mesurer la dextérité manuelle fine et grossière uni et bilatérale, ainsi que la coordination du geste entre l'œil et la main. Ce test consiste en des placements et retournements de 60 disques le plus rapidement possible suivant un ordre préétabli. Chaque épreuve est chronométrée. Les valeurs indiquées dans le tableau représentent les normes de références (Extrait du manuel du test American Guidance Service, 1969).

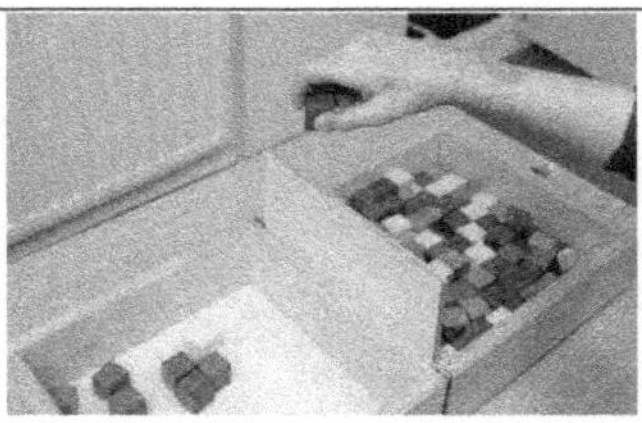

Résultats (Mathiowetz, 1985) sur 628 adultes :
- score légèrement > chez les femmes
- score légèrement > de la main dominante
- performance décroissante avec l'âge

	Homme	Femme
Main dominante	77	78
Main d'appoint	75	76
20-24 ans	88 homme et femme confondus	
A 75 ans	61 homme et femme confondus	

Figure 47. Le test de Box and Blocks.
Ce test mesure la capacité à transférer le plus de cubes possible (2.5 cm), en une minute, d'un compartiment d'une boîte au compartiment adjacent. La cloison mesure 15.2 cm. Il s'agit d'une prise relativement grossière unilatérale d'un déplacement et d'un lâcher.

Tests	Objectifs	Description	Résultats chez le groupe contrôle
Box and Block test	Mesure la dextérité manuelle grossière unilatérale	Déplacement de cubes (2.5 cm) d'un compartiment à l'autre séparés par une cloison (15.2 cm)	Score : nombre de cubes en 1 min. Pas de différences Home/Femme et Main dominante/non dominante. Performances diminuent avec l'âge (Mathiowetz, *et al.*, 1985a)
Nine Hole Peg test	Mesure les déficits de dextérité	Déplacement de 9 chevilles dans des trous	Score : temps réalisé comparé à des sujets sains (18 s) ou nombre réalisé en 50 s (Mathiowetz, *et al.*, 1985b).
Minnesota Rate of Manipulation	Mesure la dextérité manuelle fine, grossière uni- et bilatérale	2 planches trouées de 60 trous chacune, placées l'une devant l'autre et 60 disques Déplacement et retournement mono et bimanuels	Score : temps mis pour chaque épreuve (American-Guidance-Service, 1957)
Purdue Pegboard	Mesure la dextérité manuelle fine uni et bilatérale	55 tiges, 25 bagues et 40 rondelles. Tests Main dominante/non dominante, 2 mains symétriques, 2 mains assemblage 2 colonnes de 25 trous	Score : temps mis pour remplir tous les trous, nombre de tiges échappées et nombre de tiges insérées correctement. Score supérieur pour les femmes (Tiffin, 1948).
Crawford Small Part Dexterity	Mesure la dextérité fine des doigts et des mains	2 parties: Insérer les tiges dans les trous et les bagues autour des tiges avec une pince, Insérer les vis dans les trous avec les doigts puis les visser complètement en utilisant le tournevis	Score : temps mis pour remplir 36 trous après entraînement de 6 trous pour chaque partie (Crawford et Crawford, 1956)
Jebsen Hand Function test	Mesure l'habileté manuelle	7 gestes de la vie quotidienne : Ecrire des phrases courtes Retourner des cartes Ramasser de petits objets, des haricots à la cuillère, Empiler des pions, des grosses boites légères et lourdes	Score : Temps mis pour chaque épreuve comparé à un temps de référence réalisé par des sujets sains (Jebsen, *et al.*, 1969).
Sollerman Hand function test	Réalisation des prises et fréquence d'utilisation	20 situations de la vie courante (manipulation de clef, couverts, stylo…) cotées selon une échelle ordinale	Score global : Temps d'exécution et qualité du geste. Validé pour les tétraplégiques (Sollerman et Ejeskär, 1995)

Michigan Hand autonome Questionnaire	Evalue le retentissement de la vie quotidienne	6 rubriques : Fonctions manuelles globales. Activités de la vie quotidienne, Douleur, Performance au travail, Aspect esthétique, Satisfaction à la fonction manuelle	Auto-questionnaire Score ordinal (Chung, *et al.*, 1998a)
Bilan 400 points	Evalue l'utilisation de la main dans des activités de la vie quotidienne	57 activités : Mobilité des mains Force de préhension Déplacement d'objet monomanuel Fonction bimanuelle	Score global x points / 400 = % d'utilisation fonctionnelle de la main Nécessite installation matérielle (Gable, *et al.*, 1997).
Abilhand	Mesure l'habileté manuelle perçue	56 questions dans un ordre aléatoire	Questionnaire Score ordinal (Penta, *et al.*, 1998)

Tableau 11. Principaux tests d'évaluation de la préhension

L'ensemble de ces tests permet donc de définir une perte de mobilité globale de la fonction manuelle. Ils sont complétés par le bilan des groupes musculaires fonctionnels incluant une évaluation classique de la mobilité active, passive, testing musculaire (tableau 12 ci-après), charge directe ainsi qu'un bilan de la sensibilité (Figure 48 ci-après). Cependant, ils ne permettent pas de localiser précisément l'origine de cette perte afin de proposer des traitements ou des programmes de réhabilitation ciblés. Dans ce sens, l'analyse cinématique nous paraît un bon complément dans l'évaluation de la préhension.

Testing périphérique
0 : absence de contraction décelable
1 : contraction palpable sans mouvement
2 : mouvement sans gravité
3 : contraction contre gravité
4 : contraction contre forte résistance
5 : force normale, comparable au côté sain

Tableau 12. Testing musculaire du Medical Research Council (MRC)

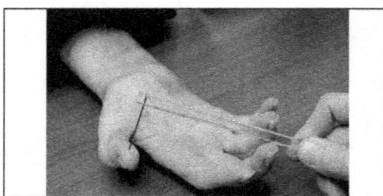

Figure 48. Test des monofilaments.
Le test des monofilaments renseigne sur la qualité de la sensation tactile ou perception.

I.3.2. Bilan cinématique du mouvement de préhension

Les méthodes de mesure cinématique peuvent être déclinées en deux : les systèmes basés sur la mesure d'une variable articulaire (mesure directe) et ceux qui utilisent l'enregistrement visuel du mouvement (mesure indirecte). Ainsi les goniomètres comme outil de mesure directe permettent de mesurer la variation angulaire d'une articulation. Ils sont généralement constitués de deux branches fixées à un potentiomètre rotatif ou à un codeur optique qui traduit une variation d'angle en fonction du changement de résistance (Winter, 1990). Chaque partie est attachée à un segment alors que l'axe du goniomètre est placé sur l'axe théorique de rotation de l'articulation. La pose et l'étalonnage des goniomètres doivent être minutieux pour obtenir des mesures précises et reproductibles (Faivre,

2003). Cependant, les déplacements de peau ainsi que la difficulté à localiser certains centres articulaires comme par exemple, celui de l'épaule peuvent induire des imprécisions de mesure et nuire à l'interprétation des résultats. Plusieurs études ont utilisé ce principe pour mesurer les limites articulaires de la main adulte (Skvarilova et Plevkova, 1996) ou encore étudier l'évolution angulaire des articulations du majeur lors de mouvements de saisie (Bendz, 1974). Dans le contexte de la préhension, des goniomètres sont employés afin d'observer l'évolution des variables angulaires dans la coordination des phases du mouvement (Abend, *et al.*, 1982; Dean et Brüwer, 1994; Gottlieb, *et al.*, 1995). Le goniomètre est également l'instrument des kinésithérapeutes pour mesurer l'évolution des degrés de liberté articulaire des patients au cours d'un programme de rééducation (Figure 49 ci-après). Un bilan articulaire précis de toutes les articulations du membre supérieur chez le patient tétraplégique permet de mesurer:

- au niveau de l'épaule: flexion, extension, abduction, adduction, rotation externe et interne.
- au niveau du coude: flexion, extension, pronation, supination.
- au niveau du poignet: flexion, extension, abduction et adduction.

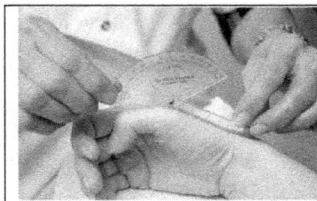

Figure 49. Bilan articulaire avec goniomètre.

Il objective les capacités articulaires des articulations métacarpophalangiennes, interphalangiennes distales et proximales. Comme il existe une erreur de mesure de +/- 5 degrés selon les articulations, un changement

Au-delà du bilan articulaire, le bilan analytique de l'extension du coude peut faire appel à des tests basés sur la manipulation d'objet de taille, de poids et de forme différents. Les variables suivantes peuvent alors être comparées en fonction de l'évolution du patient (liste non exhaustive):

- la hauteur du coude et du poignet pour des mouvements de préhension ou de pointage dans le plan horizontal,
- la variabilité de la trajectoire,
- la vitesse et l'accélération de la phase d'approche,
- les paramètres d'erreur d'atteinte de la cible.

La qualité de l'exécution est évaluée par des techniques à base de vision (mesure indirecte). L'enregistrement visuel permet d'analyser le comportement par observation ou dissection informatique des images grâce à la pose de marqueurs placés sur des zones caractéristiques du mouvement (articulations, extrémités, etc.). Les systèmes d'analyse 3D dits optoélectroniques utilisent la reconstruction stéréoscopique pour calculer les coordonnées (x, y, z) d'un marqueur à partir de coordonnées planaires (X1, Y1; X2, Y2…) issues d'au moins deux cameras (Chèze, 1993; Allard, et al., 1995). Le système VICON MX13, que nous avons utilisé, est un système optoélectronique, dont les caméras infrarouges émettrices/réceptrices captent le mouvement dans l'espace de marqueurs réfléchissants passifs posés sur la peau du sujet (Figure 50). L'avantage des systèmes passifs est que le nombre de marqueurs n'est pas limité. Les capteurs placés sur la main (Figure 51) reflètent la cinématique du point de travail du membre supérieur lors des mouvements de préhension (on définit par point de travail la partie du membre dont le déplacement est planifié).

L'inconvénient majeur des systèmes optoélectroniques réside dans le placement des caméras afin de visualiser l'ensemble du volume de travail et de limiter au maximum les occultations de marqueurs.

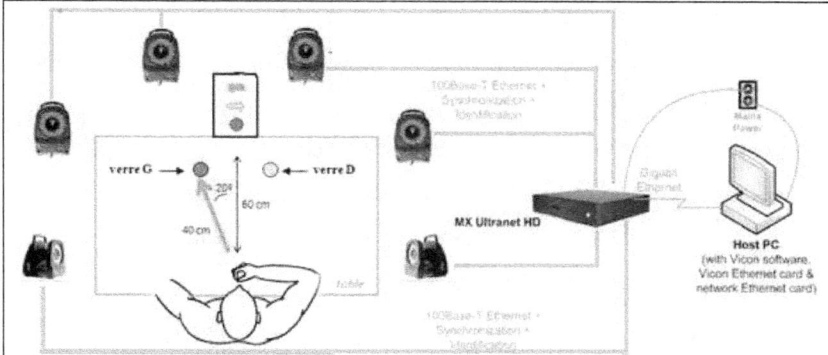

Figure 50. Schéma des caméras du système Vicon positionnées face à la zone de saisie.

Le système optoélectronique Vicon du laboratoire est composé de 6 caméras infrarouges synchrones qui enregistrent le déplacement des marqueurs à une fréquence de 50 Hz. Le placement des caméras doit être optimisé afin que l'ensemble des marqueurs placés sur les sujets soit visible au moins par deux caméras au cours du mouvement. Cette condition est nécessaire afin d'avoir le minimum d'occultations de marqueurs et que le système puisse reconstruire leurs positions tridimensionnelles.

Segment	Nom des marqueurs	Positionnement des marqueurs sur le sujet
Bras et avant-bras	Processus styloïde radiale (POI) Epicondyle latérale (COU) Bras (BRA) Avant-bras (ABR)	
Main	Extrémité distale de l'index (IND) Extrémité distale du pouce (POU)	

Figure 51. Positionnement des marqueurs anatomiques lors de l'une de nos expériences (publication 3).

Au total, 6 marqueurs anatomiques sont donc répartis comme suit : un sur le pouce, un sur l'index, un sur le poignet, un sur le coude, un sur le bras et un sur l'avant-bras. Un minimum de trois marqueurs est nécessaire pour associer un repère à chaque segment corporel dans l'espace (Schmidt et al., 1999; Roux et al., 2002b; Wu et al., 2005). Pour cela, des marqueurs techniques ont été positionnés sur le plan horizontal (non visible sur la photo).

L'analyse cinématique de la préhension du tétraplégique est insuffisamment utilisée en rééducation et seulement quelques auteurs s'y sont intéressés. Laffont *et al.* (2000) ont étudié les caractéristiques cinématiques de la préhension chez le sujet tétraplégique C6 non opéré. Les patients devaient, à partir d'une position de départ de la main identique pour tous, aller chercher des cônes placés à différentes distances et les ramener à la position de départ (Figure 52 ci-après). Les résultats de leurs travaux ont montré que l'essentiel des caractéristiques cinématiques des mouvements de préhension ont été retrouvées chez les sujets tétraplégiques C6 (Figure 53) : trajectoire du point de travail du membre supérieur, valeur du pic de vitesse de la main et relation linéaire entre la valeur de ce pic et la distance de l'objet, isotropie de l'espace.

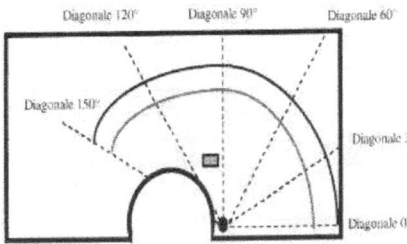

Figure 52. Protocole de l'expérience de Laffont et *al.* (2000).

La table devant laquelle étaient installés les patients, vue en projection horizontale, avec les six diagonales. Le point noir représente la projection sur la table de travail du centre de la tête humérale du sujet. Le rectangle gris marque la position de départ de la main. Les deux hémicycles sur lesquels étaient disposés les cônes sont représentés en gris et en noir.

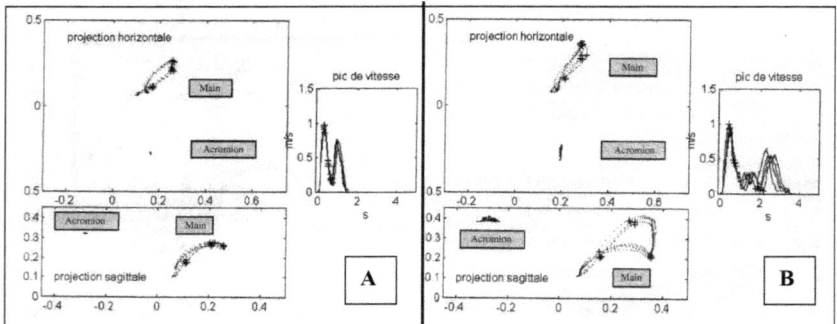

Figure 53. Caractéristiques cinématiques des mouvements de préhension du tétraplégique (adapté de Laffont, *et al.*, 2000).

Résultats d'un sujet contrôle (A) et d'un patient tétraplégique (B) représentatifs, lors de la préhension d'un cône placé sur la diagonale 90°. Pour chaque figure : en haut, trajectoire des capteurs placés sur la main et sur l'acromion vues en projection horizontale ; en bas, le même mouvement vu en projection sagittale ; à droite figure le profil de vitesse. Plus le tracé de la trajectoire est fin, plus le mouvement est fluide représentatif d'une trajectoire lisse sans saccade. La trajectoire du patient (plan horizontal) ici est moins lisse que celle du contrôle.

Les principales différences portent sur la plus grande utilisation de la scapulo-thoracique et le découplage entre phase de transport de la main et phase de préhension qui s'exprime par l'interposition d'un troisième pic entre les 2 pics de vitesse de la main correspondant à la phase ténodèse. La trajectoire de la main des patients dans le plan sagittal décrit un aspect « en cloche » plus marqué que les sujets contrôles. Cet aspect en cloche peut s'expliquer par la difficulté qu'ont les patients à configurer leur main en vue de la prise des objets (paralysie des muscles intrinsèques de la main et des fléchisseurs des doigts, des fléchisseurs du poignet et du triceps brachial) : ils les abordent par le haut et viennent entourer les cônes lors de la descente de la main, ce qui facilite l'utilisation de l'effet ténodèse (Figure 54). Ainsi, malgré la paralysie de l'extenseur du coude, les patients tétraplégiques de niveau C6 sont capables d'effectuer une préhension et de la programmer dans des directions variées. La préhension d'objets disposés sur le plan horizontal se fait grâce à la ténodèse qui impose une réorganisation complète du couplage entre la phase balistique (amener la main au voisinage de l'objet) et de saisie (ouverture-fermeture des doigts). D'autres travaux (Hoffmann, *et al.*, 2002, 2006; Laffont, *et al.*, 2007), comparant les mouvements du membre supérieur de patients tétraplégiques à ceux de sujets témoins en 3D mettent en évidence les mêmes résultats.

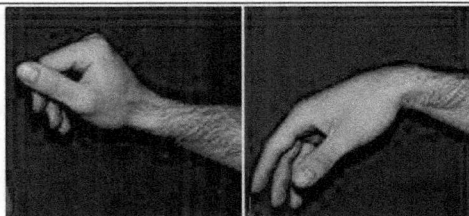

Figure 54. Ténodèse.

A gauche: L'extension du poignet entraîne une fermeture automatique des doigts, c'est la "ténodèse de fermeture".
A droite: La flexion du poignet sous l'effet de la pesanteur entraîne une ouverture automatique des doigts, c'est la "ténodèse d'ouverture".

Dans l'étude de Hoffmann *et al.* (2002), l'analyse de la tâche de visée (indiquer la direction d'une cible) chez des patients tétraplégiques à la suite d'une lésion spinale cervicale C6 ou C7 a permis de s'affranchir des complications liées à la paralysie de la main (effet cloche observée dans l'expérience en 2000 de Laffont, *et al.* ci-dessus) pour préciser les conséquences de la paralysie de l'extenseur du coude sur la qualité du mouvement. Les gestes de visée de faible hauteur du patient tétraplégique C6 sont peu différents des ceux des valides malgré une vitesse un inférieure d'environ 10%. L'extension du coude est réduite de 20 % par rapport à celle des valides mais peut être compensée par une rotation de l'épaule puisque l'amplitude du mouvement est comparable à celle des sujets témoins. Ces patients sont donc capables de générer des mouvements qui impliquent une extension du coude, sans muscles extenseurs, en utilisant les interactions mécaniques dynamiques de leur membre supérieur. Autrement dit, ces patients compensent la paralysie de l'extension du coude par des mouvements de l'épaule leur permettant d'amener la main à proximité d'objets placés à distance (Freed, 1990 ; Yarkony, *et al.*, 1998). Ils utilisent pour cela l'inertie de leur avant-bras qui est projeté en avant ou latéralement par un mouvement ample et rapide en abduction ou en antépulsion de l'épaule. Ils utilisent également la pesanteur qui, lorsque l'épaule se met en rotation externe, entraîne une extension passive du coude. Les patients qui ont une paralysie incomplète du coude ou après chirurgie présentent des performances intermédiaires.

Ces précédents résultats mettent en évidence les remarquables capacités de compensation de ces patients à la paralysie des extenseurs du coude. Ils ne permettent toutefois pas d'évaluer l'effet favorable d'un transfert musculo-tendineux, dans la mesure où les résultats quantitatifs sont analogues dans les différentes populations (tétraplégiques C6 non opérés, tétraplégiques C6 opérés et tétraplégiques C7). Afin de sensibiliser l'épreuve, Hoffmann *et al.*

ont ajouté dans leur étude de 2006, une difficulté à la tâche en modifiant la hauteur de la cible. En comparant la visée basse, 10 cm au dessus de la table, à la haute, 20 cm au dessus du niveau de l'épaule, les patients tétraplégiques ont effectué des mouvements moins hauts et moins amples que les valides, avec un pic de vitesse inférieur lors de l'épreuve de visée haute. L'étendue et la hauteur du mouvement sont limitées surtout dans les secteurs internes de l'espace de travail, alors que la vitesse apparaît surtout limitée dans les secteurs externes. Cela montre la limite de la compensation. Ce travail demanderait à être repris avec des délais d'observation plus longs. En effet, pour ce qui est des résultats après chirurgie de transfert musculo-tendineux, les patients ont été évalués entre 3 et 6 mois après l'intervention, alors qu'il est maintenant acquis que la coordination du membre supérieur après ce type d'intervention peut s'améliorer pendant plusieurs années (Rémy-Néris, *et al.* 2005).

En résumé, le handicap secondaire à une atteinte de la moelle épinière cervicale est majeur, avec perte de l'autonomie locomotrice et la plupart des gestes de la vie quotidienne. Suite à une lésion médullaire de niveau C6-C7, les muscles commandant la préhension sont paralysés. Néanmoins l'apprentissage d'une technique différente de saisie est possible. Elle repose sur l'effet ténodèse, avec ou sans intervention chirurgicale, et suppose un apprentissage moteur. Afin de le faciliter, un travail d'IM peut être proposé aux patients associé à la kinésithérapie et l'ergothérapie. L'utilisation de grilles fonctionnelles et de l'analyse cinématique permettent d'évaluer l'apport de l'IM dans ces programmes de réadaptation.

II- PROBLÉMATIQUES ET HYPOTHÈSES

La synthèse des connaissances relatives aux applications cliniques de l'IM montre que la simulation mentale du mouvement peut favoriser la récupération fonctionnelle et améliorer l'autonomie des patients atteints d'une pathologie motrice. Les liens entre la simulation d'un mouvement et son exécution justifient l'intérêt d'évaluer ce travail mental en médecine de rééducation et de réadaptation physique des blessés médullaires pour :

- favoriser l'apprentissage de techniques de préhension chez les sujets tétraplégiques;

- attester l'effectivité du travail mental, par un suivi en temps réel basé sur la conservation des réponses végétatives, en particulier électrodermales;

- vérifier que le travail mental respecte les caractéristiques temporelles de la commande motrice, que le mouvement intéresse le niveau sus ou sous lésionnel;

- appuyer l'hypothèse que ces transformations comportementales reposent sur la plasticité cérébrale.

Après un premier travail théorique, l'objectif du protocole expérimental est donc de mesurer l'influence d'un travail d'IM complémentaire à la rééducation traditionnelle afin d'en cerner les avantages, les limites et la complémentarité en milieu clinique. Pour cela, l'étude se déroulera en quatre temps et répondra aux hypothèses suivantes :

II.1. 1er axe du protocole : tests des indicateurs de la qualité de l'IM.

L'objectif est de caractériser les indicateurs comportementaux (chronométrie mentale), psychologiques (questionnaires) et physiologiques (périphériques avec l'activité neurovégétative, en particulier la réponse

138

électrodermale) du travail mental sur un groupe de patients blessés médullaires afin de s'assurer si la rééducation à base d'IM peut être généralisée en fonction des différents tableaux cliniques (publications 1 et 2). Si l'on veut intégrer une partie de travail mental dans la réadaptation et assurer un suivi de sa qualité, le premier objectif consiste à vérifier l'utilisation de ces indicateurs pour attester le travail effectif réalisé en imagerie et contrôler que les patients respectent les consignes données. En conséquence, un bilan sera réalisé et les résultats comparés à un groupe de sujets sains (expérience 1). Une étude comparative sera également menée pour évaluer les données sus- et sous-lésionnelles (expérience 2).

• *Hypothèse 1* : des réponses électrodermales induites par l'activité mentale ou par des stimulations externes sont conservées au niveau sus-lésionnel chez les patients médullo-lésés et abolies ou altérées au niveau sous lésionnel, en fonction du caractère total ou partiel de la lésion.

• *Hypothèse 2* : la mobilisation mentale des programmes moteurs conserve leurs caractéristiques spatio-temporelles, indépendamment du niveau de la lésion, car ils sont rappelés depuis la mémoire centrale. Nous pourrons évaluer la qualité de la représentation motrice selon que le mouvement intéresse une partie corporelle du niveau sus-lésionnel ou sous-lésionnel. On ne devrait pas distinguer de différence entre les patients et les sujets sains, sauf au niveau des réglages fins du geste, ce qui devrait se traduire par une sous estimation de la durée du mouvement par les patients lorsqu'ils impliquent une partie du corps normalement contrôlée par un segment médullaire sous-lésionnel. De ce fait, il se pourrait que l'on observe des différences selon l'ancienneté de la lésion, les patients récemment lésés pouvant bénéficier de l'encodage central renforcé par des rétroactions visuelles et somatiques récentes et donc actualisées en mémoire à long terme. Comparativement, les patients anciens pourraient avoir une mémoire centrale de laquelle il est moins facile de rappeler les informations. Ces comparaisons se feront via les variables dépendantes représentées par les indicateurs végétatifs sélectionnés, la chronométrie mentale et les questionnaires.

- *Hypothèse 3* : une différence sera sans doute mise en évidence entre imagerie visuelle et imagerie kinesthésique, cette dernière devrait davantage être altérée que la première. Chez le patient, les rétroactions visuelles peuvent être réactivées par des informations provenant de l'observation d'autrui, ce qui n'est pas le cas des retours proprioceptifs. L'imagerie visuelle externe devrait être plus facile et donc mieux rappeler les caractéristiques spatio-temporelles du mouvement. Les programmes moteurs pourraient donc être plus facilement maintenus en mémoire via les informations visuelles que kinesthésiques, à la condition toutefois que les patients arrivent à séparer nettement la construction de l'image motrice sur chaque modalité sensorielle. Si cette hypothèse est vérifiée, cela devrait permettre d'orienter le contenu des séances d'IM rééducatives. Les rétroactions visuelles pourraient permettre une entrée facilitée dans le travail mental. Par la suite, les informations kinesthésiques pourraient sans doute être rappelées plus facilement en mémoire.

II.2.2^{ème} axe du protocole : amélioration du mouvement de préhension.

L'objectif est de tester l'efficacité d'un programme de rééducation et de réadaptation de la préhension intégrant l'IM chez des patients tétraplégiques. Elle sera effectuée simultanément aux séances de rééducation classique. Le but n'est pas d'apporter une quantité de pratique supplémentaire mais de modifier le contenu de la rééducation, en intégrant un travail qualitatif et en le combinant au quantitatif. En conséquence, la rééducation se centrera sur le mouvement de préhension avec ou sans intervention chirurgicale. Elle visera l'amélioration ou l'apprentissage de la

140

phase d'approche du mouvement pour permettre une ténodèse fonctionnelle (publications 3 et 4). Aucune étude n'a été réalisée de manière approfondie sur la récupération fonctionnelle de la préhension par ténodèse des patients tétraplégiques, mouvement pourtant essentiel à leur autonomie.

• *Hypothèse*: l'IM devrait améliorer l'efficacité motrice des membres supérieurs. Les expériences 3 et 4 permettront de répondre aux questions suivantes : l'efficacité de la préhension ténodèse est-elle améliorée après un travail mental et physique couplés ? Quel est l'apport de l'entraînement mental dans la reconstruction de l'extension du coude après intervention chirurgicale par rapport à une thérapie traditionnelle ? Quel est l'impact sur l'autonomie du patient ?

<u>**CHAPITRE IV :**</u>

APPLICATION EXPÉRIMENTALE DE L'IM EN RÉADAPTATION FONCTIONNELLE DES BLESSÉS MÉDULLAIRES.

AXE 1 : LES INDICATEURS COMPORTEMENTAUX, PHYSIOLOGIQUES ET PSYCHOLOGIQUES.

AXE 2 : ÉVALUATION DE L'APPORT DE L'IM DANS L'AMÉLIORATION DE LA PRÉHENSION CHEZ LES PATIENTS TÉTRAPLÉGIQUES.

AXE 1: LES INDICATEURS COMPORTEMENTAUX, PHYSIOLOGIQUES ET PSYCHOLOGIQUES

Si l'on veut intégrer un travail mental dans la réadaptation des patients médullo-lésés, le premier objectif consiste à évaluer les capacités d'IM de ces patients. Nous avons donc comparé leurs données obtenues aux questionnaires, en chronométrie mentale et lors des enregistrements de la résistance cutanée à un groupe de sujets sains lors de l'IM d'un mouvement mobilisant les segments en sus-lésionnel et lors de l'IM d'un mouvement mobilisant les membres en sous-lésionnel.

Afin d'assurer un suivi de la qualité du travail mental par des indices physiologiques, le deuxième objectif consiste à évaluer la potentialité de l'activité neurovégétative du patient médullo-lésé à suivre le décours de son activité mentale. L'étude des processus mentaux est possible grâce aux mesures du métabolisme cérébral. Mais, ces outils, non ambulatoires, sont réservés à des protocoles très spécifiques, et limitent, en particulier les possibilités de mouvements. Les efférences végétatives innervent les effecteurs périphériques, dont l'activité précède et accompagne les comportements et peut être enregistrée par des capteurs non-invasifs apposés sur la peau. Le dysfonctionnement de l'activité sympathique dû à la lésion médullaire peut altérer l'activité électrodermale. Une étude comparative a donc été menée pour évaluer les données enregistrées au niveau sus-lésionnel et sous lésionnel. Ce travail n'a jamais été réalisé et permettrait la validation de l'utilisation de cette méthode chez cette population.

Publication 1

(soumise)

Motor imagery abilities after spinal cord injury

M. Grangeon, A. Guillot, K. Charvier, G. Rode, C. Collet

Abstract

Objective. To assess the effect of spinal cord injury (SCI) on motor imagery (MI) ability. *Method.* 19 SCI patients and 15 age-matched healthy persons participated. The Kinesthetic and Visual Imagery Questionnaire (KVIQ) assessed the vividness of visual and kinesthetic MI that the participants were able to imagine. The temporal congruence between actual and MI of two movements (i.e. a drinking action and ankle movement) was considered. The electrodermal activity assessed the accuracy of MI by comparing the sudomotor response recording when the participants performed actual and MI of both movements. Finally, an auto-estimation score was given by the participants after each MI trial to verify the compliance with the instructions. *Results.* 15 patients and 15 healthy participants complied with the assessments. 4 failed and did not go to the end of the experiment, thus they were excluded from the analyses. All MI measures validated better visual than kinesthetic MI abilities in both groups. However, patients encountered greater difficulty to perform kinesthetic MI of the ankle movement as weak correlation between chronometric and sudomotor measures was found. Participants with high KVIQ scores also obtained high correlations of chronometric and OPD measure, while individuals with low KVIQ scores did not. *Conclusions.* The latter findings further supported the hypothesis that patients could imagine movement above and below the lesion, hence demonstrating that MI could be an effective therapeutic tool during rehabilitation. However, our physiological indices further supported the hypothesis that action representations of the lower-limbs could be altered after a SCI, probably due to the absence of sensorial feedback. Practically, our study further supports that MI ability of SCI patients should be evaluated using a thorough procedure including complementary techniques (i.e., questionnaire, mental chronometry, physiological recordings).

I. Introduction

Motor imagery (MI) ability is required for the mental rehearsal of movements during mental practice. MI is a dynamic state during which an action is mentally simulated with no associated overt body movement. While mental images are multimodal, visual and kinesthetic imagery have been more extensively investigated. Visual imagery involves self-visualization of action stages based on visual cues, whereas kinesthetic imagery requires perceiving the movement on the basis of bodily sensations elicited by actual execution, including the force and effort involved in movement and balance.[1]

While systematic reviews[2-5] provided evidence that MI, as an additional therapy, might contribute to enhance motor recovery after stroke, only one study in patients suffering from spinal cord injury (SCI) showed that MI could improve motor performance.[6] Furthermore, fMRI studies[6-9] in SCI patients suggested that MI is maintained even when voluntary movement are not possible. These results lead to integrate more MI training in the rehabilitation of these patients. As there is now ample evidence that the benefits of MI depend on the individual imagery abilities,[10] it is important to assess whether SCI patients may engage effectively in MI prior to mental training.

Differences in MI abilities are usually assessed using well-established questionnaires and chronometric measures, as well as participants' peripheral responses from the autonomic nervous system (ANS). Many psychological questionnaires have been validated to evaluate the individual MI abilities.[11-13] Interestingly, the Kinesthetic and Visual Imagery Questionnaire (KVIQ) was specifically developed for persons with physical disabilities.[14] It was found that the vividness of MI of simple body movements (head, trunk, upper and lower limbs) in stroke patients was

149

similar to that of age-matched healthy subjects. So far, this questionnaire has not been used in a sample of SCI patients.

Mental chronometry tests measure the ease/difficulty that subjects may encounter in preserving the temporal characteristics of the motor performance.[15-16] While a large body of research dealt with this issue in athletes and in stroke patients, only Decety and Boisson[17] confirmed through mental chronometry that the ability to perform MI was preserved in SCI patients, since their actual movement duration was correlated to its imagined counterpart. As the SCI does not damage the functionality of the cortical structures, SCI patients keep intact the ability to form mental images and might therefore use the cognitive functions to control motor programs.[18-20]

In addition, the use of physiological recordings that correlate with mental representations of actions has recently been proposed. The autonomic nervous system (ANS) is strongly involved in regulating the level of arousal and the autonomic activity provide unconscious responses that parallel central motor processes at the peripheral level.[21] Previous results have reported strong relationships between autonomic responses and mental processes.[22,23] Among ANS indicators, the electrodermal activity is closely correlated with sweat glands release. It is controlled by the sympathetic branch and is a witness of organism arousal and alertness. MI is considered being accurate when the sudomotor response matches that of its actual execution. So far, no physiological study was correlated to MI in SCI patients, though the diagnostic value of the sympathetic skin activity has been established for the assessment of a variety of ANS disorders.[24,25] In SCI patients, autonomic response varies depending upon the site and the extent of the lesion.[26] The operation of the ANS requires the integrity of the spinal cord, since the whole sympathetic nerves transverse the spinal cord before reaching the target organ.[27,28] Previous study in complete and incomplete SCI,[29-31] using electrical and physiological stimulation above the lesion, demonstrated that sympathetic skin response were recorded only above the lesion level. Conversely, in a study by Brown et al.[32] no sudomotor responses were observed to forehead electrical stimulations whatever the level and the extent of the lesion. These results lead us to question the integrity of sympathetic pathways following SCI and the use of sudomotor response as an indicator of their MI ability.

Since mental chronometry, questionnaires and sudomotor response assess different domains of the imagery experience (temporal organization, vividness and accuracy,) they provide complementary information with regards to the individual MI ability. In a clinical setting, it seems appropriate to assess several domains of MI to evaluate the ability of a patient to engage in mental practice. In the present study, we aimed for the first time to investigate the MI ability in SCI patients. A group of 19 patients and a group of 15 healthy participants completed the KVIQ questionnaire. They were further required to actually perform and mentally imagine (through visual and kinesthetic imagery) two movements involving either upper (above the lesion level) or lower limbs (below the lesion level). The ability to reach the temporal congruence between MI and actual performance, as well as the autonomic responses elicited by these two forms of practice, were recorded. More specifically, the study had two main objectives:

i) Evaluating whether SCI affect the MI ability. Similar MI ability was expected in patients and healthy subjects for movements involving limbs above the lesion level. In contrast, as patients were unable to actually perform actions with body part under the level lesion, differences in MI ability were expected in movement involving lower limbs. Practically, both reduced sudomotor responses and a lower temporal congruence between MI and actual performance should be observed in SCI patients.

ii) Comparing visual imagery and kinesthetic imagery of the lower limbs in SCI patients. Patients should encounter greater difficulty in feeling the movement due to the absence of sensorial feedback, particularly from proprioceptive information below the level of the lesion.

II. Method

II.1 Participants and design

The local committee of the Rehabilitation Hospital where the study took place approved the experimental procedure. Nineteen SCI patients (19 men: Mean age 37.8±11.9, age range 22–60) participated in the study after giving informed consent. The cause of SCI was traumatic in all patients. The time from injury ranged from 17 to 360 months, with an average of 137 months. A detailed neurological examination was performed using the ASIA impairment scale.[33] Fifteen healthy right-handed volunteers (15 men: Mean age 34.2±10.3, age range 21–58) were further recruited through posting in the Rehabilitation Hospital to form a control group. In both groups, no participant was taking any medication with known autonomic effects. Furthermore, none of them participated in an earlier MI study.

II.1.1. Selection criteria.

To be included in the experimental group, patients had to be admitted and to follow their physical therapy program in the Rehabilitation Hospital. They had no neurological or psychiatric complications. All patients were right-handed after the accident (by his own admission and confirmed by the medical team) with an ASIA score A or B, aged between 18 and 60 years. The time from injury was at least one year. We did not care about lesion level and gender (at the time of the experiment, only male patients were in

152

the hospital). We excluded patients with severe spasticity and phantom limb pain. The control group participants included only right handed volunteer participants aged between 18 and 60 years old without physical or intellectual impairments.

II.2.2. Clinical characteristics of SCI patients.

The experimental group (EG) included 16 SCI patients at various neurological levels from C5/6 to L4/5, ASIA grade A, i.e., with complete lesion, and without any motor function below the lesion, nor sensory function in the sacral segments S4-S5. Three other patients with SCI at various neurological levels from C4 to T5, ASIA grade B, i.e., incomplete lesion, sensory preservation including the sacral segments S4-S5, but no motor preservation below the neurological level, were also assigned to this group. The clinical characteristics of SCI patients are shown in table 1.

Table 1. Clinical characteristics of SCI patients. * Patients who failed the KVIQ questionnaire and the physiological recordings of ANS.

Patients	Age	SCI level and ASIA grade	ASIA motor score (max 100)	ASIA sensory score (max 112)	Age of lesion
1	53	C7 A	40	43	210
2	33	C4/C5 B	36	48	155
3	23	C6 A	29	27	48
4*	38	T5 B	50	48	291
5	34	T4 A	50	44	193
6	31	T7 A	50	68	39
7*	52	C7/C8 B	39	50	36
8	52	T4 A	50	44	17
9	33	D8 A	50	60	124
10	60	T5/T6 A	25	26	360
11	29	T6 A	25	26	120
12	25	T4 A	25	22	312
13	26	T6 A	50	52	29
14	36	T6 A	50	52	336,00
15	22	L1 A	63	98	36
16	55	L4-L5 A	31	46	72
17*	41	T6 A	25	26	19
18	37	T12 A	50	84	76
19*	38	T2 A	50	76	140

II.2. Experimental procedures

II.2.1. The KVIQ.

To evaluate MI vividness in both groups, each participant completed the KVIQ questionnaire.[14] Ten movements of different body segments were tested (head, shoulders, trunk, upper limbs and lower limbs). The participants were requested to perform each movement physically from a sitting position and then to imagine the same action by perceiving themselves performing this movement using both visual and kinesthetic imagery. When patients were unable to physically perform the movement, they watched the experimenter executing it before engaging in MI. A 5-point-rating scale was used to evaluate the vividness of the image with with a score of 5 corresponding to the highest level of imagery and a score of 1 to the lowest. The examiner read the instructions to each patient and therefore recorded the score.

II.2.2. Mental chronometry.

The temporal congruence between actual and imagined actions was measured. Both groups were asked to physically perform and imagine two motor actions that required the ability to use either visual or kinesthetic imagery: *i)* a drink action with the dominant hand, *ii)* a movement with the dominant ankle (more explanations are given below). Practically, patients observed a video of the experimenter as they could not perform it. Both actual and imagined actions were randomly performed and their duration was compared, as it is known to be a reliable method to evaluate MI ability.[15,16]

II.2.3. Physiological measures.

Simultaneously to the chronometric measures, we recorded the physiological measures of the ANS.[34,35] Electrodermal response (EDR) was recorded using the constant current method $(10\mu A)$[36] with two 50 mm²

154

unpolarizable Ag/AgCl electrodes (Clark Electromedical Instruments, Ref. E243). The current density was 0.2 µA/mm². Electrodes were placed on the second phalanx of the second and third digits of the non-dominant hand, and held by adhesive tape.[37] A conductive paste was applied to improve the skin/electrode contact. In patients with a lesion level above C6, the sensors were placed on the neck, i.e. a body segment above the lesion level, based on the data by Matsunaga et al.,[38] who recorded EDR from non-palmar and non-plantar sites without any change in signal configuration. Only the latency was significantly longer from the palm site by comparison with the others. Response duration (the Ohmic Perturbation Duration - OPD) was the dependent variable to evaluate the accuracy of MI, as explained by Guillot and Collet[23] and Vernet-Maury et al.[39] EDR response occurred as early as the participant imagined the movement. The duration of the EDR during MI, i.e. the OPD, generally matched that recorded during the actual execution. Both acquisition and data safeguard were performed with Biodaq and Bioanalysis softwares.

II.2.4. Auto-estimation score.

Finally, to verify that all participants performed MI as they were instructed to, they were required to describe the nature of the images they attempted to form after each MI trial and to score their effort using a 4-point rating scale (1=very difficult to imagine/feel and 4=very easy to imagine/feel).

II.3 Assessment procedures

II.3.1. The KVIQ.

The following steps were used for each item: 1) the participant was asked to assume the start position demonstrated by the examiner; 2) the examiner demonstrated the movement and then the participant (when possible) was required to actually perform the movement 3) the participant was then asked to return to the starting position and to imagine performing the same movement just executed or observed; 4) the examiner asked the participant to rate the clarity of the visual image or the intensity of the sensations associated with the imagined movement on a five point scale. The participants were required to rate their imagery using the operational definition of each category (e.g. 5 = image as clear as seeing) and the numbered scale was used only for computation of the data. Testing of the visual imagery was assessed first, followed by testing of the kinesthetic imagery (Table 2).

Table 2. List of items in the KVIQ[14]. d: dominant limb; nd: non-dominant limb.

Items of movements	Visual MI	Kinesthetic MI
head flexion/extension	1V	1K
Shoulder shrugging	2V	2K
Forward shoulder flexion	3Vd	3Knd
Elbow extension	4Vd	4Kd
Thumb to fingers tip	5Vd	5Kd
Forward trunk flexion	6V	6K
Leg extension	7Vnd	7Knd
Hip abduction	8Vd	8Kd
Foot taping	9Vnd	9Knd
Foot external rotation	10Vd	10Kd

II.3.2. Mental chronometry and physiological measures.

Participants sat in the bed with their legs stretched, while the examiner sat in front of them.

Drinking action. The table was set up on the right side of the participants to fit the morphological features of each participant (slightly below the elbow level). This position allowed the arm and the forearm to stay on the table in a relaxed position waiting for stimulus. The target position was adjusted within a 15cm-distance from the starting point to ensure that the participants performed the movement under the same conditions. They were asked to grasp the glass, to simulate drinking before put it back to the starting position. EDR response and movement time recording started from the outset of each reaching movement and ended when the participant put the glass back.

Ankle movements. CG consecutely performed consecutively an extension, a flexion, as well as supinate and pronation of the right ankle. The start position was adjusted so that each participant has the legs stretching comfortably. EG could not perform the movement, so they were asked to look at a video of the same movement. In CG, EDR response and movement time recording started from the outset of extension movement and ended when the participant came back to the start position after the pronation movement. In EG, the recordings were synchronized with the participants' movement in the video.

MI of both movements. The participants were required to imagine the motor tasks without any concomitant body movement. Visual and kinesthetic MI were randomized. Participants were instructed to focus their attention on movement accuracy and the vividness of the mental image. While performing MI, the participants closed their eyes when they started to mentally imagine the movement. They opened their eyes to indicate to the experimenter that they mentally stopped the movement, who stopped the timing of the imagery. An imagery script was read by the same experimenter to ensure that identical instructions were given throughout the imagery sessions. Then, participants auto-estimated their ability to form mental images on the 4-point Lickert scale mentioned in the experimental procedure.

A total of 6 actual/observed movement trials, 6 visual MI, and 6 kinesthetic MI conditions were randomized for each motor task. Each trial was separated from the next by a rest period (lasting at least 10 s), in order for the physiological measure to recover its baseline level, and participants were acoustically isolated.

II.4. Data analysis

Shapiro-Wilk tests were first carried out to verify whether the behavioral data from our sample of subjects followed a normal distribution. The null hypothesis that data came from a population with normal distribution was verified.

II.4.1 The KVIQ.

This measure was calculated by adding the scores assigned by the participants to each MI test-item. The total score of each participant (maximum score=50 for each subscale) was averaged in each group. Scores from the upper limb (items #2, #3, #4, #5) and lower limb (items #7, #8, #9, #10) were also summed and averaged for each scale and for each group (maximum score=20 for each subscale). Inter-subjects analysis for KVIQ scores was performed using ANOVA with two levels (EG vs. CG, and Visual vs. Kinesthetic imagery). Inter-subjects analysis for KVIQ scores was also performed using another two-way ANOVA (Eg vs. CG x Upper vs. Lower limb). A visual/kinesthetic imagery ratio was also computed to compare the relative visual and kinesthetic imagery perception in each group.

II.4.2 Auto-estimation score.

This score was the mean of all ratings given by the participants on a 4-point scale, when evaluating the vividness of each MI trial during the 2 motor tasks described above. Inter-subjects analysis for KVIQ scores was performed using ANOVA with two levels (Eg vs. CG x Upper vs. Lower limb).

II.4.3 Mental chronometry and ANS measure.

The OPD was measured from the sudden drop of baseline value and ended when the slope, while recovering basal level, showed no fluctuation and

158

resembled the one observed before stimulation.[39] Any response onset within 1–3 s following stimulus onset was thus considered to be elicited by that stimulus.[40] Mean actual and imagined times and OPD were compared. The mean duration and OPD of the imagined ankle movement in EG was compared to those of actual movement in participants in the video. Inter-subject ANOVA was performed to compare movement durations, as well as OPD as a function of the experimental condition (actual performance vs. Visual vs. Kinesthetic imagery), followed by post-hoc analyses with Bonferroni procedure. In addition, durations and OPD of all MI trials were correlated with all actual/observed tasks to evaluate the accuracy of MI in individuals.

A second series of analyses looked at the individual correlation (Pearson correlation coefficient) between movement time, OPD and KVIQ scores in each group during kinesthetic and visual MI, separately, and for both the upper and lower limb movements. We arbitrarily defined three intervals with correlation below .40 = weak relationship; correlation between .40 and .70 = good relationship, correlation above .70 = strong relationship. All statistical tests were performed with "SYSTAT 9" and the alpha level was set at $p<.05$.

III. Results

Among the 19 patients who were tested, 4 failed to comply with the KVIQ and the ANS measures. Indeed, two patients underwent autonomic dysreflexia during the experiment, with profuse sweating outlflow leading to artefacted data in sudomotor response. The two others stopped the experiment 10 minutes after the beginning due to difficulty in forming mental images of movement and they did not want to get further. Thus, we reported the results from 15 SCI patients (EG) and 15 healthy persons

(CG). There was no age difference ($F_{(1,32)}$=.06, P=.80) between both groups.

III.1. Auto-estimation score.

Compared to CG, EG assigned no significant auto-estimation score when evaluating the vividness of their MI on the 4-point scale. We compared the scores when dissociating upper from lower limb movements. The ANOVA indicated that there was no group ($F_{(1,28)}$= 1.84, P=.19) nor type of MI x group interaction ($F_{(1,28)}$=1.22, P=.28) but a type of MI effect (F=43.83, P<.001), for the upper limb movements. The same pattern of results was observed for the lower limbs i.e., no group ($F_{(1,28)}$= 1.31, P=.26) nor type of MI x group interaction ($F_{(1,28)}$=.83, P=.10) but a type of MI effect (F=18.51, P<.001). For both movements, participants found more difficult to create kinesthetic MI than visual MI. Mean scores in visual scale were 3.67 (.48) and 3.43 (.56) (in EG and CG, respectively) and 2.63 (.84) and 2.5 (.75) (in EG and CG, respectively).

III.2. KVIQ score.

Minimal and maximal scores were 34 and 79 in the CG and 35 and 71 in EG, respectively. The relationship between visual and kinesthetic imagery scores in EG and CG were strong, as indicated by the respective correlation coefficients r=.73 and r=.74 (Figure 1).

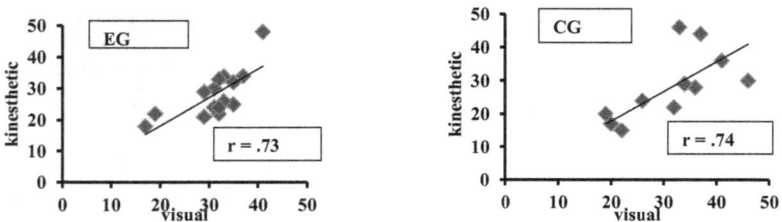

Figure 1. Scatter plots illustrating individual visual and kinesthetic scores in the patient group (EG) and age-matched control group (CG). Data points below the line correspond to participants with higher visual than kinesthetic scores. The diagonal line represents a hypothetical 1/1 relationship between the scores from the two subscales.

There was no group effect when comparing global KVIQ scores ($F_{(1,28)}$ = 0.14, P=.71) and no group x type of imagery effect interaction ($F_{(1,28)}$=.01, P=.91). Visual scores were higher than kinesthetic scores (F=35.82, P<.001). As shown by table 3, mean KVIQ score was 61.4 (18.1) in CG with a mean kinesthetic score of 29.4 (9.82) and a mean visual score of 32.8 (9.29). Mean KVIQ score was 59.9 (10.9) in EG with a mean kinesthetic of 28.33 (7.55) and a mean visual score of 31.6 (6.55). A two-sided 95% confidence interval (CI) computed from control data delineated three categories or levels of MI ability (Figure 2 and Table 3). Visual and kinesthetic scores above the CI values indicated very high imagery ability, whereas scores between the CI lines corresponded to good imagery ability; and scores below the CI lines to poor imagery ability. The visual/kinesthetic imagery ratios did not differ among the two groups, with a mean score of 1.14 (.16) and 1.18 (.34) in the CG and in the EG, respectively. Likewise, a two-sided 95% CI computed from control data (Table 3) delineated three categories of imagery ratios. Scores above the CI lines indicated high imagery ratio, score between the CI lines corresponded to a medium imagery ratio, and score below the CI lines to a low imagery ratio.

Table 3. Mean (sd) KVIQ scores for each imagery subscale in both groups. EG: patient group; CG: control group; CI: 95% confidence interval; V/K: visual score/kinesthetic score.

Group	EG n=15	CG n=15	CI n=15
Visual	31.60 (6.55)	32.80 (9.29) 35.15	30.45 –
Kinesthetic	28.33 (7.55)	29.40 (9.83) 31.89	26.91 –
V/K	1.18 (0.34)	1.14 (0.10)	1.11 – 1.16

To determine the effect of SCI on MI ability, we compared the KVIQ scores for the upper and lower limbs in both groups. When considering the visual imagery subscale, there was no group or lesion effect ($F_{(1,28)}$= 0.85,

P=.36, and F<.01, P=.95), nor lesion x group interaction (F=.03, P=.86). A similar pattern of results was observed for kinesthetic MI, as there was no group effect ($F_{(1,28)}$= 0.75, P=.39), no lesion effect (F=.09, P=.76) and no lesion x group interaction (F=2.00, P=.17). Finally, we compared the scores when dissociating upper from lower limb movements. The ANOVA indicated that there was no group ($F_{(1,28)}$= 1.28, P=.27) nor type of MI effect (F=4.12, P=.06), and no type of MI x group interaction ($F_{(1,28)}$=.38, P=.54) for the upper limb movements. The same pattern of results was observed for the lower limbs i.e., no group effect ($F_{(1,28)}$=.61, P=.44), no type of MI effect (F=3 .44, P=.07) and no type of MI x group interaction ($F_{(1,28)}$=.20, P=.66).

III.3. Mental chronometry.

When considering the drinking movement, there was a group effect ($F_{(1,28)}$=5.63, P=.03) a condition effect (F=6.42, P=.03) but no condition x group interaction ($F_{(2,56)}$=2.82, P=.07). Post-hoc analyses indicated that patients took more time to perform and imagined the movement than the control group (P=.03, P=.04; P=.02 in actual task, visual and kinesthetic MI, respectively). As 4 patients were injured above the C8 level and encountered more difficulty to perform the drinking action, we reiterated the analysis without their data, the results were modified, since there was no group effect ($F_{(1,24)}$=1.79, P=.19) no condition effect (F=2.87, P=.07) and no condition x group interaction ($F_{(2,48)}$=1.02, P=.37). Although their performance increased the group mean to 1 point in the three conditions, no difference was found between their actual movement duration and MI. The temporal characteristic of the movement was still preserved during visual and kinesthetic MI (r=.87, and r=.83, respectively), thus they did not impact the results of MI ability and there is no need to exclude them from the analyses. To further analyse the temporal congruence, individual correlation between actual and imagined movement times were strong in

162

EG (r=.82, r=.74, visual and kinesthetic MI respectively) and in CG (r=.93, r=.92, respectively). The mean duration of movement (sd) are presented in the table 4 (see below).

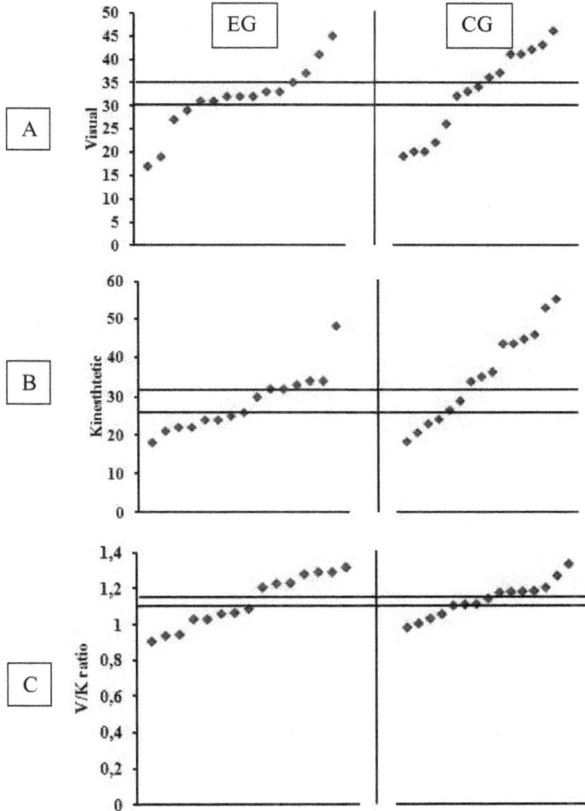

Figure 2. Individual visual (A) and kinesthetic (B) KVIQ scores and V/K ratios (C) for patients with spinal cord injury (EG: n=15) and age-matched healthy subjects (CG: n=15). The horizontal lines indicate the two-sided 95% confidence interval CI. Visual and kinesthetic imagery: scores above the CI lines = very good imagery ability; scores between the CI lines = good imagery ability; scores below the CI lines = poor imagery ability. Level of visual/kinesthetic ratio: ratios above the CI lines = high; ratios between the CI lines = medium; ratios below the CI lines = low.

When considering the ankle movement, there was a group effect ($F_{(1,28)}$=6.28, P=.02) a condition effect (F=12.55, P<.001) and a condition x group interaction ($F_{(2,56)}$=4.59, P=.02). Post-hoc analyses indicated that both groups took longer time to imagine the ankle movement using

163

kinesthetic imagery as compared to visual imagery (P=.009, P=.01 in EG and in CG, respectively). The relationship between actual and MI was strong in EG (r=.84, r=.81, visual and kinesthetic MI respectively) and in CG (r=.88, r=.69, visual and kinesthetic MI respectively). The mean duration of movement (sd) are presented in the table 4 (see below).

III.4. Physiological measures.

When considering the drinking movement, there was a group effect ($F_{(1,28)}$=5.63, P=.02), but no condition effect (F=1.53, P=.23) nor condition x group interaction ($F_{(2,56)}$=2.89, P=.06). The relationship between actual versus visual and kinesthetic MI was strong in EG (r=.95, r=.85, respectively) and in CG (r=.87, r=.92, respectively). As the DPO was correlated to the movement duration (i.e. significantly longer in the group P), it was expected that we found a group effect in the DPO analysis. Reiterating the analyses without the 4 patients who encountered difficulties to perform the movement did not change these results since there was no group effect ($F_{(1,24)}$=3.03, P=.09) no condition effect (F=0.53, P=.49) and no condition x group interaction ($F_{(2,48)}$=.11, P=.12). Their OPD increased the group mean from 1 to 2 points in the three conditions, but no difference was found when comparing OPD during actual movement and MI (r=.95, and r=.63, respectively). The mean (sd) OPD are described in the table 4.

When considering the ankle movement, there was no group effect ($F_{(1,28)}$=4.05, P=.06) and nor condition x group interaction ($F_{(2,56)}$=1.04, P=.36). However, there was a condition effect (F=18.65, P<.001). Post-hoc analyses indicated that OPD was shorter during kinesthic MI (P=.03; P=.01 in EG and in CG, respectively). The relationship between actual and MI was strong during visual MI (r=.84, r=.96, in EG and CG, respectively) and during kinesthetic MI as well (r=.81, r=.95 respectively). The mean (sd) OPD are described in the table 4.

164

Table 4. Results of the different MI ability assessments in both groups. [a] mean duration of the ankle movements performed by the healthy participants in the video; [b] OPD recorded in EG during the watching of the video.

	MI ability assessment	CG	EG
KVIQ questionnaire	Total KVIQ score (/100)	61.4 (18.1)	59.9 (10.9)
	KVIQ score of visual upper-limbs MI (/20)	12.8 (4.65)	11.8 (3.41)
	KVIQ score of kinesthetic upper-limbs MI (/20)	11.73 (4.83)	9.8 (3.32)
	KVIQ score of visual lower-limbs MI (/20)	12.87 (3.91)	11.67 (3.42)
	KVIQ score of kinesthetic lower-limbs MI(/20)	10.8 (3.45)	10.4 (4.12)
Mental chronometry (s)	Duration of actual drink action	4.53 (0.55)	5.62 (1.82)
	Duration of visual imagined drink action	4.80 (0.51)	6.27 (2.74)
	Duration of kinesthetic imagined drink action	4.69 (0.99)	6.56 (2.85)
	Duration of actual ankle movements	6.33 (0.35)	7.14 (0.75)[a]
	Duration of visual imagined ankle movement	6.15 (0.51)	6.47 (1.80)
	Duration of kinesthetic imagined ankle movement	7 (0.35)	9.77 (4.21)
Physiological measure (s)	OPD of actual drink action	3.97 (1.47)	8.32 (4.60)
	OPD of visual imagined drink action	5.30 (2.44)	8.47 (5.31)
	OPD of kinesthetic imagined drink action	4.57 (1.76)	8.65 (5.42)
	OPD of actual ankle movement	6.08 (3.25)	8.65 (5.43)[b]
	OPD of visual imagined ankle movement	5.98 (4.24)	9.12 (3.47)
	OPD of kinesthetic imagined ankle movement	4.25 (2.83)	6.04 (2.63)

III.5. Correlations between all measures of MI.

To further analyze the MI ability, we compared the relationship between the KVIQ score, MI times and OPD. In EG, the relationships between OPD and MI times for the drinking action was strong in the three conditions as shown by Figure 3 (r=.97, r=.98 and r=.93, for actual, visual and kinesthetic MI conditions, respectively). For the ankle movement, while the relationship was strong for the observation condition and visual MI, it was weaker during kinesthetic MI (r=.92, r=.91 and r=.57, respectively). The OPD was reduced compared to movement duration during kinesthetic MI. Finally, patients with high KVIQ scores also showed strong correlations of chronometric and OPD measures, but this was not the case for the patients with low KVIQ scores. Moreover, KVIQ score of lower limbs kinesthetic MI was not correlated with behavioural and physiological measures (r<.1).

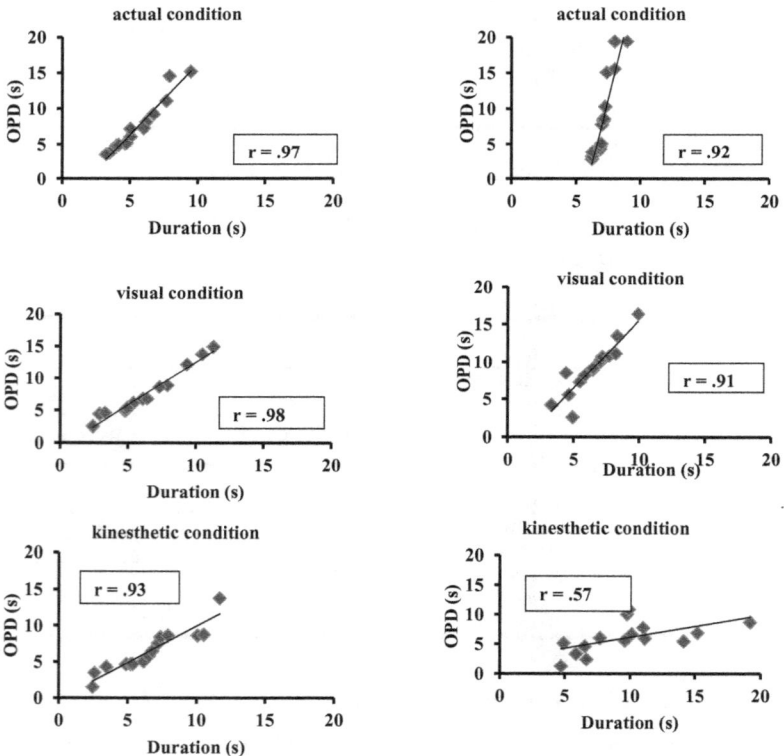

Figure 3A

Figure 3B

Figure 3. Scatter plots illustrating individual relationship between duration condition and OPD in the patient group (EG). The two motor tasks (i.e., drinking and ankle movement) are illustrated in figures 3A and 3B, respectively. Data points below the line correspond to patients with higher movement durations than OPD.

In CG, the relationships between OPD and MI times for the drinking action was strong in the three conditions as illustrated by Figure 4 (r=.91, r=.90, r=.84, respectively to the actual, visual and kinesthetic task). For the ankle movement, the same pattern of results was observed (r=.93, r=.94, r=.73, respectively). Participants with high KVIQ scores also obtained high correlations of chronometric and OPD measure, while individuals with low KVIQ scores did not.

Relationship between duration movement and OPD for drink task in CG

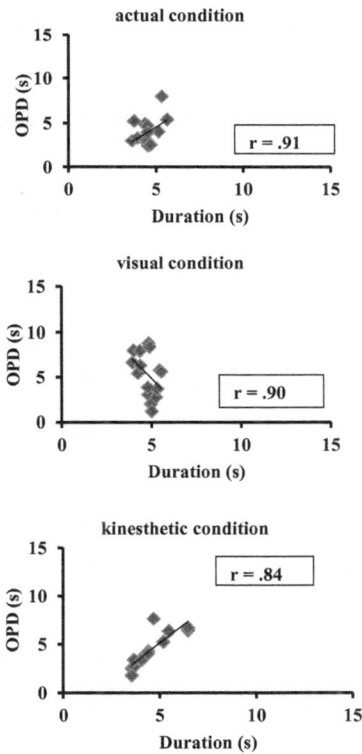

Relationship between duration movement and OPD for ankle task in CG

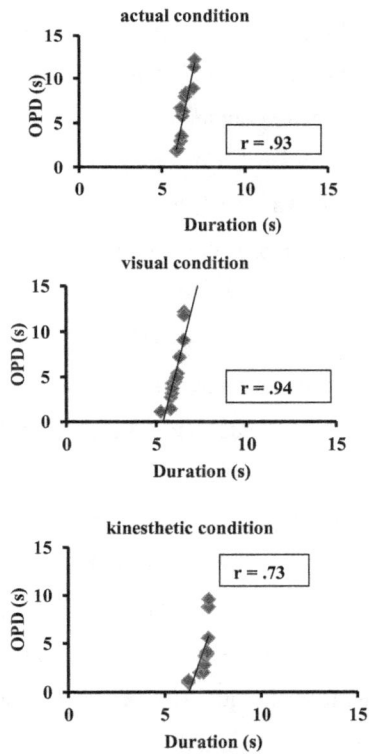

Figure 4A

Figure 4B

Figure 4. Scatter plots illustrating individual relationship between duration condition and OPD in the control group (CG). The two motor tasks are illustrated (figures 4A and 4B). Data points below the line correspond to participants with higher movement durations than OPD.

IV. Discussion

This study aimed to assess the effect of SCI on MI ability using a combination of well-established imagery measures, and to compare the ability of these patients with those of healty individuals. While we expected similar abilities between patients and healthy participants, a difference between kinesthetic MI and visual MI of lower-limb movement was supposed. The main finding of this study was that MI vividness was quite comparable in the two groups of participants, hence suggesting that SCI patients can use MI efficiently despite their motor impairment. Both subjective and objective assessments of imagery vividness therefore support the use of MI as a potential therapeutic approach during the classical course of physical therapy. These results was expected since previous brain mapping studies concluding that activation of limbs cortical networks could be generated by the mental evocation of the action.[7,8] Furthermore, data suggest that regardless of the type of movement, both patients and healthy participants demonstrated better visual than kinesthetic imagery abilities, which concurred with several experimental studies in healthy participants.[11,13] The auto-estimation score and KVIQ scores between visual and kinesthetic MI in both group confirmed this result and indicated that similar effort was perceived by patients and control. As for healthy participants, there is a continuum from good to poor imagers. While the presented study is the first to assess the vividness of MI in persons with SCI, the results concurred with the study by Kimberley et al.[41] and Malouin et al.[14] who found no difference in MI scores between persons with stroke and age-matched healthy participants. While the questionnaire scores offer a subjectif assessment of MI ability, chronometric and ANS measures provide a quantitative approach. Our results from physiological recordings and chronometric test confirmed the similar ability between groups for the upper limbs movement, whereas more difficulty was occured during the kinesthetic MI of ankle movement in patients. Individual

168

correlation analyses confirmed better visual than kinesthetic MI ability in both groups. Accordingly all participants underestimated the duration of the ankle movement during kinesthetic imagery. The chronometric analyses concurs with the study by Decety and Boisson,[17] who first examined the effects of SCI on MI performance and found that individuals with chronic SCI were not different than controls. They further reported that individuals with SCI reported a greater sensation of muscular effort as they performed MI. This finding is congruent with the auto-estimation score in our study, as no difference was observed between groups.

However, the data revealed weak relationship between chronometric and physiological measures when the SCI patients imagined the ankle movement using kinesthetic imagery. As patients could not perform the movement but just observed someone else in video doing it, they would have had more difficulty in forming kinesthetic MI movement of limbs below lesion level. We supposed that observing instead of performing movement would alter kinesthetic MI ability. In healthy subjects, a similarity exists between action and observation,[42,43] and several studies[43,44] showed that movement observation, as observation with "the intention to imitate", activates brain structures normally involved in planning and execution of movements. The evocation of the movement by viewing the motor scene would probably elicit the same mental state, as this is usually obtained when somebody actually performs the action.[45] By reviewing studies, Grezes and Decety[46] suggested that action, observation and motor representation share many common mental processes, mainly based upon sensorial information stored within the memory that would thus elicit the same autonomic response. As patients could not perform the movement, they encountered greater difficulty in generating vivid internal representations of lower-limb movements, hence supporting the shorter ANS responses. While healthy subjects may maintain information in memory with afferences available during movement execution, SCI patients may only use internal models from central memory systems to build up movement representation. This difficulty was higher in kinesthetic than during visual MI, as weaker correlation was observed in this modality. This may be explained by the fact that kinesthetic memory cannot be practiced due to the SCI, whereas visual information might be trained using passive manipulation. To date, however, no systematic studies exist in the field of quadriplegic rehabilitation that employ observation-based activation for the (re)learning of motor control, while in our study MI is certainly altered by the absence of feedback. As mean time from the injury was quite high in our sample of patients, we supposed that they could not recall their memories about sensations of their lower limbs. The effect of time upon such movements should however be questioned by studying MI in patients who are paralyzed for a very long time. In the same way, movement complexity should also be questioned, the speed execution and accuracy being probably altered as early as feedback could no more serve as maintaining motor plans in memory.

When considering tools of MI ability assessments, combining psychological, behavioural and physiological measures seems to be validate in our study. While high KVIQ scores showing strong correlations of chronometric and OPD measures, it was not the case for the low scores. The assessment of MI, then, should not be confined to a sole domain of motor imagery ability.[16]

V. Conclusion

The latter findings further supported the hypothesis that patients were estimated to be able to imagine movement above and below the lesion, hence demonstrating that MI can be an effective therapeutic tool during rehabilitation. However, our physiological indices further supported the

170

hypothesis that action representations of the limbs below the lesion could be altered after a SCI. Due to the additional results between the psychological test, mental chronometry and ANS measures our study further validated the importance of combining the measures of imagery ability.). Practically, it is also believed that asking the subjects about the clarity of images and intensity of sensations during the imagined movements will help control the integration of MI in rehabilitation program. As MI ability involves imagery vividness as well as the temporal congruence between actual and imagined times, we assume that a clinical setting is necessary to assess all these points to have a better insight of the patient ability before engaging in mental training. More specifically, this research is the first step to elaborate MI guidelines during rehabilitation programs in SCI patients.

References

1. Guillot, A., Collet, C. (2008). Construction of the motor imagery integrative model in sport: a review and theoretical investigation of motor imagery use. *International Review of Sport and Exercise Psychology*, 1, 31-44.

2. Jackson, P.L., Lafleur, M.F., Malouin, F., Richards, C.L., Doyon, J. (2001). Potential role of mental practice using motor imagery in neurologic rehabilitation. *Archive Physical Medicine and Rehabilitation*, 82, 1133-1141.

3. Page, S.J., Levine, P., Sisto, S, Johnston, M.V.(2001). A randomized efficacy and feasibility study of imagery in acute stroke. *Clinical Rehabilitation,* 15, 233-240.

4. Braun S.M., Beurskens A.J., Borm P.J., Schack, T., Wade, D.T. (2006). The effects of mental practice in stroke rehabilitation: a systematic review. *Archive of Physical Medicine and Rehabilitation*, 842-852.

5. Dickstein, R., Deutsch, J.E. (2007). Motor imagery in physical therapist practice. *Physical Therapy*, 87, 942-953.

6. Cramer, S.C., Orr E.L., Cohen, M.J., Lacourse, M.G. (2007). Effects of motor imaging training after chronic complete spinal cord injury. *Experimental Brain Research*, 177, 233-242.

7. Sabbah, P., de Schonen, S., Leveque, C., Gay, S., Pfeffer, F., Nioche, C. (2002). Sensorimotor cortical activity in patients with complete spinal cord injury: a functional magnetic resonance imaging study. *Journal of Neurotrauma*, 19, 53–60.

8. Alkadhi, H., Brugger, P., Boendermaker, S., Crelier, G., Curt, A., Hepp-Reymond .C. (2005). What disconnection tells about motor imagery: evidence from paraplegic patients. *Cerebral Cortex*, 15, 131–140.

9. Hotz-Boendermaker, S., Funk, M, Summers, P., Brugger, P., Hepp-Reymond, M.C., Curt, A., Kolliasc, S.S. (2008). Preservation of motor programs in paraplegics as demonstrated by attempted and imagined foot movements. *Neuroimage,* 39, 383-394.

10. Munroe, K.J., Giacobbi, P.R., Hall, C.R., Weinberg, R.S. (2000). The four Ws of imagery use: where, when, why and what. *The Sport Psychologist*, 14, 119-137.

11. Hall, C.R., Pongrac, J. (1983). *Movement Imagery Questionnaire.* London, Ontario: Department of Physical Education, University of Western Ontario.

12. Isaac, A., Marks, D.F, Russell, D. (1986). An instrument for assessing imagery of movement: the vividness of movement imagery questionnaire (VMIQ). *Journal of Mental Imagery*, 10, 23-30.

13. Hall, J.C., Martin, K.A. (1997). Measuring movement imagery abilities: a revision of the movement imagery questionnaire. *Journal of Mental Imagery*, 21, 143-154.

14. Malouin F., Richards C., Jackson P., Lafleur M., Durand A., Doyon J. (2007). The Kinesthetic and Visual Imagery Questionnaire

(KVIQ) for assessing motor imagery in persons with physical disabilities: a reliability and construct validity study. *Journal of Neurological and Physical Therapy,* 31, 20-29.

15. Guillot, A., Collet, C. (2005a). Duration of mentally simulated movement: a review. *Journal of Motor Behavior,* 37, 76-84.

16. Malouin, F., Richards, C.L., Durand, A., Doyon, J. (2008). Reliability of mental chronometry for assessing motor imagery ability after stroke. *Archives of Physical Medicine And Rehabilitation,* 89, 311-319.

17. Decety J., Boisson D. (1990). Effect of brain and spinal cord injuries on motor imagery. *European Archives of Psychiatry and Neurological Sciences,* 240, 39-43.

18. Lacourse, M.G., Cohen, M., Lawrence, K., Romero, D. (1999). Cortical potentials during imagined movements in individuals with chronic spinal cord injuries. *Behavioural Brain Research,* 104, 73–88.

19. Curt, A., Alkadhi,H., Crelier,G., Hotz Boendermaker,S., Hepp-Reymond, M.C. and Kollias, S. (2002). Changes of non-affected upper limb cortical representation in paraplegic patients as assessed by fMRI. *Brain,* 125, 2567-2578.

20. Cramer, S.C., Lastra, L., Lacourse, M.G., Cohen, M.J. (2005). Brain motor system function after chronic, complete spinal cord injury. *Brain,* 128, 2941-2950.

21. Roure, R., Collet, C., Deschaumes-Molinaro, C., Delhomme, G., Dittmar, A., Vernet-Maury, E . (1999). Imagery quality estimated by autonomic response is correlated to sportive performance enhancement. *Physiology and Behaviour,* 66, 63-72.

22. Collet C., Dittmar A, Vernet-Maury E. (1999). Programming or inhibiting an action: autonomic nervous system control of anticipation. *International Journal of Psychophysiology,* 32, 261-276.

23. Guillot, A., Collet, C. (2005b). Contribution from neurophysiological and psychological methods to the study of motor imagery. *Brain Research Reviews*, 50, 387-397.

24. Yokota, T.,Matsunaga, T., Okiyama, R., hirose, K., Tanabe, H., Furukawa, T. (1991). Sympathetic skin response in patients with multiple sclerosis compared with patients with spinal cord transection and normal controls. *Brain*, 114, 1381-1394.

25. Dettmers, C., van Ahlen, H., Faust, H., Fatepour, D., Tackmann, W. (1994). Evaluation of erectile dysfunction with the sympathetic skin response in comparison to bulbocavernosus reflex and somatosensory evoked potentials of the pudendal nerve. *Electromyography and Clinical Neurophysiology*, 34, 437-444.

26. Mathias, C.J. and Frankel, H.L. (2002). Autonomic disturbances. In Mathias, C., *Autonomic Failure, a Textbook of Clinical Disorders of the Autonomic Nervous System*, 494–513, Oxford: Oxford University press.

27. Wallin, B.G., Stjernberg, L. (1984). Sympathetic activity in man after spinal cord injury. Outflow to skin below the lesion. *Brain* , 107, 183–198.

28. Stjernberg, L., Blumberg, H., Wallin, B.G. (1986). Sympathetic activity in man after spinal cord injury. Outflow to muscle below the lesion. *Brain*, 109, 695–715.

29. Cariga, P., Catley, M., Mathias, C.J., Savic, G., Frankel, H.L., Ellaway, P.H. (2002). Organisation of the sympathetic skin response in spinal cord. *Journal of Neurology, Neurosurgery and Psychiatry*, 72, 356-360.

30. Reitz, A., Schmid, D.M., Curt, A., Knapp, P.A., Schurch, B. (2002). Sympathetic sudomotor skin activity in human after complete spinal cord injury. *Autonomic Neuroscience: Basic and Clinical*, 102, 78-84.

31. Nicotra, A., Catley, M., Ellaway, P.H., Mathias, C.J. (2005). The ability of physiological stimuli to generate the sympathetic skin response in human chronic spinal cord injury. *Restorative Neurology and Neuroscience*, 23, 331-339.

32. Brown, R., Engel, S., Gunnar Wallin, B., Elam, M., Macefield, V. (2007). Assessing the integrity of sympathetic pathways in spinal cord injury. *Autonomic Neuroscience*, 134, 61-68.

33. Maynard, F.M, Bracken, M.B, Creasey, G. (1997). International standards for neurological and functional classification of spinal cord injury. American Spinal Injury Association. *Spinal Cord*, 35, 266-274.

34. Hugdahl, K. (1996). Cognitive influences on human autonomic nervous system function. *Current opinion in Neurobiology*, 6, 252-258.

35. Collet C., Guillot A. (2010).Autonomic nervous system activities during imagined movements. In: Guillot, A., Collet, C. (Eds), *The neurophysiological foundations of mental and motor imagery*, Oxford University Press, 95-107.

36. Boucsein, W. (1993). Methodological issues in electrodermal measurement. In: J. B. Roy, *Progress in electrodermal research*. New-York/London.: Plenum, 31-41.

37. Fowles, D.C., Christie, M.J., Edelberg, R., Grings, W.W., Lykken, D.T.,Venables, P.H. (1981). Publication recommendations for electrodermal measurements, *Psychophysiology*, 18, 232–239.

38. Matsunaga, K., Uozumi, T., Tsuji, S., Murai, Y. (1998). Sympathetic skin responses recorded from non-palmar and non-plantar skin sites: their role in the evaluation of thermal sweating. *Electroencephalography and Clinical Nurophysiology*, 108, 482-489.

39. Vernet-Maury, E., Robin, O., Dittmar, A. (1995). The ohmic perturbation duration, an original temporal index to quantify electrodermal responses. *Behavioural Brain Research*, 67, 103-107.

40. Levinson, D.F., Edelberg, R. (1985). Scoring criteria for response latency and habituation in electrodermal research: a critique. *Psychophysiology*, 22, 417-426.

41. Kimberley, T.J., Khandekar, G., Skraba, L.L., Spencer, J.A., Van Gorp, E.A., Walker, S.R. (2006). Neural substrates for motor imagery in severe hemiparesis. *Neurorehabilitation and Neural Repair*, 20, 268-277.

42. Grezes, J., Decety, J. (2001). Functional anatomy of execution, mental simulation, observation, and verb generation of actions: a meta-analysis. *Human Brain mapping*, 12, 1-19.

43. Maeda, F., Kleiner-Fisman, G., Pascual-Leone, A. (2002). Motor facilitation while observing hand actions: specificity of the effect and role of observer's orientation. *Journal of Neurophysiology,* 87, 1329-1335.

44. Brass, M., Bekkering, H., Prinz, W. (2001). Movement observation affects movement execution in a simple response task. *Acta Psychologica*, 106, 3-22.

45. Bolliet, O., Collet, C., Dittmar, A. (2005). Observation of action and autonomic nervous system responses. *Perceptual and Motor skills*, 101, 195-202.

46. Grezes J, Decety J. (2001). Functional anatomy of execution, mental simulation, observation, and verb generation of actions: a meta-analysis. Human Brain Mapping, 12, 1–19.

Publication 2

(Publiée dans Journal of Physical Therapy 2012; 92:831-840).

Using Sympathetic Skin Responses in Individuals With Spinal Cord Injury as a Quantitative Evaluation of Motor Imagery Abilities

M. Grangeon, A. Guillot, K. Charvier, G. Rode, C. Collet

Abstract

Background. Motor imagery (MI) ability should be evaluated in selected individuals with spinal cord injury (SCI) who can benefit from MI training in their rehabilitation program. Electrodermal activity seems to be a reliable indicator for assessing MI ability. However, individuals with SCI have a variety of autonomic dysfunctions. *Objective.* This study aimed to investigate electrodermal responses (EDRs) elicited by MI. *Design.* A cost-utility analysis of EDR above and below the lesion level in individuals with complete or incomplete SCI (n_30) versus a control group of individuals who were healthy (n_10) was used. *Method.* The EDR was recorded above and below the lesion level during MI of a drinking action. Duration, latency, and amplitude of EDR were the outcome measures. *Results.* Hand and foot EDR in the control group occurred with the same pattern and similar latencies, suggesting a common efferent sympathetic pathway to sweat glands of the hand and foot mediating a sympathetic skin response. Individuals with SCI elicited responses above the lesion level. The EDR amplitude was correlated to the lesion level and autonomic dysreflexia history. No foot response was recorded in individuals with complete cervical and thoracic motor lesions. Foot response with a lower amplitude and higher latency occurred in participants with incomplete motor lesion, suggesting a link between the descending motor pathway and sympathetic function. *Limitations.* The small sample of individuals with incomplete SCI limits the generalization of the results obtained at the foot site. *Conclusions.* Electrodermal response above the lesion level may be a reliable index for assessing MI ability in individuals with SCI. It is a noninvasive, user-friendly method for clinicians to consider before enrolling individuals in MI training.

I. Introduction

Motor imagery (MI) is defined as a dynamic state during which an action is mentally simulated from the first-person perspective with no associated overt body movement.[1] The first-person perspective implies imagining action from an internal perspective as if the person is actually performing the movement. It is considered to have a large kinesthetic component, causing an individual to feel as if he or she is performing the imagined movement.[1,2] Because systematic reviews have shown the positive effects of MI on motor recovery in people with stroke,[3,4] mental practice might be an effective additional therapy for people with spinal cord injury (SCI).[5] People who benefit from mental training should exhibit high MI ability. It is essential, therefore, to evaluate the ability of individuals to create mental representations before integrating mental practice into the rehabilitation process. Due to the concealed nature of MI, its ability and quality remain difficult to evaluate.

According to Jeannerod,[6] MI represents the process of accessing the intention to perform a movement that may be carried out unconsciously during movement preparation. Motor imagery and motor preparation, therefore, share common mechanisms and can be viewed as functionally equivalent processes.[7] As a result, it is not surprising that movement execution and MI reveal a high overlap of active brain regions. Brain imaging methods, such as functional magnetic resonance imagery (fMRI) and positron emission tomography, may identify areas in the brain that are activated during MI with high spatial resolution and provide objective results regarding MI ability.[8] In an fMRI study of individuals with SCI, Alkadhi et al.[9] found significant correlations between enhanced activation in the primary motor cortex and other mesial frontal motor areas (known to be involved in motor planning and preparation)[10] during MI of foot movements and the vividness of MI, as assessed by an interview. However, the authors selected only participants deemed to have good MI ability prior to the experiment using the Vividness Motor Imagery Questionnaire (VMIQ).[11] The VMIQ mainly measures visual imagery rather than MI (ie, no mention of kinesthetic sensations in the instructions and an anchored rating scale in terms of vision). Furthermore, the poor temporal resolution of fMRI, which relies on physiological phenomena, makes it difficult to investigate the functional organization of the regions of cortical activation involved in MI. Scalp-recorded electroencephalograms (magnetoencephalography) also have been used extensively to investigate MI,[12,13] providing information on the dynamic aspect of movement-related activity of the involved areas in real time due to its high temporal resolution. However, these techniques have too poor spatial resolution to provide information on the anatomical structure of the neural networks involved during MI. The use of multimodal brain techniques may hold promise for investigating MI ability; however, these methods are expensive and nonambulatory, making them difficult for the therapist to use during the rehabilitation program.

Other clinical techniques that are easier to use have been used in the last few years. Several psychological questionnaires that are better directed toward measuring MI compared with the VMIQ are proposed to evaluate the vividness of MI,[14] such as the Movement Imagery Questionnaire–Revised[15] in people who are healthy and the Kinesthetic and Visual Imagery Questionnaire[16] in individuals with stroke. However, psychological tests often are considered too subjective because participants report their own representation of MI accuracy and need to be correlated with more quantitative tools. Mental chronometry is a reliable measure to estimate an individual's ability to preserve the temporal structure of

180

movement during MI because an isochrony between the actual movement and the MI of the same movement is found.[17–19] A similar temporal equivalence has been established through a large variety of motor tasks, albeit not systematic yet still dependent on many external influencing factors such as movement duration[20] and instructions,[21] as well as movement difficulty.[22] Although the chronometric method is a reliable tool for assessing MI ability, interpretation of the results is not always straightforward, and imagery vividness is not considered when looking at imagery times.

The use of physiological measures that indicate psychophysiological parameter changes during MI as well as during actual execution may effectively complement assessment of MI ability.[23] Peripheral physiological indicators from the autonomic nervous system (ANS) are an inference of cognitive processes, thus guaranteeing a valuable procedure to control efficient mental work.[24–26] Representation of an action is accompanied not only by activation of cortical structures but also by peripheral responses originating from the central commands of the ANS[27] Cerebral function may beinvestigated through ANS effector activity at the peripheral level.[28] Among ANS effectors, sweat glands are innervated by sympathetic endings only; thus electrodermal variations (ie, skin resistance) are not elicited by the antagonist effect of vagal endings. The electrodermal response (EDR) is mediated by neural networks involving prefrontal, insular, parietal cortices and limbic structures.[29] Thus, EDR is a sensitive psycho-physiological index of changes involved in autonomic sympathetic arousal that are integrated with sensorimotor, emotional, and cognitive states.[30,31] Increase in an individual's arousal level elicits the release of sweat within the sweat gland ducts. This physiological reaction induces a decrease in skin resistance. As soon as an individual starts to generate a mental representation of movement, EDR is evoked. Because EDR during

MI resembles EDR during actual execution (ie, similar duration and latency and slightly lower amplitude during MI), this is a reliable method for assessing the quality of arousal and for focusing attention during the mental representation of actions.[24,32]

However, SCI causes serious dysfunctions of the sympathetic nervous system, which controls ANS effectors, including the sweat glands.[33] Individuals with SCI could exhibit particular electrodermal activity during MI, thereby making it difficult to use EDR as an index of MI quality. The objective of this study was to investigate whether EDR might be recorded above or below the lesion level while individuals with SCI were performing MI. We hypothesized that there would be intact responses above the lesion level in individuals with SCI compared with a control group. We also expected a damaged EDR or lack of response below the lesion level in individuals with SCI linked to the neurological characteristics.

II. Materials and Method

II.1. Participants

Ten volunteers who were healthy (mean age=36.4 years, SD=10.4, range=19–57) and 30 patients with SCI (mean age=37.9 years, SD=12.3, range=19–60) took part in the study after giving informed consent. To be included in the experimental group, individuals with SCI had to be admitted to and follow their physical therapy protocol at the rehabilitation hospital after having sustained a traumatic SCI. Time from injury ranged from 6 to 360 months, with an average delay of 100 months. The participants' sex was not a selection criterion (at the time of the experiment, only male patients were in the hospital). All individuals with SCI included in the study were able to perform a grasping task with the dominant upper limb. Patients with severe spasticity[34] and phantom limb pain[35] were

182

excluded. The control group comprised only male individuals recruited through postings at the rehabilitation hospital. None of the participants were taking any medication with known autonomic effects. Individuals with psychiatric complications were excluded. All participants had to be right-handed after the accident (by their own admission and confirmed by the Edinburgh Handedness Inventory Questionnaire). [36]

Table 1. Participant Characteristics.

Group of Patients	Age	Neurological Level	AIS	Months Since Injury
Group A (complete cervical SCI)	53	C7*	A	210
	23	C6*	A	48
	22	C5*	A	13
	44	C5-C6*	A	48
	36	C6-C7*	A	16
	59	C7*	A	132
	50	C6*	A	302
	28	C6-C7*	A	18
	42	C6*	A	60
	37	C5-C6*	A	39
Group B (complete thoracic or lumbar SCI)	38	T2	A	140
	34	T4	A	193
	31	T7	A	39
	52	T4	A	17
	33	T7	A	124
	60	T5-T6	A	360
	29	T6	A	120
	25	T4	A	312
	22	L1	A	36
	55	L4-L5	A	72
Group C (incomplete SCI regardless of the level)	33	T4-T5	B	155
	38	T5	B	291
	52	C7-C8*	B	36
	56	T4	C	6
	32	C6-C7*	C	96
	29	C8	C	18
	43	T1	C	16
	19	C6	D	11
	41	C6	D	54
	21	T1	D	22

SCI: spinal cord injury; *Patients with previous autonomic dysreflexia. AIS A: a complete lesion where no motor function or sensory function is preserved below the lesion level in the sacral segments S4-S5. AIS B: an incomplete lesion where some sensory function is preserved below the lesion level including the sacral segments S4-S5 but no motor function is preserved. AIS C or D: an incomplete lesion where a portion of complete sensory function is preserved below the lesion level including the sacral segments S4-S5 as well as a portion of motor function.

A detailed neurological examination was performed by a physician familiar with this procedure. Individuals with SCI were divided into 3 groups according to the degree of completeness and height of the lesion (Tab. 1) using the American Spinal InjuryAssociation (ASIA) impairment scale (AIS).37 Group 1 represented individuals with cervical SCI classified as AIS A, group 2 represented individuals with thoracic and lumbar SCI classified as AIS A, and group 3 represented individuals with SCI classified as AIS B, C, and D. Unfortunately, group 3 could not be divided according to the lesion level due to the small sample of individuals with incomplete SCI. Twelve individuals had previous autonomic dysreflexia (AD) as specified in their medical record. Autonomic dysreflexia is a sympathetic dysfunction mainly observed in patients with high-level SCI. It is a result of the disconnection of spinal sympathetic nuclei from supraspinal centers, eliciting sustained sympathetic outflow with profuse sweating below the lesion level.[38] However, none of patients with high-level SCI experienced AD during the experiment. Demographic and diagnostic informationis summarized in Table 1.

II.2.Procedure

Participants were asked to physically perform a self-paced drinking movement with their dominant hand before simulating the same sequence mentally. The glass used was empty and adapted for individuals with SCI (ie, small and lightweight). The height of the table was adjusted to fit the anthropometric features of each participant (ie, slightly below the elbow level when sitting). This position allowed the arm and the forearm to rest on the table in a relaxed position while waiting for a stimulus. The glass was positioned 15 cm from the starting point to ensure that the participants performed the movement under the same conditions (ie, comparable elbow extension among participants). Participants were asked to grasp the glass on the table and simulate drinking before returning the glass to the starting position. During the MI trials, participants were instructed to mentally imagine the movement they had just performed, paying particular attention to movement accuracy and mental image vividness (ie, sensations and visual cues). They had to perform MI in the first-person perspective. The participants were required to produce no concomitant body movements and had to keep their eyes closed during MI. During the experiment, special care was taken to maintain ambient room temperature (24°–26°C). Additionally, all participants were protected from external influences known to have an effect on electrodermal activity or MI performance (eg, stress, noise, shock, bright lights).

II.3. EDR

Electrodermal activity was recorded using in-house instrumentation (see Appendix for details pertaining to the recording system). Skin resistance was used to analyze the EDR. Skin resistance was recorded using a constant-current method[39] with two 50-mm2 unpolarizable silver chloride electrodes (Clark Electromedical Instruments, Edenbridge, United Kingdom). It is an exosomatic technique in which a very small current is injected between 2 electrodes and skin resistance is measured during its passage. In the study, resistance was measured with 10-μA direct current; current density was 0.2 μA/mm2. A conductive paste was applied to improve skin/electrode contact, and the electrodes were held in place by adhesive tape. These electrodes were placed above the lesion level. They were positioned on the second phalanx of the second and third digits (palmar side) of the nondominant hand[40] of participants in the control group and of individuals with SCI below T1. Electrodes were positioned on the neck of individuals with SCI above T1, based on the data by Matsunaga et al,[41] who recorded a similar EDR response from nonpalmar and nonplantar sites. Only latency was significantly shorter at the hand site compared with the other sites. Therefore, EDR recorded on the neck site

185

was considered as reliable as EDR recorded on the hand site. Electrodes also were placed below the lesion level on the third metatarsal and on the dorsal area of the third metatarsal in all participants. Resistance measurements were carried out using a high-rate common rejection mode differential amplifier. Similarly, recorder inputs were in differential mode, and resistance circuit supply was of the floating type. Skin resistance to the current that passed between the 2 electrodes corresponded to the EDR. A significant decrease in EDR was associated with an increase in attention and arousal.

Six actual trials and 12 MI trials were performed in a counterbalanced order. The participants were blinded to the type of trial (actual trial versus MI trial) so that they could not anticipate which type of trial they would perform next, thus avoiding a learning effect. Each trial was separated from the next trial by a rest period, which never lasted less than 15 seconds in order for the physiological measure to recover its basal level (ie, 1 standard deviation).

II.4. Outcome Measures

The following EDR parameters were analyzed: ohmic perturbation duration (OPD) (representing response duration), response amplitude, and latency. Response amplitude and OPD were measured at the beginning of the sudden drop of the EDR curve elicited by MI or actual movement and ended when the minimum of the curve was reached following this stimulation[42] (further information is presented in the Appendix). Response latency was the average time between the stimulus and the sudden slope drop. Because it had been shown that response amplitude depended on the prestimulation value (or tonic level),[43,44] amplitude ratios were calculated by dividing the response value (ie, the minimum of the curve) by the prestimulation value (ie, corresponding to the skin resistance value just

186

before the sudden drop). Therefore, a great amplitude response corresponded to a low amplitude ratio (see the Appendix for calculation details). All responses longer than 1 to 3 seconds following stimulus were considered not to be elicited by that stimulus and were excluded.[45]

II.5. Data Analysis

Shapiro-Wilk tests were carried out first to verify whether the data from our sample of participants followed a normal distribution. The null hypothesis that the data came from a population with normal distribution was verified. All participants elicited an EDR above the lesion level. Consequently, a 2-factor, repeated measures analysis of variance (ANOVA) was performed to identify differences across groups and tasks above the lesion level, followed by a Tukey *post hoc* test ($\alpha=.05$). Pearson correlation coefficients were computed to associate the lesion level and AIS to the EDR. Foot responses were obtained in only 9 individuals with SCI and in all control participants. Therefore, a 2-factor, repeated-measures ANOVA followed by a Tukey *post hoc* test ($\alpha=.05$) was computed to compare EDR recorded above the lesion level and EDR recorded below the lesion level across tasks and participants who elicited foot EDR. Statistical analyses were performed using SPSS version 17.0 software for Windows (SPSS Inc, Chicago, Illinois).

III. Results

Mean values (standard deviation) above and below the lesion level in each group are presented in Table 2.

Table 2. Mean values (±standard deviation) above and below the lesion level in each group.

	Tasks	Above the Lesion Level			Below the Lesion Level		
		Latency	OPD	Amp-ratio	Latency	OPD	Amp Ratio
Group A	A	1.02(0.03)	5.07(2.01)	0.96(0.01)	-	-	-
A	MI	1.17 (0.9)	4.81(1.88)	0.97(0.01)	-	-	-
Group B	A	0.94(0.05)	4.73(1.93)	0.95(0.03)	2.28(0.39)	2.47(0.36)	0.97(0.01)
B	MI	1.01(1.15)	4.08(2.05)	0.95(0.01)	2.37(0.20)	2.26(0.42)	0.98(0.01)
Group C	A	0.71(0.45)	5.17(0.91)	0.96(0.01)	1.93(0.72)	3.86(0.63)	0.96(0.02)
C	MI	0.76 (0.33)	4.97(0.66)	0.96(0.02)	2.00(0.48)	3.72(0.94)	0.99(0.01)
Control	A	0.61(0.39)	4.92(2.06)	0.93(0.03)	0.89(0.28)	4.72(1.09)	0.96(0.01)
Control	MI	0.70 (0.47)	5.11(2.78)	0.94(0.02)	0.98(0.42)	4.31(1.18)	0.95(0.01)

A: actual task; MI: motor imagery. OPD: Ohmic Perturbation Duration. Amp. ratio = response amplitude value divided by pre-stimulation value. -: no foot response; mean values for group B (two participants) and group C (seven participants) below the lesion level.

III.1. Comparison of EDR recorded above the lesion level among groups

With respect to EDR latency, no group effect ($F_{(3,36)}=0.77$, $P=.52$), no task effect ($F_{(1,36)}=0.75$, $P=.39$), and no group X task interaction ($F_{(3,36)}=0.61$, $P=.44$) were found. The response latency of individuals with SCI did not significantly differ from that of the control group, irrespective of the task. As for OPD, no group effect ($F_{(3,36)}=0.53$, $P=.66$), no task effect ($F_{(1,36)}=0.85$, $P=.36$), and no group X task interaction ($F_{(3,36)}=2.20$, $P=.10$) were found. The neurological impairment did not seem to modify EDR latency and response duration above the lesion level. In terms of EDR amplitude, there was no task effect ($F_{(1,36)}=0.85$, $P=.36$) and no group X task interaction ($F_{(3,36)}=2.00$, $P=.17$), but a significant group effect ($F_{(3,36)}=4.79$, $P=.007$) was observed. A Tukey honestly significant difference test showed that the EDR amplitude ratio was lower for the control group than for group 1 ($P=.008$) and group 3 ($P=.03$), irrespective of the task. No significant difference was found between group 2 and the other groups. Thus, EDR amplitude was lower in group 1 and group 3.

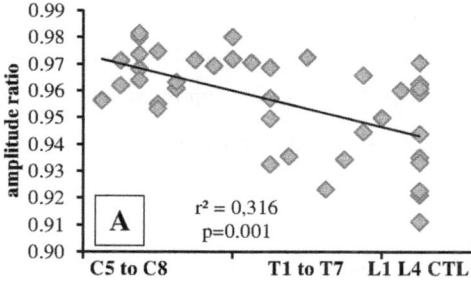

Figure 1. Effect of the lesion level (A) and the severity (B) of SCI on the amplitude of the EDR recorded above the lesion level. Great amplitude ratio=low amplitude response.

r^2: determination coefficient; p: level of significance; CTL: control.

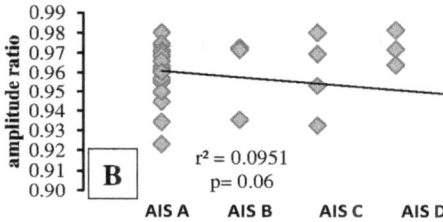

A significant correlation between the lesion level and EDR amplitude ratio was found during MI trials ($r^2_{(1,38)}$=.31, P=.001) and actual task trials ($r^2_{(1,38)}$=.26, P=.001). The EDR amplitude tended to decrease with the height of the lesion level (Fig. 1). A significant correlation between AD and EDR amplitude was revealed during the MI ($r^2_{(1,38)}$=.12, P=.026) and the actual task ($r^2_{(1,38)}$=.12, P=.032). The EDR amplitude also tended to decrease in individuals with SCI and previous AD. No significant correlation was revealed between EDR amplitude and AIS during MI trials ($r^2_{(1,38)}$=.09, P=.06) and actual task trials ($r^2_{(1,38)}$=.004, P=.71).

III.2. Comparison of EDR according to recording site

Foot responses were recorded in all participants in the control group. Foot site EDRs also were elicited in 2 individuals with complete lumbar SCI (group 2) and individuals with incomplete SCI (group 3), with the exception of 3 participants with SCI classified as AIS B. Individuals with a complete cervical or thoracic motor lesion (groups 1 and 2) had no foot

189

responses (Fig. 2). Interestingly, responses below the lesion level were absent in almost all participants who had AD prior to the study. Among individuals with SCI and previous AD, the only participant who elicited foot responses was also the only one with an incomplete motor lesion.

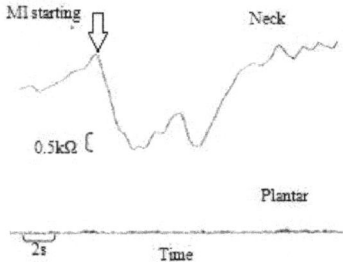

Figure 2. Example of EDR recording during MI of the drinking movement performed by an individual with a complete C6 SCI. No response was recorded from the plantar site. EDR values (kΩ) are on the vertical axis. Time (s) is on the horizontal axis.

Repeated-measures ANOVAs were performed to compare EDR among the recording sites across tasks in individuals with SCI who elicited foot responses and in the control group. In the control group, no task effect ($F_{(1,18)}=2.99$, $P=.09$), no site effect ($F_{(1,18)}=1.79$, $P=.19$), and no task X site interaction ($F_{(1,18)}=0.94$, $P=.40$) were found for EDR latency. As for EDR amplitude, no task effect ($F_{(1,18)}=0.66$, $P=.43$), no site effect ($F_{(1,18)}=1.02$, $P=.37$), and no task X site interaction ($F1,18=0.80$, $P=.46$) were found. As regards OPD, no task effect ($F_{(1,18)}=0.43$, $P=.53$), no site effect ($F_{(1,18)}=1.56$, $P=.23$), and no task X site interaction ($F_{(1,18)}=0.32$, $P=.26$) were revealed. Similar responses were observed irrespective of the recording site and tasks. Among individuals with SCI, there was no task effect ($F_{(1,16)}=0.43$, $P=.53$) and no task X site interaction ($F_{(1,16)}=1.33$, $P=.26$), but a site effect ($F_{(1,16)}=49.47$, $P=.001$) for EDR latency was noted. With respect to EDR amplitude, no task effect ($F_{(1,16)}=0.43$, $P=.53$) and no task X site interaction ($F_{(1,16)}=1.33$, $P=.26$) was observed, but a site effect ($F_{(1,16)}=49.47$, $P=.001$) was found. As for OPD, no task effect ($F_{(1,16)}=3.31$, $P=.09$) and no task X site interaction ($F_{(1,16)}=1.30$, $P=.29$) was observed, but a site effect

190

($F_{(1,16)}$=6.01, P=.02) was found. Longer latency, lower amplitude and shorter duration at the foot site were observed during MI and actual movement compared with the hand site.

IV. Discussion

IV.1. Comparisons between individuals with SCI and the control group

The purpose of this study was to assess EDR in individuals with SCI while performing MI compared with a control group. First, EDR occurred with the same pattern and similar latency for both hand and foot sites in the control group. These findings confirm the results of previous studies that showed EDR may be elicited from different recording sites in indi viduals who are healthy[41,46,47] and that MI may be an effective supraspinal stimulus to assess EDR.[27,48] Thus,a common sympathetic supraspinal efferent pathway to sweat glands of hand and foot is believed to mediate EDR. Moreover, the similarity in EDR between MI and actual task suggests that ANS activity is not inhibited during MI, whereas motor command is inhibited. This finding suggests activation of the anticipated function of the ANS to perform the movement during MI. It supposes a relative independence of somatic and autonomic commands at the level of the central motor system, or at least, a dissociation of somatic and autonomic coprogramming during MI. Although further studies should confirm this hypothesis, these results confirm that ANS activity assessed by EDR may be an effective index of cognitive processes accompanying MI and, therefore, may be a quantitative measure for evaluating MI ability in individuals who are healthy.[23] Second, an EDR was obtained in all individuals with SCI above the lesion level (neck or hand). Because the sympathetic skin response is a somato-sympathetic reflex with spinal, bulbar, and suprabulbar components,[49] which is supposed to be intact above the lesion, an intact EDR was expected from the neck or palmar sites.

191

However, there may be differences in EDR amplitude depending on the lesion level because individuals with a high lesion level tend to have low EDR amplitude. These results corroborate those of Nicotra et al,[50] who found palmar EDR amplitude <50% of control participants in individuals with SCI at T1–T4 and mostly ≥ 50% in those with SCI at T6–T11. The significant correlation found between AD and responses may explain this result because all participants diagnosed with prior AD had sustained a

high complete or incomplete cervical lesion and exhibited a lower reflex activity of sympathetic response. Nevertheless, further studies on this phenomenon with a larger sample should be done to confirm this link between AD and low sympathetic activity.[51]

Below the lesion level, the results suggest a link with sympathetic function impairment (assessed using MI, AIS, and AD history). All participants with a complete cervical and thoracic motor lesion (AIS A and B) who had AD prior to the study did not elicit foot EDRs. All participants with an incomplete motor lesion (AIS C or D), including the participant with prior AD, elicited foot EDRs, suggesting a link between the descending motor pathway and sympathetic function in individuals with SCI. Additionally, the lower amplitude and greater latency in foot responses compared with those of the control group might suggest that the foot responses perhaps were not conducted through the same neurological pathways as those of the control group. Furthermore, the foot responses elicited in 2 individuals with a complete lumbar SCI suggest that sympathetic pathways pass mainly through the T8–T12 segments to the lower limb.

These results coincide with those of a study by Cariga et al,[52] who observed a plantar EDR to supraspinal stimuli in an individual with a complete lesion at L1. Thus, lumbar lesions may not disturb the sympathetic outflow mediating the electrodermal activity to the lower limbs.[51] However, a

192

possible explanation is that the SCI was not complete in these individuals and the response in the foot was mediated by residual spinal fibers, which escaped the clinical and electrophysiological testing procedures. Nevertheless, in the current study, the foot responses during MI found in individuals with SCI coincide with the findings of previous studies that used supraspinal stimuli to elicit EDR[52,53] and suggest that connections with supraspinal structures are essential for evoking EDR. The spinal cord below the lesion level may be isolated from its supraspinal reflex center in a complete cervical or thoracic motor lesion.

Lastly, the main principle governing the use of electrodermal activity to assess MI ability is that autonomic response patterns during MI should resemble those recorded during actual execution, making EDR a psychophysiological marker of mental rehearsal. This principle held true for responses above the lesion level in the control group and in individuals with SCI. It has long been known that imagery ability is subject to a wide range of individual differences[54] and may influence the degree of improvement achieved following MI. This is why it is imperative to measure imagery ability prior to an imagery experiment or imagery training program. Electrodermal response should be used to follow the effectiveness of mental rehearsal. Combining electrodermal activity with psychological and chronometric tests to compare MI ability of individuals with SCI with that of individuals who are healthy will yield relevant information for the integration of MI in rehabilitation programs. Additionally, more information on individual MI ability can be obtained by using the ratio between responses during actual movement and responses during MI. Because the objective of the present study was not to assess MI ability but to confirm the use of EDR as an indicator of MI ability in individuals with SCI despite their impairment, ratios were not calculated.

IV.2. Limitations of the study and potential clinical research

Although this study provided a preliminary, population-specific benchmark for investigating physiological measures in individuals with SCI during MI, there are some limitations that should be taken into consideration for future studies. The sample of individuals with incomplete SCI was too small and there might be a confusing effect to take all levels in the incomplete lesion group, suggesting that the generalization of results obtained in this group is limited. Further studies with a larger sample should be done to confirm the conductivity of autonomic pathways below the lesion level in individuals with incomplete SCI. However, because rather normal EDRs were recorded above the lesion level n all individuals with SCI, clinicians may use the neck or hand as reliable recording sites. Our results represent a first step toward the integration of MI in rehabilitation programs. Because its use as an adjunct therapy among individuals with SCI is relatively new, strategies and guidelines for clinical assessment are still being developed. Additionally, further studies with a larger sample should be done to assess the habituation of the response and reliability of MI as stimuli, although some of our results corroborated the findings of previous studies that used physiological stimuli (eg, inspiratory gasp)[55,56] or electrical stimulation.[52,53,57]

Lastly, the lack of correlation between AIS and sympathetic skin responses underscored the need to expand the impairment classification to include ANS dysfunctions. Normell[58] has already suggested that sympathetic and sensory function after SCI might be different in level by 1 to 2 dermatomes. Thus, it is possible that the extent of sympathetic nerve damage does not always follow that of somatic nerve dysfunction. To our knowledge, this is the first time that sympathetic skin responses in individuals with SCI have been investigated during MI. Other factors such

ASIA motor and sensitive scores and time from injury may complement this study.

V. Conclusion

One of the main questions resulting from experiments involving imagined movements is how well MI is performed. No external control is available to verify whether individuals mentally perform the task according to the instructions. As there is no unique way to evaluate MI ability, it is important to use complementary methods to evaluate an individual's ability to create vivid and accurate motor images. This study demonstrates that electrodermal activity may be an effective and quantitative tool to assess MI ability in individuals with SCI. The next step would be to incorporate this method into MI questionnaires and mental chronometry to provide clinical assessment of MI ability in individuals with SCI.

References

1. Jeannerod, M., *The representing brain: Neural correlates of motor intention and imagery*. Behavioral and Brain Sciences, 1994. 17:p.187-245.

2. Jeannerod, M., ed. *The cognitive neuroscience of action*. 1997, Blackwell Publishers.: Oxford, UK.

3. Braun, S.M., et al., *The effects of mental practice in stroke rehabilitation: a systematic review*. Arch Phys Med Rehabil, 2006. 87(6): p.842-52.

4. Dickstein, R. and J.E. Deutsch, *Motor imagery in physical therapist practice*. Phys Ther, 2007. 87(7): p. 942-53.

5. Grangeon, M., et al., *Rehabilitation of the elbow extension with motor imagery in a patient with quadriplegia after tendon transfer*. Arch Phys Med Rehabil, 2010. 91(7): p. 1143-6.

6. Jeannerod, M., *Mental imagery in the motor context.* Neuropsychologia, 1995. 33(11): p. 1419-32.

7. Decety, J., *Do imagined and executed actions share the same neural substrate?* Brain Res Cogn Brain Res, 1996. 3(2): p. 87-93.

8. Guillot, A., et al., *Functional neuroanatomical networks associated with expertise in motor imagery.* Neuroimage, 2008. 41(4):p. 1471-83.

9. Alkadhi, H., et al., *What disconnection tells about motor imagery: evidence from paraplegic patients.* Cereb Cortex, 2005. 15(2): p. 131-40.

10. Deiber, M.P., et al., *Cerebral structures participating in motor preparation in humans: a positron emission tomography study.* J Neurophysiol, 1996. 75(1): p. 233-47.

11. Isaac A, M.D., Russell DG., *An instrument for assessing imagery of movement:The Vividness of Movement Imagery Questionnaire (VMIQ).* Journal of Mental Imagery, 1986. 10: p. 23-30.

12. Neuper, C., et al., *Motor imagery and EEG-based control of spelling devices and neuroprostheses.* Prog Brain Res, 2006. 159: p.393-409.

13. Neuper C, P., G. , *Electroencephalographic characteristics during motor imagery. ,* in *The neurophysiological foundations of mental and motor imagery.*, C. Guillot A, C, Editor 2010, Oxford University Press. p. 65-81.

14. Morris T, S.M., Watt AP., *Imagery in sport*2005, Champaign: IL: Human Kinetics.

15. Hall, J.C., Martin, K.A., *Measuring movement imagery abilities: a revision of the movement imagery questionnaire.* Journal of Mental Imagery, 1997. 21: p. 143-154.

16. Malouin, F., et al., *The Kinesthetic and Visual Imagery Questionnaire (KVIQ) for assessing motor imagery in persons with*

physical disabilities: a reliability and construct validity study. J Neurol Phys Ther, 2007. 31(1): p. 20-9.

17. Decety, J., M. Jeannerod, and C. Prablanc, *The timing of mentally represented actions.* Behav Brain Res, 1989. 34(1-2): p. 35-42.

18. Guillot, A. and C. Collet, *Duration of mentally simulated movement: a review.* J Mot Behav, 2005. 37(1): p. 10-20.

19. Malouin, F., et al., *Reliability of mental chronometry for assessing motor imagery ability after stroke.* Arch Phys Med Rehabil, 2008. 89(2): p. 311-9.

20. Grealy MA, S.G., *Timing processes in motor imagery.* European Journal of Cognitive Psychology, 2008. 20(5): p. 867-92.

21. Louis M, G.A., Maton S, Doyon J, Collet C., *Effect of imagined movement speed on subsequent motor performance.* JOurnal of MOtor Behavior, 2008. 40(2): p. 117-32.

22. Guillot A, C.C., Dittmar A., *Relationship between visual and kinaesthetic imagery, field dependence-independence, and complex motor skills.* Journal of Psychophysiology, 2004. 18(4): p. 190-8.

23. Collet, C., et al., *Measuring motor imagery using psychometric, behavioral, and psychophysiological tools.* Exerc Sport Sci Rev, 2011. 39(2): p. 85-92.

24. Guillot, A., et al., *Effect of a fatiguing protocol on motor imagery accuracy.* Eur J Appl Physiol, 2005. 95(2-3): p. 186-90.

25. Lotze, M. and U. Halsband, *Motor imagery.* J Physiol Paris, 2006. 99(4-6): p. 386-95.

26. Decety, J., et al., *Vegetative response during imagined movement is proportional to mental effort.* Behav Brain Res, 1991. 42(1): p. 1-5.

27. Deschaumes-Molinaro, C., A. Dittmar, and E. Vernet-Maury, *Autonomic nervous system response patterns correlate with mental imagery.* Physiol Behav, 1992. 51(5): p. 1021-7.

28. Hugdahl, K., *Cognitive influences on human autonomic nervous system function.* Curr Opin Neurobiol, 1996. 6(2): p. 252-8.

29. HD, C., *Electrodermal responses: what happens in the brain?* Neuroscientist, 2002. 8: p. 132-42.

30. Oishi, K., T. Kasai, and T. Maeshima, *Autonomic response specificity during motor imagery.* J Physiol Anthropol Appl Human Sci, 2000. 19(6): p. 255-61.

31. Oishi, K. and T. Maeshima, *Autonomic nervous system activities during motor imagery in elite athletes.* J Clin Neurophysiol, 2004. 21(3): p. 170-9.

32. Collet, C., Guillot, A., *Autonomic nervous system activities during imagined movements.*, in *The neurophysiological foundations of mental and motor imagery.*, A. Guillot, Collet, C., Editor 2010, Oxford University Press. p. 95-108.

33. Mathias, C.J., Frankel H., *Autonomic disturbances in spinal cord lesions.*, in *Autonomic failure: a textbook of clinical disorders of the autonomic nervous system.*, B.R. Mathias CJ, Editor 2002, Oxford University Press: Oxford. p. 494-513.

34. Bohannon, R.W. and M.B. Smith, *Interrater reliability of a modified Ashworth scale of muscle spasticity.* Phys Ther, 1987. 67(2): p. 206-7.

35. Siddall PJ, Y.R., Loeser JD., ed. *Taxonomy and epidemiology of spinal cord injury pain.* ed. A. Press. Vol. 23. 2002: Seattle.

36. Oldweld, R., *The assessment and analysis of handedness: the Edinburg Inventory.* Neuropsychologia, 1971. 9: p. 97-113.

37. Maynard, F.M., Jr., et al., *International Standards for Neurological and Functional Classification of Spinal Cord Injury. American Spinal Injury Association.* Spinal Cord, 1997. 35(5): p. 266-74.

38. Karlsson, A.K., *Autonomic dysreflexia.* Spinal Cord, 1999. 37(6): p. 383-91.

39. Boucsein, W., *Methodological issues in electrodermal measurement.*, in *Progress in electrodermal research.*, J.C. Roy, Boucsein, W., Fowles, D.C., Gruzelier, J.H., Editor 1993, Plenum Press: New York, U.S. p. 31-41.

40. Fowles, D.C., et al., *Committee report. Publication recommendations for electrodermal measurements.* Psychophysiology, 1981. 18(3): p. 232-9.

41. Matsunaga, K., et al., *Sympathetic skin responses recorded from non-palmar and non-plantar skin sites: their role in the evaluation of thermal sweating.* Electroencephalogr Clin Neurophysiol, 1998. 108(5): p. 482-9.

42. Vernet-Maury, E., O. Robin, and A. Dittmar, *The ohmic perturbation duration, an original temporal index to quantify electrodermal responses.* Behav Brain Res, 1995. 67(1): p. 103-7.

43. Wilder, J., *Basimetric approach (law of initial value) to biological rhythms.* Ann N Y Acad Sci, 1962. 98: p. 1211-20.

44. Furedy, J.J. and H. Scher, *The law of initial values: differentiated testing as an empirical generalization versus enshrinement as a methodological rule.* Psychophysiology, 1989. 26(1): p. 120-2.

45. Levinson, D.F. and R. Edelberg, *Scoring criteria for response latency and habituation in electrodermal research: a critique.* Psychophysiology, 1985. 22(4): p. 417-26.

46. Baba M Fau - Watahiki, Y., et al., *Sympathetic skin response in healthy man.* (0301-150X (Print)).

47. Cariga, P., et al., *Characteristics of habituation of the sympathetic skin response to repeated electrical stimuli in man.* Clin Neurophysiol, 2001. 112(10): p. 1875-80.

48. Guillot, A. and C. Collet, *Contribution from neurophysiological and psychological methods to the study of motor imagery.* Brain Res Brain Res Rev, 2005. 50(2): p. 387-97.

49. Collet, C., et al., *Measuring Motor Imagery Using Psychometric, Behavioral, and Psychophysiological Tools.* Exercise and Sport Sciences Reviews, 2011. 39(2): p. 85-92 10.1097/JES.0b013e31820ac5e0.

50. Vetrugno, R., et al., *Sympathetic skin response.* Clinical Autonomic Research, 2003. 13(4): p. 256-270.

51. Nicotra, A., et al., *The ability of physiological stimuli to generate the sympathetic skin response in human chronic spinal cord injury.* Restor Neurol Neurosci, 2005. 23(5-6): p. 331-9.

52. Curt, A., C. Weinhardt, and V. Dietz, *Significance of sympathetic skin response in the assessment of autonomic failure in patients with spinal cord injury.* J Auton Nerv Syst, 1996. 61(2): p. 175-80.

53. Cariga, P., et al., *Organisation of the sympathetic skin response in spinal cord injury.* J Neurol Neurosurg Psychiatry, 2002. 72(3): p. 356-60.

54. Reitz, A., et al., *Sympathetic sudomotor skin activity in human after complete spinal cord injury.* Auton Neurosci, 2002. 102(1-2):p.78-84.

55. Richardson, A., ed. *Individual differences in imaging: their Measurement, origins and consequences.* Imagery and Human Development, ed. A.A. Sheikh1994, Baywood Publishing Company, INC. 224.

56. Ellaway, P.H., et al., *Towards improved clinical and physiological assessments of recovery in spinal cord injury: a clinical initiative.* Spinal Cord, 2004. 42(6): p. 325-37.

57. Nagarajarao, H.S., et al., *Bedside assessment of sympathetic skin response after spinal cord injury: a brief report comparing inspiratory gasp and visual stimulus.* Spinal Cord, 2005. 44(4): p. 217-221.

58. Brown, R., et al., *Assessing the integrity of sympathetic pathways in spinal cord injury.* Autonomic Neuroscience, 2007. 134(1-2): p. 61-68.

59. Normell, L.A., *Distribution of impaired cutaneous vasomotor and sudomotor function in paraplegic man.* Scand J Clin Lab Invest Suppl, 1974. 138: p. 25-41.

AXE 2: ÉVALUATION DE L'APPORT DE L'IM DANS L'AMÉLIORATION DE LA PRÉHENSION CHEZ LES PATIENTS TETRAPLÉGIQUES.

L'objectif est de tester l'efficacité d'un programme de rééducation intégrant l'IM chez des patients tétraplégiques. Elle est effectuée simultanément aux séances de rééducation habituelle. Le but n'est pas d'apporter une quantité de pratique supplémentaire mais de modifier le contenu de la rééducation. En conséquence, l'intégration d'un travail mental aux rééducations d'un patient tétraplégique de niveau C6A et d'un patient tétraplégique de niveau C6A après transfert tendineux permet de mesurer l'effet de l'IM sur la récupération des fonctions motrices. Le travail a été centré sur l'amélioration du mouvement de ténodèse pour le premier patient et la récupération de l'extension active du coude pour le second. À notre connaissance, aucune étude n'a été publiée, portant sur le recouvrement de la préhension chez le patient tétraplégique, mouvement pourtant essentiel à son autonomie. Les résultats des expériences ci-après montrent non seulement la faisabilité de ce programme chez cette population mais également une amélioration des paramètres cinématiques et fonctionnels du mouvement.

Publication 3

(Publiée dans Spinal Cord 2012, 50, 766-771).

Could motor imagery be effective in upper limb rehabilitation of individuals with spinal cord injury? A case study

M. Grangeon, P. Revol, A. Guillot, Rode , C. Collet

Abstract.

Background. Previous research provided evidence that mental practice with motor imagery may improve motor skills learning and performance when associated with actual training. ***Study design***: A case study. ***Objective:*** The aim was to investigate whether motor imagery (MI) could be successfully incorporated into conventional therapy among individuals with spinal cord injury (SCI) to improve upper limb (UL) function. ***Setting:*** The Physical Medicine and Rehabilitation Unit at the Henry Gabrielle Hospital in Lyon, France. ***Methods:*** The participant was an individual with a complete C6 SCI. MI content was focused on functional UL movements, to improve hand transport to reach out and grasp with tenodesis. The participant was tested before and after 15 MI training sessions (45min each, three times a week during 5 consecutive weeks). MI ability and program compliance were used as indicators of feasibility. The Minnesota and Box and Blocks tests, as well as movement time and hand trajectory during targeted movements were the dependent variables, evaluating motor performance before and after MI training. ***Results:*** The participant's ability to generate MI was checked and compliance with the rehabilitation program was confirmed. The time needed to complete the Minnesota test decreased by 1 min 25s. The Box and Blocks score was improved by three units after MI program. Decreased movement time and enhanced hand trajectory smoothness were still observed 3 months later, despite a slight decrease in performance. ***Conclusions***: This study supports the feasibility for introducing MI in conventional therapy. Further studies should confirm the potential role of MI in motor recovery with a larger sample.

I. Introduction

Individuals with cervical spinal cord injury (SCI) experience varying degrees of sensorimotor impairments of the upper limbs (ULs), lower limbs and trunk. The loss of UL function, especially grip, may have deleterious consequences in everyday life. Improving hand function is thus one of the main objectives during the rehabilitation process. Traditional therapy frequently consists of physical repetition,[1] orthotic use,[2] or UL surgery.[3] Integrating mental rehearsal based on motor imagery (MI) into conventional therapy was aimed at improving rehabilitation efficiency. MI is the mental representation of an action without any overt movement. One of the most remarkable features of MI is that it shares common neuronal networks with actual execution. In other words, MI has the ability to activate the neural networks controlling the planning and programming of movement, thus maintaining active the motor programs stored in the procedural memory. In the clinical context, there is now compelling evidence that MI combined with physical practice is more effective than physical or mental practice alone. In fact, combining MI with actual repetitions[4,5] may help to create accurate and vivid mental images due to the sensory feedback originating from movement, even passively guided (mainly from the visual system in case of de-afferentation after SCI).

MI should be effective owing to the activation of neuronal networks that are similar to those activated during actual execution.[6] Caution must however be exercised before drawing final conclusions, as a recent review[7] provided limited evidence about the effectiveness of MI in UL function training following stroke and suggested the need to further investigate the potential benefits of MI in clinical rehabilitation. Besides numerous post-stroke studies, the integration of MI in SCI rehabilitation received limited attention. Numerous neuroimaging studies demonstrated that mental representation is retained in individuals with SCI.[8] Cramer et al.[9] identified the activation of similar areas that are involved in the learning process, both in healthy controls and individuals with SCI, during MI training of lower limb movements. They also showed that MI training similarly improved behavioral outcomes and tongue movement speed in both groups. These findings suggest that the neural networks controlling movement might be centrally activated above and below the lesion level, even in the absence of peripheral feedback.

Despite these encouraging results, the integration of MI in SCI rehabilitation programs for improving functional recovery has not yet been experimentally addressed. The aim of this case study was to assess the feasibility of a rehabilitation program combining MI practice and conventional therapy for improving UL function in individuals with SCI, using (1) rehabilitation program compliance and (2) quantitative assessments of UL performance. As brain structures were spared by the injury, we postulated that the participant would be able to generate vivid and accurate images despite the impairment due to SCI, and complete the whole MI program. We further expected that kinematic analysis and functional tests would be potential indicators of UL function improvement in future studies.

II. Patients and methods

II.1. Participant

The participant voluntarily took part in this study and gave his informed Consent after the medical team and the local human research ethics committee approved the experiment. Then, we verified that he had enough abilities in forming mental images for the protocol to be completed. He was 23 years old, right handed[10] and had sustained a traumatic SCI due to a C6 burst fracture 8 months earlier. He underwent surgery with reduction and C5-C7 osteosynthesis on the day of accident. He was not comatose and did not sustain any brain injury, although the scan did reveal hemorrhagic damage at the C6 level. The neurological check-up was computed by a physiotherapist and showed infra-lesional motor and sensory deficits at the C6 level. Motor, sensory and light touch (pinprick sensation) scores were 22, 24 and 28, respectively, using the ASIA (American Spinal Injury Association) Impairment scale (AIS). The SCI was classified as AIS A owing to the absence of motor and sensory function in sacral segments S4–S5. Manual testing of the right UL showed normal strength in shoulder muscles and elbow flexors. Triceps brachii function was altered and rated as 2 on a 5-level scale. There was general paralysis of the flexor carpi radialis and hand muscles. The participant displayed moderate spasticity without elbow and wrist movement restriction.

II.2. Interventions

When the experiment started, the patient had already received conventional physiotherapy and demonstrated stable UL functional scores. Thus, performance did not change from the end of therapy until the present baseline measurements 10 days after. Each training session was a combination of conventional therapy and MI repetitions, conducted by the same physiotherapist under similar conditions. The experimental design lasted 5 consecutive weeks. The MI/physical practice ratio increased from 5:1 to 10:1, as the participant was able to withstand increased mental load due to progress in training. The total number of repetitions also increased over the 5-week period (Table 1). During the first week, the participant completed functional and mental ability tests and kinematic evaluations under the supervision of an external examiner. We scheduled a specific MI training program between weeks 2 and 5, to improve hand movement towards target to reach out and grasp various objects using tenodesis. A post-training test was performed and two retention tests were planned 1 and 3 months later.

208

Table 1. Summary of the training program and description of actual tasks.

	Session	1	2	3	4	5	6	7	8	**9**	10	**11**	12	13	14	**15**
Initial training	MI trials	20	20	20	24	24	24	27	27	27	30	30	30	30	32	35
	PP trials	3	3	3	3	3	3	3	3	3	3	3	3	3	4	5
	Ratio MI/PP	5:1	6:1	6:1	8:1	8:1	8:1	9:1	9:1	9:1	10:1	10:1	10:1	10:1	8:1	7:1
Effective training	MI trials	20	20	20	24	24	24	27	27	**7**	30	**14**	30	30	32	**13**
	PP trials	3	3	3	3	3	3	3	3	**1**	3	**2**	3	3	4	**2**
	MI/PP Ratio	5:1	6:1	6:1	8:1	8:1	8:1	9:1	9:1	**7:1**	10:1	**10:1**	10:1	10:1	8:1	**6:1**
Description of actual tasks		Reach out the top of each object at various heights in IL and CL space				Grasp the rings varying in weight in front of you and transfer them to the horizontal IL and CL target				Grasp the objects placed in front of you (IL and CL space) and transfer them to each target varying in height and direction (0° to 180° horizontal plane).				Reach out to grasp the object located in the CL space and transfer it to the IL target. Then transfer the objects located in the IL space to the CL target.		
Complexity of the above tasks		Reach out the top of each object by transferring your hand just above the horizontal line located at a height of 20-25 cm.				Grasp the rings in front of you and transfer them to an IL and CL vertical target with respect to hand transport just above the horizontal line located at a height of 20-25 cm.				Try to decrease the duration of movement across trials in the same session. The shape and weight of the object differ from one session to another.				The shape of the objects and the height of the target change from one session to another.		
Main instructions		- Do not rest during the transport of your hand. Make sure the objects do not fall when you touch them to grasp them. Go directly toward the target so you do not go too far. Use tenodesis grasp by placing your hand above the objects														

MI=motor imagery; PP=physical practice. A total of 400 MI and 44 PP trials were scheduled (initial training). Columns in bold represent sessions with reduced repetitions due to shoulder pain. IL= ipsilateral space; CL = controlateral space.

The 5-week training program consisted of three weekly sessions of 45min each. Physical training was only used to facilitate the imagined movement by providing visual and kinesthetic feedback. Consequently, the expected improvement in motor skills (if observed) would mainly result from the mental rehearsal and not from actual trials. Both visual and kinesthetic MI were believed to provide useful feedback to the participant in controlling movement execution. Visual MI involved self-visualization of action stages based on visual cues; kinesthetic MI involved imagining the feeling of performing the movement. The participant was instructed to close his eyes during MI to better focus on movement accuracy. The training sequences consisted of reaching and grasping tasks based on daily living activities. The participant was asked to self-evaluate his ability every four MI trials to create accurate mental images on a 4-point Lickert scale (where 1 represented very poor imagery and 4 represented vivid imagery) and to ensure that instructions were adequately followed. At the end of each session, we interviewed the participant about his own perception of the MI program to ensure that it was well adapted to his actual abilities, and took his improvement into account. When applicable, it was adjusted at the next session. Program compliance was recorded in a logbook.

II.3. Measures

MI ability. MI is a complex and covert process, and due to its concealed nature, MI vividness and accuracy remain rather difficult to evaluate. However, we used a set of tests integrated into an original index to evaluate the participant's ability to generate imagined movements[11]: (i) KVIQ (Kinesthetic and Visual Imagery Questionnaire)[12] to evaluate MI vividness; (ii) mental chronometry test to evaluate the preservation of temporal organization of the imagined movement,[11,13] and (iii) electrodermal response (EDR) analysis to evaluate the mental effort during MI.[11,14]

The KVIQ allowed for the assessment of 10 movements of different body segments. A 5-point rating scale enabled the calculation of the KVIQ score (1¼low level of imagery and 5¼high level of imagery). The participant was asked to physically perform each movement from a sitting position and then imagine the same action by using visual and kinesthetic MI. As actual kinesthetic feedback was probably altered, the participant may have recalled information from long-term memory cues, using a top-down process. In this case, it was supposed that he created the motor image from the expected kinesthetic feedback stored in his long-term memory. When he could not perform the movement, he observed the movement being performed by the examiner before engaging in MI.

Mental chronometry evaluated the ability to achieve temporal congruence between the imagined and actual movement by comparing the duration of the physical movement to that of MI. EDR, an index of the sympathetic nervous system, was used as the third indicator of MI ability simultaneously to mental chronometry. Previous results reported strong relationships between EDR and mental processes.[14] MI was considered accurate when EDR matched that of actual execution (Figure 1). Mental chronometry and EDR were analyzed during the movement of reaching out to grasp a glass (see detailed information in the kinematic measures section). Combining these three indices provided a thorough procedure for assessing MI ability,[11] as this should be considered before enrolling a participant in a MI program.[7]

Functional movement assessments. Manual dexterity was tested using the Box and Blocks[15] and Minnesota tests,[16] which are well-known indicators of UL function performance. To prevent from habituation and learning, the participant performed only one trial during each evaluation session.

210

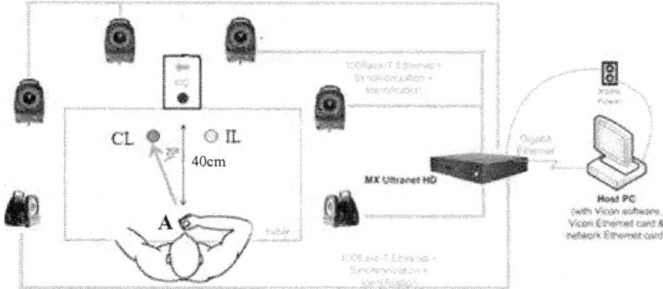

Figure 1. Experimental design. The height of the table was set up to fit the patient's morphological features. The point (A) indicates the starting point of the hand while the arrow shows the glass to reach and grasp (grey circles). The Vicon MX system recorded kinematics of hand trajectory using retro-reflective markers attached to the wrist, the forefinger and the thumb of the dominant hand. The infra-red light cameras gave a clear grayscale view from the markers used to compute the co-ordinates of each marker. The system integrated co-ordinates from all cameras and tracked the markers automatically to compute accurate 3D trajectories.
IL: ipsilatéral space; CL: controlateral space.

The first test required the participant to grasp and transfer individual blocks within a partitioned box using the dominant and then the non-dominant hand for a 60-s time period. The number of blocks successfully transferred was the dependent variable. The Minnesota test required the participant to place 60 disks into holes in a board while using a wide range of unilateral and bilateral shoulder movements.[14] The time taken to complete the test was the dependent variable.

Kinematic measures. The participant sat in a wheelchair and was kept motionless by a strap across his chest. When the onset signal indicated the target to be reached, the participant was asked to reach out and grasp the glass to simulate drinking before returning the glass back to the starting position. The glass was placed in the participant's ipsilateral (IL) or controlateral (CL) haptic space. The participant had thus to reach out the glass with his dominant hand in two directions, that is, left and right, which respectively corresponded to the controlateral and ipsilateral spaces. In all, 20 trials were randomly performed in each direction and were video-recorded using the 3D Vicon MX system (Oxford, UK) placed above the

211

participant to record data from the horizontal plane (Figure 2). Kinematic measures started at the beginning of each movement and ended as soon as the patient grasped the glass. Movement duration and smoothness of the wrist trajectory were considered the dependent variables, that is, indicators of the quality of the movement to reach out to grasp using tenodesis.[17] Smoothness was defined by the variability in the horizontal plane and the total distance covered by the wrist.

Functional scores and trajectory smoothness were analyzed with descriptive statistics. The functional scores and kinematic measures were considered performance indices from the pre-test to the post-test.

III. Results

The visual KVIQ score was 70 out of 85, whereas the kinesthetic score was[57], suggesting greater visual imagery than kinesthetic imagery ability. We found a significant correlation between actual and imagined movement times ($r^2_{(10)}$=0.91; P=0.003) as well as between EDR duration under the same conditions ($r^2_{(10)}$=0.72; P=0.02), demonstrating that the participant was able to achieve temporal congruence and accurate MI. The logbook data indicated that the participant performed 342 MI trials out of the 400 previously planned. Accordingly, because of shoulder pain during two sessions, the participant did not perform all MI trials (194 and 148 out of 200 trials, respectively, under the CL and IL conditions). Self-report ratings and interviews further suggested that he did not encounter any difficulty when imagining the movements (3.44 and 3 in visual and kinesthetic MI, respectively), and the difficulty of the MI program was deemed to be adjusted to his physical and cognitive abilities.

The time needed to complete the Minnesota test decreased by 1min 25 s. The Box and Blocks score was improved by three units (Table 2).

Interestingly, the participant's performance remained stable 3 months after the training program. After MI training, the score in the Box and Blocks test using the trained UL outperformed that of the untrained UL, that is, +3 and -4, respectively. However, we observed a great variability of performance in the untrained UL.

Table 2. Functional improvement after MI training. Scores of the dominant hand improved in both the Minnesota and in the Box and Blocks Tests.

Test	Side	Pretest	Post 1	Post 2	Post 3
	trained side	3.33	2.07	2.04	2.02
Minnesota (minute)	Untrained side	2.41	2.36	2.26	2.30
	Bilateral movement	6	7.3*	5.51	5.32
Box and blocks (number)	trained side	25	28	28	29
	Untrained side	26	22	26	24

*shoulders pain altered performance. Post 1, 2 and 3: post-test (post 1) and retention tests after 1 and 3 months (post 2 and 3, respectively).

Movement time and trajectory smoothness improved following MI training (Figures 2 and 3). IL movement was 1595ms during the post-test, that is, 32% faster than the pre-test. CL movement time was 1700ms in the post-test, that is, 26.5% faster than the pre-test.

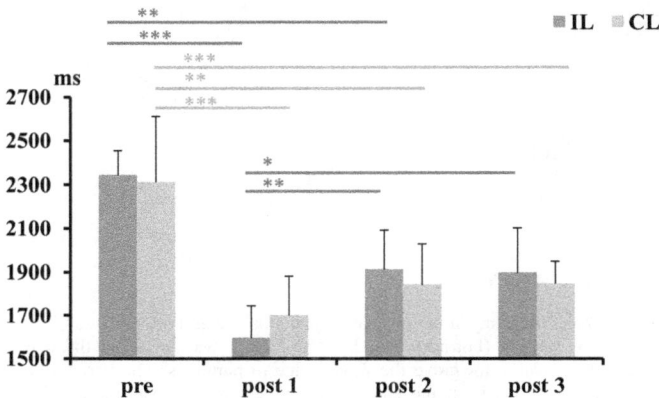

Figure 2. Variations of movement time between the sessions testing the action of grasping the glass in the ipsilateral (IL) space and in the controlateral (CL) space. Post 1, 2 and 3: post-test (post 1) and retention tests after 1 and 3 months (post 2 and 3, respectively). Movement time decreased and then slightly increased during the retention period but remained lower by comparison with the pretest, especially in the IL movement. ***:$p<0.001$; **:$p=0.01$; *:$p=0.05$.

The variability of wrist trajectory decreased in both IL (-8.52mm) and CL movements (-8.32mm), that is, an improvement of 66% and 50%, respectively. Therefore, the distance covered by the wrist also decreased by 9% and 3% in terms of IL (-30mm) and CL (-10mm) movements, respectively. Kinematic measures again remained stable after 3 months. However, movement time and trajectory smoothness slightly increased during the retention phase, particularly in IL movement, but performance remained substantially better than before MI training.

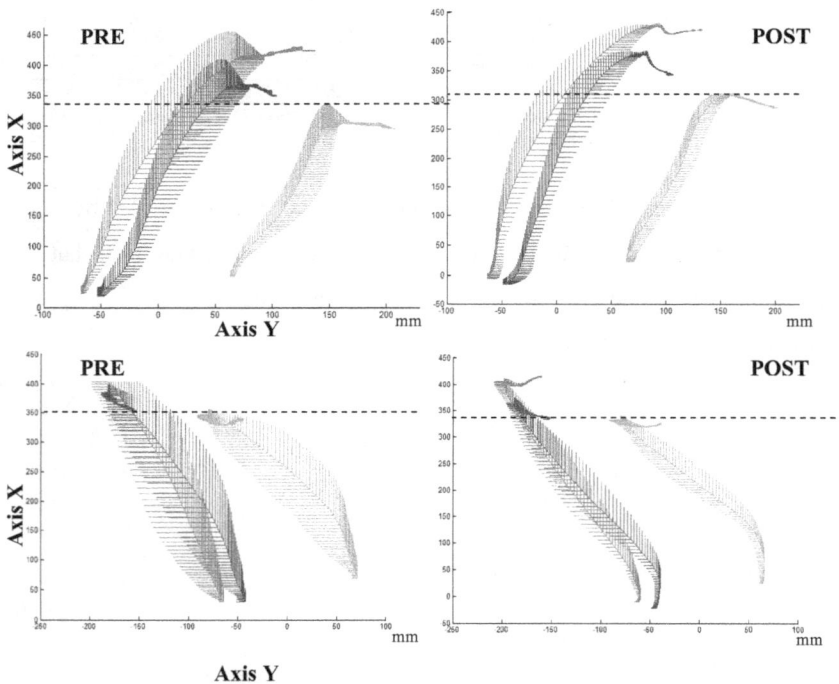

Figure 3: Hand trajectory (mm) in the horizontal plane before and after MI training during the IL (top) and CL movement (bottom). The hand trajectory was analyzed through the wrist marker, as the patient could not move the fingers due to paralysis. The variability decreased during the post-test particularly at the end of the movement, the part of reaching which is controlled by sensory feedbacks. The distance covered by the hand in the sagittal plane was shorter after MI training (dotted line).

IV. Discussion

Although little data support the integration of MI in rehabilitation programs for individuals with SCI, present results show a feasible way to consider the therapeutic benefits of MI. The kinematic assessments support the potential benefit of MI training for UL function improvement, although future studies with larger sample size are required. Learning tenodesis required the participant to change motor programming of reaching out. The new muscle coordination involved (i) a complex UL coordination to extend the elbow to compensate for the weakened triceps brachii function, and (ii) hand transport control during the reaching phase to place the hand above the glass allowing for tenodesis grasp.[17] Smoothness trajectory and movement duration improvement after MI training confirmed the spatial reorganization of hand transport during the reaching phase and suggested better control of arm direction. According to Laffont et al.,[18] reaching out to grasp requires lateral rotation and supination of the scapula in individuals with SCI at the C6 level, and weaker involvement of the glenohumeral joint in the external workspace. Thus, the ballistic phase remains possible using gravity and the interaction of dynamic forces between the shoulder and the elbow.

The slight increase in movement time in the IL space may be explained by the characteristics of the movement. Indeed, Tseng and Scholtz[19] demonstrated that pointing towards a target resulted in shorter movement time and more accurate pointing when performed controlaterally compared with an IL movement. Additionally, the owing to the participant's shoulder pain. The effect of MI might be explained by the feedback provided during actual practice, which may help the retention of motor programming by reinforcing recognition and recall from procedural memory.[20] Strengthening a new motor skill requires a minimum of rehearsal. The weaker amount of trials in the IL space (owing to chronic pain), could

215

probably explain why performance was lower by comparison with the CL space. Although the inclusion of little physical practice has been validated in earlier studies,[4,5] the proportion of MI vs physical practice still needs to be better determined. Malouin et al.[21] and Jackson et al.,[4] respectively, included 1100 and 1500 MI trials in their rehabilitation program vs 194 and 148 for the CL and IL movements in the present study. Further testing is therefore needed to determine the extent to which a tailored MI program may better consolidate the performance level and indicate the optimal ratio between MI and actual practice.

Additionally, the score obtained with the Box and Blocks and Minnesota tests during post-training confirmed the improvement of UL function performance. However, the great variability in the untrained limb remains questionable. The transfer of motor learning between ULs is usually observed across the two ULs in reaching and catching tasks.[22,23] However, the participant in our experiment did not benefit from this transfer effect. The period of observation may have been too short to observe functional difference, which could be recorded with kinematics tools. Another working hypothesis awaiting further investigation could be the dissymmetry of the SCI, causing functional motor deficits, which are more difficult to treat. The use of functional assessments specifically designed to evaluate individuals with SCI should also be considered in future studies (for example, Graded Redefined Assessment of Strength, Sensibility and Prehension –GRASSP[24]). The transport phase and the grasping phase with tenodesis are the two main components enabling catching within the haptic space. Learning tenodesis requires changing the transport phase as the hand should be placed above the object to grasp, due to wrist extension. Thus, the first step in the rehabilitation of grasping after SCI is to change the transport phase of the arm toward the target with the aim to favor grasping with tenodesis, which requires the prior extension of the wrist, needed for closing the fingers on the palm.

Lastly, compliance with the MI program was maintained as the participant completed almost all sessions and his MI ability was confirmed despite sensorimotor impairment due to SCI. However, he did not complete three training sessions as pain increased during MI trials. MI, which activates similar cortical pathways to actual execution, might involve brain circuits mediating pain processing, independently from peripheral inputs. This analysis underscores the need for close clinical supervision when undertaking a MI program and for treatment based on participants' characteristics. Additionally, interviews with the participant confirm that the MI program was not found to be boring, due to the various grasping tasks proposed during practice. He perceived the increased difficulty between sessions to be challenging and as a great source of motivation.

To conclude, this study supports the feasibility of introducing MI in conventional therapy to improve UL function after SCI. As expected, the participant was able to form accurate MI and completed almost all sessions. The kinematic and functional assessments confirmed that MI could be associated with conventional therapy for UL improvement in rehabilitation programs.

We should nevertheless underline several limits in this study. Results from clinical trials should be generalized with extreme caution. First, future studies should confirm these results with larger samples. Physiotherapists should also control the ability of the SCI participants to form accurate mental images of movements. This is a crucial point guaranteeing the effectiveness of the MI rehabilitation process. Finally, we have to progress in determining the ratios between mental and physical practices, taking into account the exact nature of the injury, motor and mental skill abilities at any time of the rehabilitation process as well as the adherence and motivation of the individuals for such work.

References

1. Curtin M. Development of a tetraplegic hand assessment and splinting protocol. *Paraplegia.* 1994;32:159-69.

2. Wise MF, Wharton WG, Robinson TD. Long-term use of function hand orthoses by quadriplegics. *ASIA Bulletin.* 1986;14:4-5.

3. Gellman H, Kan D, Waters RL, Nicosa A. Rerouting of the biceps brachii for paralytic supination contracture of the forearm in tetraplegia due to trauma. *The Journal of bone and joint surgery American volume.* 1994;76:398-402.

4. Jackson PL, Doyon J, Richards CL, Malouin F. The efficacy of combined physical and mental practice in the learning of a foot-sequence task after stroke: a case report. *Neurorehabilitation and neural repair.* 2004;18:106-11.

5. Malouin F, Richards CL, Durand A, Doyon J. Added value of mental practice combined with a small amount of physical practice on the relearning of rising and sitting post-stroke: a pilot study. *Journal of neurologic physical therapy.* 2009;33:195-202.

6. Neuper C, Pfurtscheller G. . Electroencephalographic characteristics during motor imagery. In: Guillot A, Collet C, editor. *The neurophysiological foundations of mental and motor imagery*: Oxford University Press; 2010, pp. 65-81.

7. Barclay-Goddard RE, Stevenson TJ, Poluha W, Thalman L. Mental practice for treating upper extremity deficits in individuals with hemiparesis after stroke. *Cochrane review[with consumer summary] Cochrane Database of Systematic Reviews.* 2011; 5:Epub.

8. Alkadhi H, Brugger P, Boendermaker SH, Crelier G, Curt A, Hepp-Reymond MC, et al. What disconnection tells about motor imagery: evidence from paraplegic patients. *Cerebral Cortex*. 2005;15:131-40.

9. Cramer SC, Orr EL, Cohen MJ, Lacourse MG. Effects of motor imagery training after chronic, complete spinal cord injury. *Experimental brain research*. 2007;177:233-42.

10. Oldweld R. The assessment and analysis of handedness: the Edinburg Inventory. *Neuropsychologia*. 1971;9:97-113.

11. Collet C, Guillot A, Lebon F, MacIntyre T, Moran A. Measuring motor imagery using psychometric, behavioral, and psychophysiological tools. *Exercise and Sport Sciences Reviews*. 2011;39:85-92.

12. Malouin F, Richards CL, Jackson PL, Lafleur MF, Durand A, Doyon J. The Kinesthetic and Visual Imagery Questionnaire (KVIQ) for assessing motor imagery in persons with physical disabilities: a reliability and construct validity study. *Journal of Neurologic Physical Therapy*. 2007;31:20-9.

13. Guillot A, Collet C. Duration of mentally simulated movement: a review. *Journal of Motor Behavior*. 2005;37:10-20.

14. Guillot A, Haguenauer M, Dittmar A, Collet C. Effect of a fatiguing protocol on motor imagery accuracy. *European Journal of Applied Physiology*. 2005;95:186-90.

15. Mathiowetz V, Volland G, Kashman N, Weber K. Adult norms for the Box and Block Test of manual dexterity. *The American journal of occupational therapy: official publication of the American Occupational Therapy Association*. 1985;39:386-91.

16. American-Guidance-Service. *Minnesota rate of manipulation, examiner's manual*. Minnesota: Circle Pines; 1957.

17. Hoffmann G, Laffont I, Roby-Brami, A. Coordination of reaching movements in patients with a cervical spinal cord injury. *Current Psychology of Cognition*. 2002;21:305-40.

18. Laffont I, Briand E, Dizien O, Combeaud M, Bussel B, Revol M, et al. Kinematics of prehension and pointing movements in C6 quadriplegic patients. *Spinal cord*. 2000;38:354-62.

19. Tseng YW, Scholz JP. The effect of workspace on the use of motor abundance. *Motor control*. 2005;9:75-100.

20. Taktek K, Zinsser N, St-John B. Visual versus kinesthetic mental imagery: efficacy for the retention and transfer of a closed motor skill in young children. *Canadian journal of experimental psychology*. 2008;62:174-87.

21. Malouin F, Belleville S, Richards CL, Desrosiers J, Doyon J. Working memory and mental practice outcomes after stroke. *Archives of physical medicine and rehabilitation*. 2004;85:177-83.

22. Malfait N, Shiller DM, Ostry DJ. Transfer of motor learning across arm configurations. *The Journal of neuroscience : the official journal of the Society for Neuroscience*. 2002;22:9656-60.

23. Morton SM, Lang CE, Bastian AJ. Inter- and intra-limb generalization of adaptation during catching. *Experimental brain research*. 2001;141:438-45.

24. Kalsi-Ryan S, Curt, A., Fehlings, M.G., Verrier, M.C. Assessment of the Hand in Tetraplegia Using the Graded Redefined Assessment of Strength, Sensibility and Prehension (GRASSP): Impairment Versus Function. *Top Spinal Cord Injury Rehabilitation*. 2009;14:34-46.

Publication 4

(Archives of Physical Medicine and Rehabilitation, 2010, 91, 1143-1146)

Rehabilitation of the elbow extension with motor imagery in a patient with quadriplegia after tendon transfer

M. Grangeon, A. Guillot, P-O. Sancho, M. Picot, P. Revol, G. Rode, C. Collet.

Précision :

1. la thérapie n'a pas été réalisée des deux côtés simultanément puisque le patient n'a pas été opéré en même temps des deux côtés. Chaque thérapie a commencé un mois après l'immobilisation.
2. Le choix du côté entraîné par IM en premier a été arbitraire.

Abstract

Objective: To test the effect of a postsurgical motor imagery program in the rehabilitation of a patient with quadriplegia. **Design:** Crossover design with kinematic analysis. **Setting:** Rehabilitation Hospital of Lyon. Study approved by the local Human Research Ethics Committee. **Participants:** C6-level injured patient (American Spinal Injury Association Impairment Scale grade A) with no voluntary elbow extension (triceps brachialis score 1). **Intervention:** The surgical procedure was to transfer the distal insertion of the biceps brachii onto the triceps tendon of both arms. The postsurgical intervention on the left arm included 10 sessions of physical rehabilitation followed by 10 motor imagery sessions of 30 minutes each. The patient underwent 5 sessions a week during 2 consecutive weeks. The motor imagery content included mental representations based on elbow extension involved in goal-directed movements. The rehabilitation period of the right arm was reversed, with motor imagery performed first, followed by physical therapy. **Main Outcome Measures:** The kinematics of upper-limb movements was recorded (movement time and variability) before and after each type of rehabilitation period. A long-term retention test was performed 1 month later. **Results:** Motor imagery training enhanced motor recovery by reducing hand trajectory variability—that is, improving smoothness. Motor performance then remained stable over 1 month. **Conclusions:** Motor imagery improved motor recovery when associated with physical therapy, with motor performance remaining stable over the 1-month period. We concluded that motor imagery should be successfully associated with classic rehabilitation procedure after tendon transfer. Physical sessions may thus be shortened if too stressful or painful.

I. Introduction

Patients with C6-quadriplegia have paralysis of the upper-limb muscles—for example, the triceps brachii and primary elbow extensor. However, shoulder muscles and elbow flexor functions remain preserved. Surgery should mitigate the consequences of triceps paralysis by transferring the distal insertion of either the deltoid or biceps brachii onto the triceps tendon.[1,2] After rehabilitation and because of cerebral plasticity, voluntary elbow extension may be recovered when the function of the transferred muscle is reversed. Motor imagery is the mental representation of an action without any overt movement. Motor imagery has received increased attention as a cost-effective therapeutic tool (ie, easily accessible without any sophisticated design and reduced movement repetitions) and was expected to speed motor recovery.[3] Many brain studies have reported the usefulness of motor imagery in relearning movements.[4] Interestingly, Cramer et al[5] showed that motor imagery training significantly improved behavioral outcome and movement speed in nonparalyzed muscles in patients with paraplegia.

To date, whether the motor imagery–related effects are effective after tendon transfer in patients with quadriplegia remains unknown. This is the main aim of this experiment. Because the postoperative immobilization is long, and short sessions of rehabilitation then started to avoid elongation, stretching, or tendon rupture, motor imagery is expected to provide additional efficiency in rehabilitation. An active exercise program may improve elbow flexion from 15° to 20° a week after a 4-week immobilization period. Then, an intensive occupational therapy is planned to make the biceps extend the elbow and to reinforce this new function.[6] Investigating the therapeutic effectiveness of motor imagery in patients with quadriplegia might thus be of high interest, because their ability to perform motor imagery remains intact as the medullary lesion has no consequence on cognitive functions.[7,8]

In this case study, the patient had to build up a new muscle pattern, the biceps brachii involved in elbow extension. The extent to which motor imagery training may help motor function recovery of the upper limbs after tendon transfer surgery is thus questioned.

II. Methods

A right-handed 41-year-old patient took part voluntarily in this study. He could not extend his elbow, although elbow flexor and shoulder muscles remained unaffected. The functional impairment was scored 49/126 by the FIM. Consequently, the locomotion using an electric wheelchair was limited (3/5). No spatial exploration by the upper-limbs extension was possible (1/5). He could not participate in washing and dressing and could not eat without help. The patient under went a transfer of the distal insertion of the biceps brachii onto the triceps tendon on the left arm first, using the Zancolli procedure, and then the right.[9] He did not show any other neurologic impairment after surgery, which was performed 32 months after trauma (see table 1 for the patient's characteristics). The patient under went a transfer of the distal insertion of the biceps brachii onto the triceps tendon on the left arm first, using the Zancolli procedure, and then the right.[9] He did not show any other neurologic impairment after surgery, which was performed 32 months after trauma (see table 1 for the patient's characteristics).

The potential benefits of motor imagery in postsurgical upper-limb rehabilitation were studied using a crossover design. The experiment was subdivided into 2 periods, with the rehabilitation programs reversed from one arm to the other. Both were trained alternately. The first period of leftarm rehabilitation included physical therapy and focused on relearning elbow extension movement with the wrist in pronation. The second period was the motor imagery training (see appendix 1 for a description of a typical motor imagery session). The periods of right arm rehabilitation were crossed over—that is, motor imagery was performed first, followed by physical therapy. The patient mentally rehearsed reaching movements using internal imagery—that is, performed motor imagery by representing himself performing the movement just as if he had a camera on his head. Each rehabilitation program spanned 2 weeks, with 5 sessions a week lasting 30 minutes each.

Table 1: Muscles Scores, Neurologic Level, and Goniometric Data

	Before Surgery	Pretest	Posttest After Period 1	Posttest After Period 2	Follow-Up (1mo Later)
	Muscles Scores (Left Arm/Right Arm) Maximal Score−5				
Deltoideus posterior	3+/3+	3−/3	4/4+	4/4+	4/4+
Deltoideus coracobrachialis	2+/3	2+/3	4+/4+	4+/4+	4+/4+
Biceps brachii	5−/5	2/2	3/3+	4/4+	4/4
Brachialis	5−/5−	2/2	3/3	4/3+	4/4
Triceps brachii	1/1	4−/3+	4/4	4/4	4/4
Supinator	5−/5	4/4	4/4	4/4	4/4
Pronators	0/0	0/0	0/0	0/0	0/0
Wrist flexors	0/0	0/0	0/0	0/0	0/0
Radial muscles	4+/4+	5/4	4/4	4/4	4/4
Extensor fingers	0/0	0/0	0/0	0/0	0/0
Flexor fingers	0/0	0/0	0/0	0/0	0/0
	Joint Amplitude (Left Arm/Right Arm)(°)				
Shoulder					
Flexion	130/135	95/95	85/90	120/100	95/95
Abduction	130/135	80/90	85/85	90/90	95/90
Exterior rotation	55/60	20/25	40/35	20/40	40/40
Elbow					
Flexion	NA	90*/90*	145/140	140/145	145/145
Extension	NA	0/0	0/0	0/0	0/0
Pronation	60/50	90/85	95/90	95/95	100/100
Supination	110/115	85/90	40/45	85/85	95/90
Wrist					
Flexion	45/50	NA	NA	NA	80/80
Extension	95/95	NA	NA	NA	80/80
	Neurologic Level (Left Arm/Right Arm)				
Motor ASIA score (/100)	20/20	NA	NA	24/25	24/25
Motor ASIA level	C6	NA	NA	C7	C7
Sensitive ASIA score (pin prick, /112)	27/28				
Sensitive ASIA score (light touch, /112)	28/29	Sensitive ASIA and Frankel scores remained stable and could not be improved by motor imagery training.			
Sensitive ASIA level	C4				
Frankel score	A				

Note. The neurologic level of injury was determined using both the ASIA Impairment and the Frankel Classifications. Period 1, physical rehabilitation (left arm) and motor imagery practice (right arm); period 2, physical rehabilitation (right arm) and motor imagery practice (left arm). The table presents the scores of both arms after each period of rehabilitation. The time of the intervention does not appear here because surgery of each arm was performed at 2 different times. Abbreviation: ASIA, American Spinal Injury Association; NA, not available. *Means: the joint amplitude acceptable after surgery.

During both the pretest and the posttest, the patient sat comfortably in his wheelchair and was kept motionless by a strap on the chest. He was requested to reach a target placed infront of him. The target position was adjusted within a 15-cm distance from the starting point (fig 1). The starting point let the forearm staying on the table, with the patient waiting for the instruction to move. Fifteen trials were video-recorded using the 3D Vicon MX system.[a] It was placed above the patient to record data from the horizontal plane. The kinematics of upperlimbs movements, as well as both neurologic and muscles scores, were the dependent variables. A similar follow-up test was performed 1 month later.

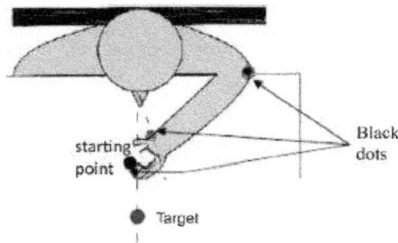

Figure 1. Experimental design. The patient was requested to reach the gray target placed 15cm in front of him without dragging his hand on the table. The Vicon MX system recorded kinematics of hand trajectory. The sensors positioned on the upper limb recorded movement parameters. The infrared light cameras provided a clear grayscale view from the markers. This was used to compute the coordinates of each of them. The system integrated coordinates from all cameras and tracked the markers automatically to compute accurate 3-dimensional trajectories. Black dots, position of each sensor on the forefinger, the wrist and the elbow; X, Y, Z, global coordinate system.

III. Results

Data from goniometry revealed increased elbow amplitude associated with decreased shoulder amplitude from pretest to the follow-up test (see table 1). The improvement was similar whatever the order of the rehabilitation program (physical after motor imagery or motor imagery after physical). After motor imagery rehabilitation, the score of elbow extensors muscles increased by 1 point. The same improvement was observed after physical training. One month later, the long-term retention test showed that

226

performance remained at the same level. The FIM score increased up to 52/126. Items related to grasping and dressing the upper body evolved from 1 to 2, while the wheelchair locomotion increased from 3 to 6.

The analysis of variance revealed a significant effect of both rehabilitation procedures (motor imagery/physical or physical/motor imagery) on hand trajectory variability in the horizontal plane (F=24.81, P=.005, and F=7.574, P=.028, on the x-axis and y-axis, respectively). No residual effect of the procedure was observed (F=2.445, P=.157, and F=.814, P=.531, on the x-axis and y-axis, respectively).

IV. Discussion

Because movement improved whatever the order of training (physical/motor imagery or motor imagery/physical), the present data provided evidence of motor imagery effectiveness to facilitate the functional recovery of upper-limb movements in a patient with quadriplegia after tendon transfer surgery.Interestingly, the increase of the FIM score further showed that the functionality of daily-life movements also improved. The patient showed less variability in hand trajectory during elbow extension after motor imagery. The stiffness was improved, thus facilitating limb trajectory control. Elbow extension recovery also elicited a decrease in shoulder amplitude, which is usually larger in patients with quadriplegia than in healthy subjects, thus showing a better control of the arm by the elbow. Both motor imagery and actual execution were here equally effective because no difference emerged between the right and the left arm training periods. Motor imagery may thus contribute to restore the elbow extension by building up new muscle coordination using the biceps brachii.

The main effect of motor imagery might be associated with structural changes at the cerebral level, because of brain plasticity, thus resulting in more accurate motor control. Jackson et al[10] already observed that cerebral plasticity as a result of physical practice also worked during motor imagery. The present results further support the hypothesis that the neural networks mediating movement programming might be activated by motor imagery. More generally, the imagery-related cerebral plasticity could help to recover and restore motor functions.

V. Conclusions

The present results are in favor of integrating motor imagery as a complementary therapeutic tool during motor rehabilitation. Patients with spared functions (eg, after tendon transfer) or with partial recovery need to learn new abilities. Integrating motor imagery to physical practice reinforces motor learning processes usually elicited by actual practice. The rationale is that actual execution and motor imagery share the same neural substrate and exhibit quite the same efficiency during the rehabilitation process. Studies involving a larger sample size should nevertheless be conducted. The best content and timing of motor imagery in the rehabilitation process should also be accurately determined, as well as the optimal number of sessions considering the specific case of each patient.

References

1. Möberg E. Surgical treatment for absent single-hand grip and elbow traction in quadriplegia. Principles and preliminary experience. J Bone Joint Surg Am 1975;57:196-206.

2. Revol M, Cormerais A, Laffont I, Pedelucq JP, Dizien O, Servant JM. Tendon transfers as applied to tetraplegia. Handicap Clin 2002;18:423-39.

3. Dickstein R, Deutsch J. Motor imagery in physical therapist practice. Phys Ther 2007;87:942-53.

4. Hotz-Boendermaker S, Funk M, Summers P, et al. Preservation of motor programs in paraplegics as demonstrated by attempted and imagined foot movements. Neuroimage 2008;39:383-94.

5. Cramer SC, Orr EL, Cohen MJ, Lacourse MG. Effects of motor imaging training after chronic, complete spinal cord injury. Exp Brain Res 2007;177:233-42.

6. Decety J, Boisson D. Effect of brain and spinal cord injuries on motor imagery. Eur Arch Psychiatry Clin Neurosci 1990; 240:39-43.

7. Hentz VR, Leclercq C. Indications for performing surgical rehabilitation. In: Hentz VR, Leclercq C, editors. Surgical rehabilitation of the upper limb in tetraplegia. Philadelphia: W.B. Saunders; 2002, 73-76.

8. Lacourse MG, Cohen M, Lawrence K, Romero D. Cortical potentials during imagined movements in individuals with chronic spinal cord injuries. Behav Brain Res 1999;104:73-88.

9. Zancolli E. Structural and dynamic bases of hand surgery. Philadelphia: Lippincott; 1979.

10. Jackson PL, Lafleur MF, Malouin F, Richards CL, Doyon J. Functional cerebral reorganization following motor sequence learning through mental practice with motor imagery. NeuroImage 2003; 20:1171-80.

Supplier

a. Vicon-Los Angeles, 5419 McConnell Ave, Los Angeles, CA 90066.

APPENDIX 1: EXAMPLE OF STANDARD MOTOR IMAGERY SESSION FOR THE PATIENT INCLUDED

• Five minutes of relaxation, discussion to make the patient feel relaxed and confident.

• Twenty minutes of motor imagery exercises. In the first sessions, the experimenter showed the movement before the patient was told to perform it while being helped. First, the patient analyzed and observed the sequences required to complete the task successfully: extend/flex the arm to reach and grasp an object or to simulate daily-life activities. Second, the patient was asked to correct the inadequate execution mentally, focusing on arm extension by contracting the biceps while keeping hand pronation. Third, he rehearsed the corrected movement mentally several times, just as if he actually had to perform the same movement. During the sessions, several objects were placed at different places, thus making the patient explore the 3-dimensional space.

• The patient ended with autoevaluation based on movement accuracy and general feelings.

From one session to another, the difficulty, speed, size, and weight of an object were modulated as soon as the patient improved his performances.

DISCUSSION GENERALE

I :   RÈGLES ET CONDITIONS DE LA PRATIQUE DE L'IM CHEZ LES MÉDULLO-LÉSÉS

II : AMÉLIORATION DE LA MOTRICITÉ APRES ENTRAINEMENT MENTAL

Depuis une vingtaine d'années, l'IM est un thème d'étude de plus en plus abordé autant dans le champ de la psychologie cognitive, de la physiologie des processus mentaux et de la neuroanatomie. Les techniques d'enregistrement de l'activité cérébrale sont couramment utilisées afin d'identifier les aires corticales et sous-corticales activées pendant la pratique mentale. Le principe de l'équivalence entre la simulation mentale d'un mouvement et son exécution réelle pourrait expliquer l'amélioration des facteurs liés à la performance motrice (Guillot *et al*, 2010) mais également le rôle de l'IM dans la plasticité structurale et fonctionnelle suite à une lésion périphérique ou centrale. Ce point conceptuel important justifierait l'intégration du travail mental dans les protocoles de rééducation et de réadaptation fonctionnelle.

Si le rôle de l'IM dans la réhabilitation post-AVC suscite énormément d'intérêt, il n'est que trop peu exploité dans celle des blessés médullaires. Jusqu'à présent, les expériences les concernant se sont essentiellement intéressées aux conséquences de la lésion médullaire au niveau cérébral, du fait des phénomènes de désafférentation. Elles ont aussi évalué l'intégrité du système nerveux sympathique et la capacité qu'a la moelle épinière isolée à générer des réponses végétatives aux stimuli.

Ce travail s'est articulé autour d'un double objectif: dans un premier temps, il s'agissait de permettre l'intégration du travail mental dans les protocoles cliniques de ces patients, en mesurant les effets de la lésion médullaire sur les capacités d'imagerie et sur les méthodes de suivi de la qualité du travail mental. Ensuite, nous avons testé l'efficacité de l'IM sur la réadaptation fonctionnelle dans les protocoles thérapeutiques, en centrant le travail sur la récupération de la préhension.

Les variables dépendantes ont donc essentiellement été représentées par les indicateurs de la qualité d'imagerie, les mesures fonctionnelles et cinématiques. Les expériences ont été conduites selon 2 directions :

- Les patients blessés médullaires conservent les caractéristiques temporelles de l'action lors de sa simulation mentale aussi bien pour les mouvements des membres paralysés que pour ceux des segments valides. Toutefois, l'évaluation des capacités d'imagerie et le suivi du travail mental nécessite d'intégrer des indicateurs complémentaires, notamment les données neurovégétatives et les scores au questionnaire d'imagerie KVIQ (Malouin, *et al.*, 2007). Les publications 1 et 2 ont permis de dresser un bilan de la qualité d'imagerie chez les patients para- et tétraplégiques et de valider l'utilisation des outils d'évaluation.

- Utiliser l'entraînement mental en rééducation et réadaptation des patients blessés médullaires nécessitent d'en tester la faisabilité et l'efficacité, en commençant par des études de cas représentatifs. Réduire l'intégration de l'IM à la réadaptation fonctionnelle de la préhension a permis de travailler sur un point essentiel pour ces patients, améliorer leur autonomie. De plus, l'apprentissage de la ténodèse chez un patient tétraplégique C6 (Publication 3) et la récupération de l'extension du coude après transfert tendineux chez un autre patient tétraplégique C6 (Publication 4), ont permis de travailler sur des protocoles de rééducation fréquemment rencontrés dans les centres de soins.

I- RÈGLES ET CONDITIONS DE LA PRATIQUE DE L'IM CHEZ LES PERSONNES MÉDULLO-LÉSÉES

I.1. Les capacités de représentation mentale chez les blessés médullaires

Parce que la capacité à former des représentations mentales est un pré-requis indispensable pour la pratique de l'IM, il est déterminant d'analyser si cette faculté est modifiée après un traumatisme du système nerveux central. En nous appuyant sur des tests validés chez les sujets sains et les patients post-AVC, nous avons pu établir à partir d'indices psychologiques, comportementaux et physiologiques, les facultés et la qualité du travail mental de ces patients. La chronométrie mentale (Guillot et Collet, 2005a) et l'analyse de l'activité électrodermale, notamment des DPO, sont à ce niveau d'investigation, des techniques fiables (Vernet-Maury, *et al.* 1995, Collet, *et al.*, 2003 ; Guillot et Collet, 2005b). Ces mesures sont complétées par le questionnaire psychologique du KVIQ soumis au patient (Malouin, *et al.*, 2007). La corrélation des données obtenues par les tests psychophysiologiques et les activations cérébrales enregistrées ont montré qu'ils étaient une bonne indication du niveau d'expertise en IM. En effet, Guillot *et al.* (2008) ont déterminé des groupes de bons et mauvais imageurs grâce aux indicateurs comportementaux, physiologiques et psychologiques. L'activité métabolique étudiée ensuite lors de tâche d'IM chez ses sujets sains a révélé deux configurations distinctes d'activation cérébrale en fonction de leurs capacités d'IM, confirmant la construction des groupes bon et mauvais imageurs sur la base des indicateurs précédents.

Les résultats combinés des outils psychophysiologiques et comportementaux présentés dans **la publication 1** montrent des capacités d'IM quasi similaires chez les patients médullo-lésés par rapport au groupe contrôle. Si les patients ont montré leur capacité à imaginer un mouvement impliquant des membres sus- et sous-lésionnels, une altération de la qualité de l'IM a été observée au travers des données physiologiques lors de mouvement imaginé de la cheville. Pour rappeler brièvement cette expérience, un groupe de patients blessés médullaires et un groupe de sujets sains ont participé à une évaluation de leurs capacités d'IM. Les deux groupes ont effectué le questionnaire KVIQ et se sont représentés mentalement un mouvement de préhension après une exécution réelle et un mouvement de la cheville après avoir exécuté (sujet contrôle) ou observé l'action (patients). Le premier mouvement consistait à saisir un verre et simuler l'action de boire, le second à enchaîner consécutivement une flexion, une extension une pronation et une supination de la cheville droite. La durée de l'exécution mentale et les réponses neurovégétatives étaient les variables dépendantes. Les scores du KVIQ et ceux de l'échelle d'auto-évaluation, aussi bien pour l'IM visuelle que kinesthésique, n'étaient pas significativement différents entre le groupe de patients et celui des sujets sains. Les deux groupes expriment plus de difficulté à pratiquer l'IM kinesthésique que visuelle. L'analyse inter-sujet, détaillée dans la publication, des variables comportementales et physiologiques en fonction du type d'imagerie pratiquée (visuelle ou kinesthésique) n'indique aucune différence significative entre les mouvements exécutés et imaginés pour la préhension. Cette similarité est renforcée par une corrélation individuelle élevée entre chronométrie mentale et les Durée de Perturbation Ohmique (DPO) des réponses électrodermales enregistrées. Quatre patients ayant eu des difficultés à saisir le verre, avec pour conséquence, une durée d'exécution plus élevée, ont également eu un temps d'IM corrélé plus long. Nos données confirment les résultats de Decety et Boisson (1990) en chronométrie mentale chez les patients blessés médullaires pour les mouvements sus-lésionnels. D'autres études chez le sujet sain ont

236

également relaté une similitude entre durée d'IM et exécution réelle, notamment pour des mouvements cycliques (Decety, *et al.*, 1989; McIntyre et Moran, 1996; Papaxanthis *et al.*, 2002a) et des mouvements automatiques tel que la préhension (Papaxanthis, *et al.*, 2002a). En général, l'équivalence temporelle est obtenue, sans consigne spécifique, pour un mouvement d'une durée entre 10 et 20s (pour revue, voir Guillot et Collet, 2005a). Dans la **publication 2,** la partie expérimentale dédiée à l'évaluation des capacités des patients médullo-lésés sur ce même mouvement de préhension corroborent également ces résultats. Les facultés d'imagerie chez les patients étaient similaires à celle du groupe contrôle quel que soit le niveau de la lésion, avec une forte corrélation entre durées de réponses physiologiques et durées d'exécution mentale en imagerie par rapport à l'exécution réelle. Les valeurs de DPO correspondaient aux durées d'imagerie du mouvement relevées en chronométrie et les scores au KVIQ étaient similaires au groupe contrôle, renforçant une faculté chez ces patients, à établir de fortes analogies entre IM et motricité volontaire (sus-lésionnel). Les mêmes résultats ont été obtenus pour le patient de la **publication 3**. Le patient tétraplégique de la **publication 4**, ayant subi un transfert tendineux, a présenté les mêmes capacités pour une tâche de pointage.

Néanmoins ces résultats doivent être relativisés par rapport au type d'imagerie utilisé et aux membres impliqués dans le mouvement imaginé. Au niveau du mouvement de la cheville, patients et sujets contrôles ont sous-estimé la durée du mouvement en IM kinesthésique. Ce type d'IM est souvent plus difficile à réaliser pour des sujets non initiés à l'entraînement mental. Comme pour les sujets sains (Guillot et Collet, 2005a), il est sans doute plus difficile de construire une représentation de l'exécution lorsque la consigne est de percevoir les informations associées à l'exécution comme les tensions musculaires, modifications posturales, amplitudes articulaires, déplacements générés par le mouvement. La conservation de l'organisation spatio-temporelle du mouvement à partir des informations proprioceptives est souvent plus délicate car ce sont des informations moins utilisées dans la vie quotidienne au regard des informations visuelles. Si les données chronométriques vérifient les mêmes capacités d'IM dans les deux groupes pour les mouvements sous-lésionnels, la faible corrélation avec les données physiologiques chez ces patients attesteraient pourtant d'une altération de la qualité de l'IM kinesthésique. La DPO est significativement plus réduite que la durée de mouvement observée surtout pendant l'IM kinesthésique. On peut supposer qu'en ne pouvant qu'observer l'action et non l'exécuter, la qualité de l'IM des patients s'en trouverait altérée. En effet, les rétroactions issues de l'exécution du mouvement sont comparées à la référence stockée en mémoire procédurale. En l'absence de ces réafférences, que devient cette mémoire centrale ? Si l'existence de voies nerveuses différenciées pour traiter les signaux sensoriels et moteurs, conduit habituellement les études neurophysiologiques et comportementales à dissocier les processus de l'action et de la perception, il est désormais admis qu'en plus de la commande motrice, la production de l'action par le sujet lui-même ou par autrui engage simultanément des mécanismes de prédiction sensorielle ainsi que l'activation de zones nerveuses sensorielles chez le sujet (Rizzolatti, 2005). La préparation motrice, l'observation d'action et l'IM partagent certains niveaux de représentations mentales et nécessitent un accès à un modèle interne du comportement. Ce modèle interne correspond au but et aux conséquences de l'action. L'accès à ce modèle est nécessaire à la préparation à l'action et à sa représentation par IM mais également à l'observation d'une action lorsque le but assigné est de l'imiter, communément appeler « observation-imitation ». Si l'on regroupe les données neurophysiologiques concernant le support neuronal de ces trois types d'activité, on s'aperçoit que de nombreuses régions sont communes,

238

suggérant un partage des mêmes ressources informationnelles. En revanche d'autres sont spécifiques, l'observation d'action engage aussi des régions impliquées dans la reconnaissance visuelle (cortex temporal médian, gyrus parahippocampique) et dans le codage moteur des actions (gyrus frontal inférieur). On peut considérer qu'il s'agit d'une étape de décodage et d'intégration de l'information visuelle et motrice qui sera ensuite envoyée aux régions exécutives (Viader, *et al.*, 2000). Des avancées récentes en neurosciences montrent que la perception visuelle n'est pas seulement le résultat d'une stimulation exogène mais qu'elle dépend des compétences motrices pouvant être rappelées à l'observation du mouvement (Jeannerod, 2001). Cette approche s'appuie sur la théorie des neurones miroirs (Rizzolatti, 1996) mettant en évidence une interaction perception - action. L'observation du mouvement est suffisante pour engendrer une activation motrice dans les aires connues pour être engagées dans l'exécution du mouvement. Certains auteurs ont mis en évidence que l'observation-imitation est spécifique de l'effecteur. Les études d'imagerie indiquent une organisation somatotopique pour les mouvements observés dans les aires en rapport avec le mouvement (Grafton, *et al.*, 1996, Buccino, *et al.*, 2001). Que se passe-t-il lorsque l'observation-imitation concerne des membres désafférentés ? Peut-on supposer une altération du modèle interne du comportement ? Dans notre étude, les patients expriment significativement davantage de difficulté à former des images vivaces à partir des informations kinesthésiques comparativement aux informations visuelles pour le mouvement de la cheville. Cette difficulté pourrait être accentuée par l'absence de rétroactions proprioceptives dont la lésion médullaire prive le cerveau et l'actualisation des données en mémoire. Les informations visuelles resteraient actualisées lors des mobilisations passives des membres désafférentés. Nous supposons que les patients ne pouvant exécuter le mouvement doivent le rappeler à partir de leur mémoire procédurale pour en reconstruire la représentation mentale à partir des informations kinesthésiques attendues. Ces informations sont sans doute dégradées avec le temps puisque, chez certains patients, le temps écoulé depuis le traumatisme s'échelonne entre 6 et 360 mois. Ces résultats corroborent l'étude de Hotz-Boendermaker *et al.* (2008) qui confirme la capacité à mobiliser des programmes moteurs normalement contrôlés par des étages médullaires sous-lésionnels mais avec un recrutement supplémentaire du lobe pariétal et du cervelet comparativement au groupe de sujets sains. Les auteurs ont également observé une grande variabilité des réponses entre les sujets, dont le temps écoulé depuis le traumatisme variait entre 24 et 240 mois. Si l'intégrité des programmes moteurs semble préservée pour l'IM des mouvements sus-lésionnels, des recherches plus approfondies intégrant le temps écoulé depuis le traumatisme comme variable, sont nécessaires pour évaluer la conservation des capacités en IM des mouvements sous-lésionnels.

Une analyse comparative de l'activité cérébrale chez un groupe contrôle et un groupe de patients lors de l'observation d'un mouvement sus- et sous-lésionnel en comparaison à l'exécution et à l'IM de ce même mouvement serait nécessaire pour compléter notre étude. Si les études de l'activité cérébrale chez les patients médullaires ont établi une préservation de la plupart des fonctions associées à la motricité, un certain nombre d'anomalités ont également été décrites lors d'IM de mouvements impliquant des membres désafférentés. Rappelons notamment que Cramer *et al.* (2005 ; 2007) ont reporté dans leurs études des activations anormales par l'IRMf chez les patients médullo-lésés lors du travail en imagerie de mouvements du pied. D'autres études confirment l'hypothèse d'une activation plus élevé du cortex moteur primaire chez les patients médullaires au cours de l'IM lorsqu'ils sont comparés à un groupe contrôle de sujets sains (Alkadhi, *et al.*, 2005). Les moindres activations du cortex moteur primaire en imagerie par rapport à l'exécution réelle chez les sujets

240

sains seraient associées au phénomène d'inhibition cortico-corticale de la commande motrice permettant d'éviter l'apparition d'une réponse périphérique au cours des tâches d'imagerie (Porro, *et al.*, 1996). La diminution du mécanisme d'inhibition de la commande motrice en imagerie chez les patients médullo-lésés serait la principale hypothèse, dont la cause serait l'absence de sollicitation du membre ainsi que la suppression des rétroactions sensorielles. Dès lors, imagerie et motricité volontaire seraient assimilées au niveau central (Alkhadi, *et al.*, 2005). Rien n'indique pour autant que de telles modifications limiteraient nécessairement la portée du travail mental ou des corrélats périphériques à l'IM. Observe-t-on les mêmes modifications corticales lors de l'observation de mouvements de membres désafférentés? A ce jour, aucune étude analysant l'exécution motrice, l'IM et l'observation sur des mouvements sus- et sous-lésionnels chez ces patients n'a été reportée et nous permet de répondre à nos questions.

Un autre questionnement implique le point du vue d'observation de l'image. En effet n'aurait-il pas été plus efficace de montrer une vidéo du mouvement simulant le patient en train de faire le mouvement (perspective à la 1ère personne) plutôt qu'il regarde faire quelqu'un d'autre (perspective à la 3ème personne)? Si Bolliet et al. (2005) a montré, grâce à l'analyse des réponses végétatives, que ces 2 conditions étaient tout à comparables, qu'en est-il chez le patient médullo-lésé ? Cette question nous amène ici à discuter des méthodes d'environnement virtuel. La réalité virtuelle en 3 dimensions (Fung, *et al.*, 2004) pourrait actualiser les représentations mentales des membres désafférentés chez les patients médullo-lésés. Cette technique, consistant à utiliser l'informatique pour générer une image 3D (Keshner, 2004), a déjà fait ses preuves chez les amputés ou les patients atteints d'AVC (Giraux, *et al.*, 2003a). Ramachandran (1998) révèle la modulation des afférences kinesthésiques du membre amputé par l'image virtuelle de la main superposée à l'extrémité fantôme. Une modification des représentations motrices a été observée après une avulsion du plexus brachial (Giraux, *et al.*, 2003b). A partir de ces résultats, on peut supposer que l'environnement virtuel pourrait améliorer l'IM kinesthésique des membres désafférentés chez les patients médullo-lésés. Actuellement, de nombreux travaux sont menés chez les patients médullo-lésés dans le cadre des interfaces cerveaux-PC pour les orthèses de préhension et d'apprentissage virtuel de la conduite de fauteuil roulant (Leeb, *et al.*, 2007 ; Pfurtscheller, *et al.*, 2008). Ils s'appuient sur la corrélation de l'activité neuronale entre IM et mouvement réel, sous-entendant des capacités d'IM existantes chez les patients testés. Des études sur l'utilisation de l'environnement 3D couplée à l'IM dans les protocoles thérapeutiques de ces patients pourraient avoir leur importance.

I.2. Méthode d'étude de l'activité neurovégétative des patients blessés médullaires.

S'il est vrai que les enregistrements directs de l'activité du système nerveux central, tels que la spectrographie de masse, l'imagerie par résonnance magnétique fonctionnelle, la tomographie par émission de positrons, l'électroencéphalographie ou la magnétoencéphalographie apportent des indices objectifs sur la qualité du travail mental, elles ne peuvent pas être systématiquement utilisées par les thérapeutes lors des séances de réadaptation (coût élevé, systèmes non ambulatoires). Les questionnaires, bien qu'utiles restent néanmoins subjectifs. Si la chronométrie mentale permet d'attester la capacité à conserver les caractéristiques spatio-temporelles du mouvement, l'analyse des indices neurovégétatifs est un moyen objectif de mesurer la précision de l'IM. Les résultats de la **publication 1** ont montré l'apport complémentaire de ces trois méthodes, en particulier chez les patients mauvais imageurs dont les données psychologiques ont été faiblement corrélées aux mesures plus objectives. Afin de valider l'utilisation de l'activité électrodermale chez les patients médullo-lésés, il nous a paru intéressant de procéder à l'analyse de cette variable sur des sites d'enregistrement sus et sous-lésionnels sur des groupes de patients présentant des hauteurs de lésion hétérogènes, pouvant être complète ou incomplète (**publication 2**). La même analyse a été faite chez un groupe de sujets sains. Les données de la résistance cutanée (RC) ont été corrélées aux scores du KVIQ et aux durées du mouvement exécuté et imaginé (à la 1ère personne). Le mouvement étudié était le même que dans la publication 1, la préhension d'un verre, suivie de l'action simulée de boire puis de celle de reposer le verre à sa place initiale. La mesure de la RC est non invasive et son caractère ambulatoire permet sa mise en œuvre dans le contexte particulier du travail de réadaptation (Figure 55). Elle peut donc être appliquée à l'évaluation de la qualité des représentations mentales, en cours de séance et permettre l'ajustement du travail mental. En terme de programmation centrale, la fonction des éfférences végétatives est expliquée par les exigences métaboliques de la tâche, que l'activité des structures cérébrales est capable d'anticiper. En adressant leur commande aux effecteurs végétatifs périphériques, elles génèrent un ensemble de réponses, qui sont l'expression de la commande centrale. Les réseaux de neurones qui les provoquent synchronisent les fonctions somatiques et cognitives (Decety, *et al.*, 1991; Collet, *et al.*, 1994; Guillot et Collet, 2005b). Chez le bon imageur, une réponse neurovégétative doit être observée à chaque répétition mentale. Chez le mauvais imageur, elle est moins ample et moins longue, quelquefois, même inexistante. Dans ce cas, nous avons un témoin objectif de la difficulté à construire une image.

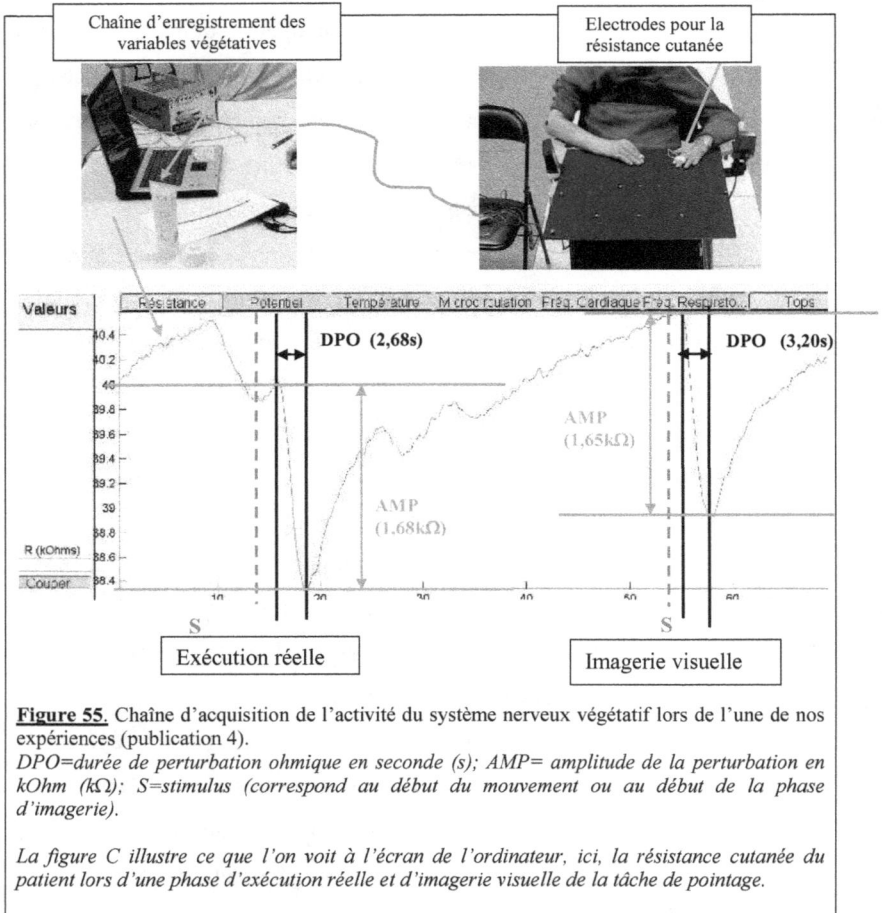

Figure 55. Chaîne d'acquisition de l'activité du système nerveux végétatif lors de l'une de nos expériences (publication 4).
DPO=durée de perturbation ohmique en seconde (s); AMP= amplitude de la perturbation en kOhm (kΩ); S=stimulus (correspond au début du mouvement ou au début de la phase d'imagerie).

La figure C illustre ce que l'on voit à l'écran de l'ordinateur, ici, la résistance cutanée du patient lors d'une phase d'exécution réelle et d'imagerie visuelle de la tâche de pointage.

La fiabilité des signaux, avérée chez le sujet sain, doit être vérifiée chez le patient médullo-lésé. En effet, la privation sensitive et motrice des segments corporels au dessous de la lésion s'accompagne aussi de dysfonctionnements neurovégétatifs. L'activité électrodermale est normalement abolie au niveau palmaire et plantaire chez le patient tétraplégique. D'après Matsunaga *et al.* (1998), l'activité électrodermale peut être enregistrée sur des sites non palmaires et non plantaires, ce qui nous a permis de choisir le cou comme site sus-lésionnel pour les patients tétraplégiques de niveau C6 ou supérieur. Les réponses observées présentent la même configuration, seules la latence et l'amplitude sont modifiées. La plupart des études sur la RC chez les patients médullo-lésés ont utilisé la méthode de la stimulation nerveuse électrique. Parmi elles, Reitz *et al.* (2002) ont obtenu une RC au niveau plantaire, chez des patients médullo-lésés complets au niveau cervical et thoracique, en stimulant le nerf pudendal (en dessous du niveau de la lésion). Ces études ont évalué l'intégrité des voies sympathiques dans la moelle épinière isolée, mais n'ont pas jugé celle des voies descendantes et leurs connexions avec les centres nerveux végétatifs centraux.

Afin de valider les sites d'enregistrement sélectionnés pour enregistrer la RC et l'utiliser comme méthode d'évaluation des capacités de représentation mentale chez les patients, nous avons comparé 3 groupes de patients et un groupe contrôle. Pour comparer les enregistrements sus et sous-lésionnels, nous avons placé les électrodes sur le cou pour les patients lésés au-dessus de C6 ou sur la face palmaire pour les autres (niveau sus-lésionnel) et plantaire pour tous (niveau sous-lésionnel). Le premier groupe était constitué de sujets sains (CTRL), le second de patients avec lésion complète au niveau cervical (groupe A), le troisième de patients avec lésion complète au niveau thoracique (groupe B) et le dernier de patients avec lésion incomplète quel que soit le niveau (groupe C). L'activité électrodermale a été enregistrée pendant une phase d'IM et d'exécution du mouvement de préhension. Elle a été quantifiée par la RC (en kOhm). Nous l'avons analysée en comparant la latence, l'amplitude et la durée de la réponse. Comme l'amplitude dépend de la valeur de pré-stimulation (Furedy et Scher, 1989), les comparaisons inter-sujets sont difficilement exploitables, les comparaisons intra-sujets entre sus et sous-lésionnel ont donc été réalisées.

Dans notre étude, la même RC a été enregistrée chez des sujets sains quel que soit le site d'enregistrement, ce qui suppose une voie sudomotrice supraspinale descendante commune. Ces résultats confirment les observations antérieures de Matsunaga et *al.* (1998). L'activation des mécanismes végétatifs durant la simulation mentale chez les sujets témoins (en palmaire, le cou et site plantaire) confirment les mécanismes neurocognitifs commun à l'IM, à la préparation et à l'exécution motrice. L'IM corresponderait donc à une activation endogène subliminale du système moteur, sans protuion concommitante du mouvement, mais où les efférences végétatives correspondantes, dépourvue de contrôle volontaire, resteraient actives (Jeannerod, 1999).

Une réponse est enregistrée pendant l'IM comme durant l'exécution réelle à partir du cou ou de la main pour tous les groupes. Une amplitude plus réduite est observée en IM qu'en exécution réelle mais la configuration de la réponse reste la même, confirmant les études antérieures (Matsunaga, *et al.*, 1995). Ces résultats confirment également ceux de Cariga *et al.* (2002) et de Reitz *et al.* (2003): une RC est enregistrée lorsque les voies sympathiques ont été préservées (enregistrement au-dessus de la lésion). Ces données ont été corrélées à la durée de l'exécution réelle et de l'IM, confirmant les résultats de la publication 1, validant le cou comme site d'enregistrement sus-lésionnel chez les patients de niveau C6 et supérieur et le site palmaire chez ceux dont la lésion se trouve en dessous.

Lorsque nous avons comparé les réponses sous- et sus-lésionnels, nous avons mis en évidence des différences significatives. Ainsi, aucune réponse n'a été enregistrée sur le site plantaire dans le groupe A, alors qu'elle était effective pour deux patients du groupe B. Une RC a été enregistrée chez les patients ayant une lésion médullaire incomplète (goupe C) sauf pour ceux ayant un score ASIA B. Nous expliquons l'absence d'enregistrement de la

246

RC par le niveau de la lésion et son caractère complet. La réponse électrodermale enregistrée chez les deux patients du groupe B s'expliquerait par leur lésion basse (niveau L1 et L5). La hauteur de la lésion médullaire a donc une incidence logique sur la réponse électrodermale des patients, du fait de l'organisation métamérique de la moelle épinière (Yokota, *et al.*, 1991 ; Curt, *et al.*, 1996 ; Rodic, *et al.*, 2000). Elles sont abolies pour une lésion complète, au-dessus de L1 (Figure 56).

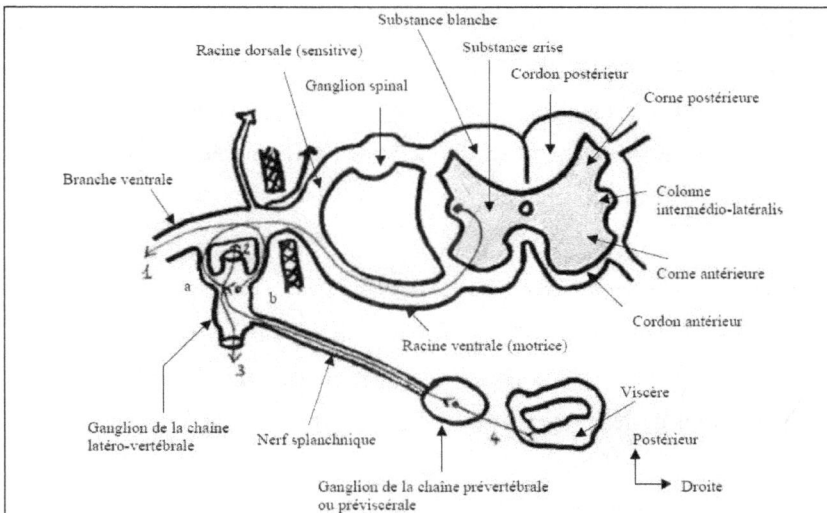

Figure 56. Coupe transversale de la moelle épinière, faisant apparaître l'organisation système nerveux autonome.
*Les rameaux communicants blancs et gris mettent en relation le nerf spinal et les ganglions latéro-vertébraux: le rameau communiquant blanc (**a**) myélinisé, n'existe que de C8 à L2*
*Le rameau communiquant gris (**b**) amyélinique se retrouve à tous les niveaux*
Les nerfs splanchniques relient les ganglions sympathiques latéro-vertébraux et les ganglions préviscéraux.

Le système nerveux sympathique a une organisation métamérique entre les segments C8 et L2. Il émet des ramifications vers les ganglions sympathiques latéro-vertébraux, qui ont une organisation métamérique à peu près respectée (là où ce n'est pas le cas, cela est dû à la fusion de plusieurs ganglions): 3 cervicaux, 10 à 12 thoraciques, 4 lombaires, 4 sacrés et 1 coccygien.

Si ces résultats confirment ceux de Riley *et al.* (2002) et de Pan *et al.* (2006), ils sont en contradiction avec ceux de Nicotra *et al.* (2005). Ce dernier observait une réponse plantaire chez des patients avec lésion cervical et thoracique complète, après une stimulation électrique du nerf médian et/ou une stimulation physiologique sus-lésionnelle (inspiration). Kumru *et al.* (2009) a démontré qu'une préservation des voies descendantes sympathiques chez ces patients n'était pas exclue. Dans les voies médullaires, il y a théoriquement une dissociation entre les impulsions somatique et végétative chez les patients ayant une lésion de la moelle. La préservation de décharges sympathiques pourrait être possible, même chez les patients avec lésion complète, si la voie des ganglions latéro-vertébraux est épargnée. Cette hypothèse renvoie à l'organisation structurale de la moelle épinière (figure 56).

Lorsque nous avons analysé les caractéristiques des réponses plantaires par rapport à celles enregistrées au niveau palmaire pour les groupes C et CTRL, nous avons constaté une diminution de leur amplitude et une augmentation de leur latence au niveau plantaire. La DPO reste similaire lors de l'imagerie et l'exécution réelle aussi bien au niveau sus- que sous-lésionnel pour le groupe CTRL alors qu'elle est réduite pour le groupe C (lorsqu'une RC est enregistrée). Si elle est proche de la durée d'exécution du mouvement pour le groupe CTRL, elle est faiblement corrélée à cette variable dans le groupe C. Les résultats observés justifient l'enregistrement sus-lésionnel de la RC comme indice des facultés individuelles d'imagerie chez les patients médullo-lésés. Nos résultats indiquent que, pour la majorité des patients, il y aurait concordance entre la déficience de la fonction sympathique induite par l'IM qui provoque une RC et le niveau lesionnel de la classification ASIA. Au vu de ces résultats, l'analyse de la RC au niveau sus-lésionnel, pour évaluer les capacités d'IM, semble constituer un outil fiable chez les patients médullo-lésés. Elle pourrait également être un outil complémentaire pour évaluer le niveau et le caractère complet ou incomplet de la lésion.

Une étude complémentaire permettrait de comparer l'amplitude de la RC entre le groupe CTRL et les patients en utilisant une autre méthode de quantification des données. En effet, en raison de la grande variation inter-individuelle des valeurs basales de la RC, il est nécessaire de normaliser l'amplitude obtenue pour pouvoir faire une comparaison inter-sujets. Le principe de la normalisation serait de diviser les valeurs enregistrées lorsque les sujets simulent ou réalisent la tâche par celles enregistrées avant stimulation. Les ratios serait ainsi répartis autour de 1. Mais, à la date de rédaction de la thèse, le traitement des données de l'activité tonique était encore en cours.

I.3. Conditions de l'efficacité d'un entraînement mental

Dans **la publication 1**, quatre de nos patients ont eu des difficultés à passer les tests, certains n'ont pas pu les terminer. L'explication réside sans doute dans une difficulté à se représenter mentalement une action, les différences interindividuelles en matière de capacités d'imagerie restant élevées. L'état général du patient constitue aussi un facteur explicatif : 1 sur 4 était fatigué le jour de l'examen et ressentait des douleurs difficilement supportables au niveau des membres, un autre avait des problèmes sphinctériens pouvant perturber la concentration nécessaire pour le travail mental. Leur état respectif a déclenché un épisode de dysréflexie autonome rendant la poursuite de l'expérience impossible. Les conditions de passation sont primordiales lors d'un travail mental (absence de stress, de fatigue, calme...) pour permettre une concentration suffisante et influent également sur son efficacité (Munroe, *et al.*, 2000). Si le thérapeute peut difficilement influencer les caractéristiques individuelles, il peut, une fois les capacités de représentation mentale du patient établies, favoriser les conditions de leur expression. Cette affirmation nous renvoie au contenu des images mentales, à l'organisation des séances, à la planification de l'intégration du travail mental dans les protocoles existants. En s'appuyant sur les données de la littérature (voir p.102-106 de la thèse), nous avons mis en place dans nos protocoles (**publication 3 et 4**) des séances combinant IM visuelle et kinesthésique (à la 1ère personne) et pratique physique, un nombre de séances variant de 10 à 15 d'un protocole à l'autre et des temps d'intervention durant de 10 à 45 minutes. Une logique s'est tout d'abord imposée à nous dans le choix de la perspective d'imagerie. Les études comportementales, neurophysiologiques et cérébrales ont montré qu'en comparaison à l'utilisation de l'IM à la 3ème personne, celle à la 1ère personne partage plus de caractéristiques communes avec l'exécution réelle (Fourkas, *et al.*, 2006a; Stinear, *et al.*, 2006; Bakker, *et al.*, 2007, 2008). Pour cette raison, il a fallu s'assurer que le patient pratiquait bien l'IM interne et focalisait son attention sur les composantes kinesthésiques et visuelles du mouvement de préhension afin d'activer les mêmes réseaux neuronaux que lors de l'exécution réelle. Par conséquent, les instructions données au patient doivent être explicites afin de l'orienter vers une bonne image du mouvement. C'est pourquoi les scripts d'imagerie doivent être rigoureusement construits. Des études ont montré qu'une mauvaise analyse ou qu'une rétention erronée du mouvement pouvait donner le résultat inverse et altérer la performance motrice (Kobayashi, 1994). Interroger le patient sur ce qu'il imagine peut s'avérer être un bon outil d'analyse complémentaire pour évaluer exactement ce que le patient a réalisé, les échelles d'auto-estimation peuvent par ailleurs servir de support.

Plus spécifiquement, l'IM kinesthésique aurait une influence particulièrement positive sur l'apprentissage (Feltz et Landers, 1983 ;

250

Hinshaw, 1991). Les similarités physiologiques (modulation de l'excitabilité corticospinale) entre IM kinesthésique et pratique physique seraient plus importantes qu'avec l'IM visuelle (Stinear, *et al.*, 2006). Cependant, il a également été démontré que la vivacité des images visuelles chez les néophytes est souvent meilleure que celle des images kinesthésiques aussi bien chez les sujets sains que chez les populations atteintes d'une pathologie motrice (Hall, *et al.*, 1985 ; Malouin, *et al.*, 2008b ; 2009). C'est pourquoi, nous avons choisi de commencer les séances d'IM en nous basant sur les composantes visuelles du mouvement puis nous avons introduit et encouragé l'IM kinesthésique. Les patients devaient percevoir leur avant-bras projeté vers l'avant, la main en pronation et atteindre l'objet désigné. Ces informations visuelles devaient ensuite être associées aux sensations générées par le mouvement de préhension (rotation ou abduction de l'épaule par exemple). Ces informations kinesthésiques ont été introduites progressivement en fonction de l'évolution de la qualité d'imagerie du patient et de son expérience motrice de la préhension. En effet, pour que l'IM soit efficace, les patients doivent déjà avoir exécuté le mouvement (Masumoto, *et al.*, 2006). Cette dernière remarque est particulièrement importante chez les patients médullo-lésés, car si la préhension est un mouvement usuel, du fait de la durée de la paralysie et de la lourdeur du handicap, elle ne pourra plus être réalisée comme avant le traumatisme et nécessite d'actualiser la mémoire procédurale. Leur préhension s'appuie sur une nouvelle coordination motrice et nécessite de construire et renforcer un nouveau programme moteur. Dans la **publication 3**, le patient devait construire la préhension ténodèse en contrôlant le déplacement du bras à partir de l'épaule. Dans la **publication 4**, le patient devait réaliser une extension du coude en contractant le biceps (devenu extenseur du coude après un transfert tendineux sur le triceps). Ce mouvement était donc nouveau pour les patients, sans rappel possible dans la mémoire procédurale, il était donc nécessaire de combiner la pratique physique et la pratique mentale. Il est vrai que certaines études ont démontré l'impact d'un travail mental seul sur la réorganisation corticale (Jackson, *et al.*, 2003 ; Sacco, *et al.*, 2006) et sur certains facteurs de l'exécution motrice (Pascual-Leone, *et al.*, 1995). Cependant la fréquence des séances et le nombre de répétitions mentales pour obtenir une amélioration motrice variaient de manière importante en fonction de la complexité et de la nature du mouvement (Louis, *et al.*, 2008). Jackson *et al.* (2003) ont observé l'amélioration d'un mouvement du pied après 1500 répétitions sur 5 jours. Allami *et al.* (2008) ont observé des progrès sur un mouvement de manipulation complexe après 120 répétitions sur une seule session. Dans une troisième étude, impliquant des séquences complexes de mouvement des doigts, des sujets s'entrainant uniquement mentalement 2h par jour pendant 5 jours ont atteint le même niveau de performance que ceux s'entrainant 3 jours physiquement (Pascual-Leone, *et al.*, 2003). Cependant, il n'a fallu que 2h d'entrainement physique le cinquième jour au groupe d'imageurs pour atteindre le même niveau que ceux qui s'étaient entrainés physiquement pendant 5 jours. Si on extrapole ces résultats à la réadaptation des patients médullo-lésés, nous pouvons supposer que l'entraînement mental lorsque l'exécution réelle est impossible (immobilisation post-chirurgicale au transfert tendineux) permettrait une récupération motrice plus rapide en phase de rééducation lorsque le membre peut à nouveau être mobilisé.

Malgré ces résultats positifs, les meilleures performances ont été obtenues lors de protocoles combinant entraînements mental et physique (Jackson, *et al.*, 2001 ; Dickstein, *et al.*, 2007). Rappelons que notre objectif est de faire de l'IM un outil complémentaire des thérapies classiques et non un outil de substitution. Peu d'études ont analysé et contrôlé l'équilibre entre pratique physique et pratique mentale (Jackson, *et al.*, 2004 ; Malouin, *et al.*, 2004a, 2004b,2009b). Et qu'en est-il de l'ordre à respecter : IM avant exécution réelle ou inversement ? Papaxanthis *et al.* (2002b) a étudié ce dernier point sur deux groupes de sujets sains. Le premier devait d'abord exécuter 10 fois une tâche de locomotion puis l'imaginer à des intervalles différents (10, 50 puis 75 minutes). Le second groupe imaginait d'abord la tâche puis l'exécutait ensuite. Les résultats ont montré une congruence temporelle entre mouvements imaginés et exécutés quel que soit l'ordre de passation ou l'intervalle de temps entre les conditions. Par contre, la variabilité des durées moyennes des blocs d'IM est plus importante à celle des blocs d'exécution réelle. Ces observations supposent que la variabilité inter-essais lors de l'IM serait due à l'absence de rétroaction générée lors de l'exécution réelle. Il serait plus facile de construire une image claire et précise après la réalisation effective du mouvement, cette dernière se construisant sur les afférences sensorielles (Courtine, *et al.*, 2004). Inclure une exécution réelle entre des séries de répétitions mentales permettrait de mieux construire l'IM à la 1ère personne en permettant le maintien des informations proprioceptives dans la représentation mentale (Malouin, *et al.*, 2004a). Dans les protocoles cliniques étudiés, les meilleurs compromis ont été observés pour des ratios allant d'une exécution réelle pour cinq répétitions mentales à une pour dix (Malouin, *et al.*, 2009b). Comme la répétition mentale demande beaucoup d'effort d'attention et de concentration, nous avons progressivement augmenté les ratios dans nos protocoles (Malouin, *et al.* 2010).

Un dernier facteur doit être pris en considération : la posture dans laquelle nous positionnons le patient. En effet, la représentation interne d'un mouvement implique la construction d'un plan moteur à partir du schéma corporel et de la situation du corps dans l'espace, dépendant directement des informations visuelles et kinesthésiques (Imbiriba, *et al.*, 2006). Des études mesurant l'activation cérébrale ont montré de meilleures corrélations entre IM et exécution réelle, lorsque le travail mental s'appuyait sur la posture réelle du patient durant l'IM et respectait les positions de ses membres au moment de l'IM (Vargas, *et al.*, 2004 ; de Lange, *et al.*, 2006 ; Fourkas, *et al.*, 2006b). Ionta *et al.*, (2007) ont constaté que cette corrélation était vérifiée pour la main mais non pour le pied, laissant supposer que les informations posturales pourraient influencer l'IM en fonction de la représentation somatotopique du membre au niveau cortical. Mais jusqu'à aujourd'hui, aucune étude n'a analysé l'effet de la position du corps (assis, couché ou debout) sur les activations corticales lors de l'entraînement mental, même si Guillot *et al.* (2003) a constaté chez les sportifs qu'une pratique mentale proche des conditions réelles favorisait l'efficacité de l'IM. Dans nos protocoles cliniques, laisser le patient assis dans son fauteuil ou sur le lit permettait de fournir les informations visuelles et kinesthésiques suffisantes à la représentation mentale du mouvement de préhension, surtout si l'environnement est organisé pour mieux concrétiser la tâche mentale à effectuer (présence d'une table et d'un objet à saisir, par exemple). D'autre part, cela permet facilement d'alterner exécution réelle et série d'IM sans transférer ou manipuler le patient d'une position à une autre. Ces transferts étant souvent fatigants et douloureux pour les patients médullo-lésés, il est également important de conserver un confort optimal pour la bonne pratique de l'IM.

En résumé, dans ce chapitre, nous avons synthétisé l'application clinique de l'IM chez les patients médullo-lésés. Si les résultats de nos expériences 1 et 2 ont montré que les patients ont des capacités similaires à celles des sujets sains pour les mouvements sus-lésionnels, une altération de la qualité d'IM a été observée pour les mouvements du niveau sous-lésionnel. Nos résultats justifient l'intégration de l'IM dans les protocoles de rééducation du membre supérieur chez ces patients. L'analyse des outils psychologiques, comportementaux et physiologiques nous ont montré la complémentarité de ces trois outils en milieu clinique pour évaluer la qualité d'IM. La résistance cutanée reste un témoin objectif de la qualité du travail mental chez les patients médullo-lésés. Toutefois son utilisation nécessite certaines précautions, en fonction des caractéristiques cliniques des patients :

- *site d'enregistrement sus-lésionnel pour tous les patients (cou ou main en fonction du niveau de la lésion);*
- *site d'enregistrement sous-lésionnel possible pour les patients avec lésions incomplètes en sachant qu'une altération de la réponse en termes d'amplitude et de latence sera observée.*

Cependant, des études complémentaires, couplées à l'imagerie cérébrale, semblent nécessaires. Une étude est en cours dont le protocole est présenté et les premiers résultats sont présentés brièvement dans les perspectives de ce travail. D'autres questions devront également être traitées dans de prochaines études : comment améliorer la représentation mentale de patients ayant des difficultés à construire des images motrices ? Quelle importance donner à l'observation de mouvement impliquant des membres désafférentés ? Quel apport l'environnement virtuel peut-il avoir sur la qualité d'IM ? Finalement, il faudra prêter attention à la méthodologie employée lors des programmes d'IM : séance à l'hôpital ou au domicile, ratio pratique physique / IM, position du patient (couché, assis, debout).

II- AMÉLIORATION DE LA MOTRICITÉ APRÈS ENTRAINEMENT MENTAL

II.1. Amélioration de la préhension du patient tétraplégique après entraînement mental

Nos deux expériences ont évalué les effets d'un travail mental intégré à la réadaptation classique. La première a consisté à tester le rôle de l'IM dans l'amélioration de la saisie ténodèse d'un patient C6A. L'entraînement mental s'est déroulé pendant quinze séances à raison de trois par semaine. Les exercices mentaux pratiqués en ergothérapie portaient sur la préhension avec la main droite et sur l'écriture avec la main dominante (non présentée dans la **publication 3**). Nous avons essentiellement travaillé sur les saisies et déplacements variés d'objets de poids et de taille différents (un cube, un verre, un ballon...). Pour l'écriture une amélioration du rythme était attendue, sans modification de la calligraphie puisque le patient avait déjà retrouvé une forme d'écriture convenable. À cet effet, des recopiages de texte, de graphisme et de lettre de l'alphabet ont été utilisés. Tous ces exercices ont été effectués alternativement par une exécution réelle et une série de répétitions mentales. Une augmentation croissante de la durée et de la difficulté des séances a été appliquée pour contrebalancer les effets positifs de l'entraînement.

La deuxième expérience consistait à comparer l'effet du travail par IM à un contenu classique de récupération fonctionnelle de l'extension du coude après transfert. Chaque bras a subi une intervention chirurgicale consistant à transférer une partie du tendon du biceps sur le triceps, ce dernier n'étant plus fonctionnel. Pour le bras gauche, la rééducation classique a été effectuée d'abord, suivie de l'entraînement mental. L'ordre a été inversé pour l'autre bras afin de prévenir un effet d'ordre (conditions contrebalancées). L'IM s'est déroulée pendant dix séances à raison de cinq par semaine pendant l'ergothérapie. Les exercices portaient sur des mouvements de pointage et de préhension (pince à linge, pion de solitaire…).

II.1.1. Bilan fonctionnel des préhensions et des incapacités

Le gain principal est l'augmentation de l'espace haptique. Grâce à l'effet ténodèse, la fermeture des doigts sur la face interne du poignet a permis la saisie des objets (certes légers et plutôt de gros volume) dans un espace d'action plus large : livre, boîte à sel, couverts, tous nécessaires à la vie quotidienne. La récupération de la projection de la main en direction d'une cible a permis au patient ayant bénéficié du transfert tendineux de pouvoir appeler seul un ascenseur et de choisir l'étage désiré. Dans la vie quotidienne, l'un des progrès les plus appréciables est de retrouver une meilleure fonctionnalité du membre supérieur. Par exemple, il pouvait aussi porter sa main au visage puis la ramener sur la commande de son fauteuil roulant, lui permettant de se nourrir seul grâce à une fourchette adaptée. Celui qui a suivi l'apprentissage et l'amélioration de la ténodèse par IM, pouvait éteindre et allumer la lumière avec un interrupteur, sans aide extérieure. Il a également repris ses études de médecine et pu suivre un cursus aménagé, en pouvant prendre des notes à son rythme.

Pour le patient ayant subi un transfert tendineux, son équilibre en position assise a été amélioré car il pouvait agripper l'accoudoir de son fauteuil roulant, mieux répartir le poids de son corps sur l'assise, et mieux contrôler son tonus axial lors des déplacements en fauteuil. Concernant la conduite du fauteuil électrique, la restauration de l'extension du coude lui a permis de mieux moduler sa vitesse et de gagner en endurance. La marche arrière et le demi-tour étaient mieux maîtrisés. Par contre, il n'y a pas eu de répercussion sur les transferts fauteuil – lit (toujours effectués avec un lève malade) et l'hygiène corporelle, avec conservation d'une dépendance quasi-complète. De manière plus codifiée, la MIF (Mesure de l'Indépendance Fonctionnelle) est passée de 49 à 52 sur 126 entre la fin de la rééducation et un délai 3 mois après la chirurgie. Les items portant sur la toilette, l'habillage de la partie supérieure du corps ont gagné une cotation (de 1 à 2). Celle de la locomotion en fauteuil roulant électrique est passée de 5 à 6. Il n'y a pas eu d'effet notable dans le domaine de l'alimentation. Pour l'autre patient, des performances améliorées en écriture (Tableau 13), aux tests du Box and Blocks et du Minnesota ont été observées. Une autonomie plus importante dans la toilette et dans l'alimentation ont été rapportées par le patient.

Tâche	Moyen	Pré-test	Post-test	Test de rétention à 1 mois	Test de rétention à 3 mois
Temps (mn) d'écriture d'une dictée 10 lignes	Avec feutre grossi	8.40	6.19	6.08	5.45

Tableau 13. Résultats des temps d'écriture du patient C6A en rééducation pour amélioration de la ténodèse.

Les tests utilisés sont validés et reconnus mais pas spécifiquement dédiés aux patients tétraplégiques. Comparée à la MIF, la SCIM (Spinal Cord Independance Measure), échelle conçue pour les blessés médullaires, aurait peut être été plus appropriée. Un exemple de cette échelle est donné dans le tableau 14 ci-après. Yavuz *et al.* (1998) ont tout de même établi une corrélation forte entre le score ASIA moteur, le total obtenu à la MIF et la QIF (Quadriplegia Index of Function). En revanche, si la première corrélation s'améliore, après chirurgie, la seconde ne progresse pas, surtout pour les items alimentation et habillage. Ils sont davantage évalués dans la QIF et corrélés au score moteur des membres supérieurs. Les auteurs proposent d'effectuer certaines modifications de la MIF sur les deux items précités, car elle est d'utilisation plus simple que la QIF.

Soins personnels
I. Alimentation (couper viande, ouvrir boîte, tenir gobelet) 0- Nutrition parentérale, gastrotomie ou assistance totale pour alimentation orale 1- Aliments coupés, assiette et couverts adaptés, incapable de tenir un gobelet 2- Aliments coupés, couverts adaptés, peut tenir gobelet adapté 3- Aliments coupés, pas d'aide technique, tient gobelet, aide pour ouvrir les contenants 4- Indépendant dans toutes les tâches sans aide technique
II. Toilette (utiliser le savon, manipuler les robinets, se laver) **A. Partie supérieure du corps** 0- Assistance totale 1- Assistance partielle 2- Indépendant avec aide technique ou installation spéciale 3- Indépendant sans aide technique ni installation spéciale **B. Partie inférieure du corps** 0- Assistance totale 1- Assistance partielle 2- Indépendant avec aide technique ou installation spéciale 3- Indépendant sans aide technique ni installation spéciale
III. Habillage (préparation des habits, habillage, déshabillage) **A. Partie supérieure du corps** 0- Assistance totale 1- Assistance partielle 2- Indépendant avec aide technique ou installation spéciale **B. Partie inférieure du corps** 0- Assistance totale 1- Assistance partielle 2- Indépendant avec aide technique ou installation spéciale 3- Indépendant sans aide technique ni installation spéciale
IV. Soins d'apparence (mains et visage, se coiffer, brossage des dents, rasage, maquillage) 0- Assistance totale 1- Ne réalise qu'une seule de ces activités 2- Réalise plusieurs activités avec aide technique, aide pour mettre / enlever les aides techniques 3- Indépendant avec aide technique 4- Indépendant sans aide technique
RESPIRATION ET CONTROLE SPHINCTERIEN
VIII. Utilisation des toilettes (hygiène périnéale, déshabillage, rhabillage, utilisation de couches ou de serviettes périodiques) 0- Besoin d'assistance totale 1- Déshabillage partiel bas du corps, assistance dans toutes les tâches 2- Déshabillage partiel bas du corps, peut se laver seul partiellement après, besoin assistance pour habillage/déshabillage et/ou mise en place de couches 3- Se déshabille et s'essuie seul, besoin assistance pour se rhabiller et/ou mettre couches 4- Indépendant dans toutes les tâches, nécessite aide technique ou installation spéciale 5- Indépendant sans aide technique ni installation spéciale

Tableau 14. SCIM — *Spinal Cord Independence Measure*— (exemple des 7 rubriques) Traduction Française non validée (adaptation à partir de Fattal, *et al*., 2005).

Fattal *et al*. (2004) a également conçu une «Grille de capacités motrices et d'évaluation des situations de handicap du tétraplégique opéré des membres supérieurs». Elle est constituée de 31 items répartis en six rubriques fonctionnelles: transferts, positionnement sur plan de Bobath[19], l'installation posturale au fauteuil roulant, déambulation, aptitudes motrices d'exploration et de préhension. Elle reste cependant peu utilisée.

II.1.2. Bilan cinématique de la préhension

Au niveau du bilan articulaire, on observe pour le patient ayant subi le transfert tendineux, que les amplitudes mesurées au niveau du coude et de l'épaule sont quasi similaire après l'entraînement combiné mental/physique et après la thérapie classique pour un même nombre de séance (voir le tableau de la **publication 4**). La diminution des temps de mouvement et de la variabilité des trajectoires (plan horizontal) montrent une meilleure automatisation de la projection de la main en direction d'une cible et de la préhension ténodèse pour les deux patients (voir figure 3 de la **publication 3**). Ces résultats peuvent s'interpréter comme une élévation de la précision du geste : le mouvement est lissé. Plus rapide, il est reproduit avec d'avantage de régularité à mesure des essais. La hauteur du coude a eu tendance à diminuer entre le pré-test et les post-tests. À l'inverse, la hauteur du poignet a eu tendance à augmenter. Ces résultats attestent un meilleur contrôle de l'articulation du coude au fur et à mesure des évaluations. Pour le patient ayant subi le transfert tendineux, le contrôle du mouvement sollicitait davantage l'épaule au début du protocole, puis s'est reporté sur le coude et le poignet ensuite. La réanimation de l'extension du coude a probablement permis une restauration de sa fonction stabilisatrice lors de son extension. Au cours des premiers tests, alors que les fléchisseurs du bras n'étaient qu'à 2/5 et que la flexion du coude était limitée (90° puis 105°), le patient ne décollait ni le coude ni le poignet du plan travail et le mouvement était réalisé essentiellement à partir du contrôle de l'épaule (Figure 57). Ce n'est qu'après la première période de

---

[19] Les tables bobath à hauteur variable sont conçues afin de répondre très largement aux divers aspects d'un protocole rééducatif.

réadaptation (IM ou classique), lorsque les fléchisseurs du bras (côtés 3) étaient suffisamment renforcés et que la flexion du coude n'était plus limitée, que le patient a pu décoller coude et poignet du plan de travail. Les profils de vitesse observés lors du post-test étaient de meilleure qualité que ceux observés pendant le pré-test : les pics étaient notamment plus précoces (Figure 58).

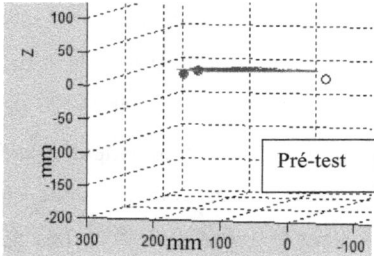

Le patient arrive à lever son bras pour atteindre la cible lors du post-test, contrairement au pré-test.

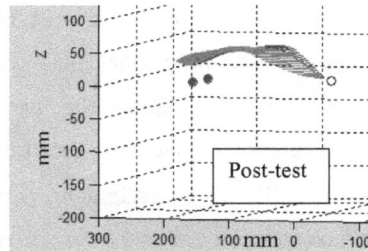

Figure 57. Evolution de la trajectoire de la main (mm) dans le plan vertical du patient ayant subi un transfert tendineux avant et après le protocole par IM.

Légende :
— Pré-test 1
— Test intermédiaire 2
Post-test 2

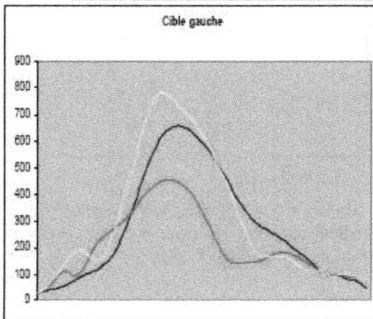

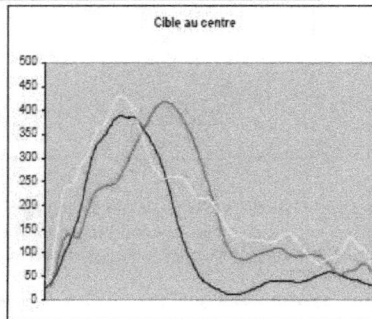

Figure 58. Profils de vitesse moyenne (mm/sec) des mouvements de pointage réalisés vers la cible gauche et la cible centrale lors du pré-test 1, après rééducation classique (test intermédiaire 2) et après entraînement mental (post-test 2) du bras gauche.

Les résultats portant sur les paramètres d'erreurs chez le patient transféré étaient plus concluants. À mesure des évaluations, les erreurs sur l'axe latéral tendent à diminuer. Les erreurs sur l'axe antéro-postérieur sont plus difficiles à analyser. Ces paramètres d'erreurs ont également été représentés sous forme d'ellipses de confiance. Les aires d'erreur ainsi obtenues ont diminué entre le pré-test et les post-tests (Figure 59). Au début, la trajectoire du mouvement montrait un mouvement saccadé avec une extension globale puis, dans un second temps, un ajustement vers la cible. Lors du post-test, la trajectoire plus fluide semblait être, dès le début du mouvement, orientée vers la cible. La variabilité des mouvements s'est significativement réduite au cours de la pratique. Les configurations du déplacement de la main des patients semblent se rapprocher de celles de sujets sains. En effet, d'après Hofman (2005), Au cours de la phase d'approche du mouvement de préhension, le déplacement de la main des sujets valides se caractérise par une trajectoire lisse harmonieusement courbée vers le haut et un profil de vitesse tangentielle fluide en forme de cloche. Il est généralement admis que cet aspect démontre que le mouvement est exécuté de façon anticipée en fonction de son but (contrôle feedforward).

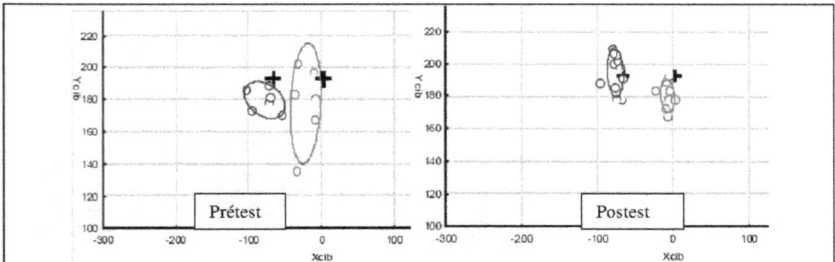

Figure 59. Positions terminales des pointages et ellipses de confiance pour des mouvements dirigés vers la cible controlatérale (en rouge) ou ipsilatérale (en bleu) lors pré-test et du post test pour le bras gauche chez le patient ayant subi un transfert tendineux.

Xcib = déplacement sur axe horizontal (mm) ; Ycib = déplacement sur axe antéro-postérieur(mm).

Les erreurs sur l'axe latéral et antéro-postérieur ont diminué après la rééducation par IM de l'extension du coude.

Néanmoins, les performances aux tests de rétention à 1 et 3 mois sont inférieures à celle du post-test immédiat pour l'exécution de la ténodèse chez le patient n'ayant pas subi de transfert. Cette variabilité peut s'expliquer par la non-linéarité du processus d'apprentissage dont la performance n'est que le reflet. La courbe des temps de mouvement est représentative de l'apprentissage du patient (Figure 60 ci-après). Pour l'acquisition d'une nouvelle habileté comme la saisie ténodèse, le temps de mouvement s'améliore rapidement, puis présente une asymptote, c'est-à-dire une réduction de la vitesse des progrès, période pendant laquelle la performance se stabilise. Les tests de rétention demeurent néanmoins meilleurs que le pré-test, mais ces résultats incitent à allonger le délai du post test à 6 mois, au minimum pour confirmer les progrès ou pour prolonger le travail en IM afin de mieux stabiliser l'apprentissage. Pour l'apprentissage de la saisie ténodèse comme pour l'acquisition de l'extension du coude par la contraction du biceps transplanté, le patient doit reconstruire le mouvement à partir d'une configuration « non-inscrite dans les modules câblés du système nerveux » (Paillard, 1960). Sa plasticité va lui permettre de restructurer les réseaux de neurones qui contrôlent la flexion pour faire d'un des chefs du biceps un muscle extenseur. Il y a là un processus d'auto-adaptation du système nerveux, sans doute conforté par une focalisation de l'attention du sujet sur le but à atteindre et les nouveaux moyens qui y sont associés (Paillard, 1991).

L'apprentissage de tâches complexes exige que certaines habiletés élémentaires qui la composent soient préalablement acquises. Leur maîtrise permet à la performance de progresser de façon significative (post-test immédiat). Selon les théories classiques de l'apprentissage moteur (Singer, 1980 ; Schmidt, 1988, 1993), la performance motrice augmente nettement au cours des premières phases d'apprentissage (découverte des principes généraux de la tâche), puis se stabilise au cours des dernières phases. Entre ces deux étapes, la performance peut soit s'améliorer, soit régresser légèrement (ajustements moteurs fins). Le prolongement du travail mental peut se faire au domicile du patient car, une fois qu'il a acquis la méthode de travail, il peut l'appliquer de manière autonome (mais contrôlée) à son domicile.

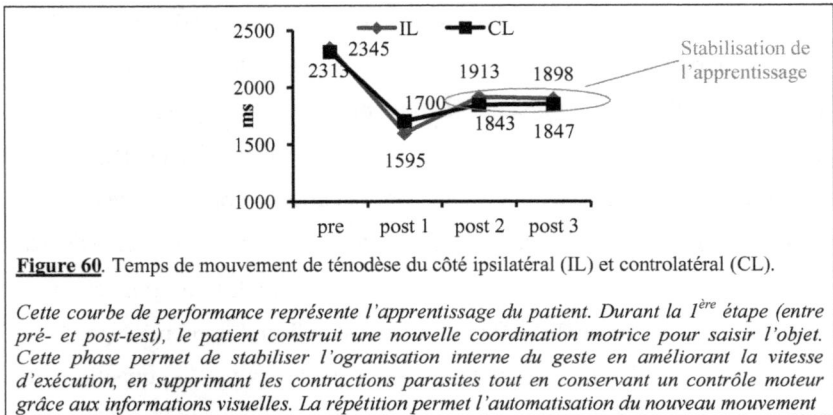

Figure 60. Temps de mouvement de ténodèse du côté ipsilatéral (IL) et controlatéral (CL).

Cette courbe de performance représente l'apprentissage du patient. Durant la 1ère étape (entre pré- et post-test), le patient construit une nouvelle coordination motrice pour saisir l'objet. Cette phase permet de stabiliser l'ogranisation interne du geste en améliorant la vitesse d'exécution, en supprimant les contractions parasites tout en conservant un contrôle moteur grâce aux informations visuelles. La répétition permet l'automatisation du nouveau mouvement

Cette fluctuation dans la performance de ce patient pourrait également s'expliquer d'un point de vue méthodologique. En effet, la baisse constatée est moins nette pour le mouvement controlatéral qu'elle ne l'est sur le mouvement ipsilatéral. Au cours du protocole de travail mental, le sujet a fait davantage d'entrainements en imagerie du côté controlatéral que sur l'autre (194 vs 148 respectivement), car toutes les séances n'ont pu se dérouler en intégralité. Le sujet était gêné par des douleurs ainsi que par une fatigue physique et psychologique importante. Ce point peut expliquer une baisse moins nette dans la condition controlatérale entre le post-test immédiat et les tests de rétention. Ces résultats nous renvoient à l'optimisation des conditions de pratique développée dans le paragraphe précédent pour favoriser l'efficacité de l'IM. Des recherches complémentaires sont nécessaires afin de préciser les modalités de pratique.

L'objectif de nos expériences était d'évaluer si l'IM intégrée aux protocoles de réadaptation améliorait la préhension du patient médullo-lésé. Nos résultats montrent un effet positif et confirment la facilité à l'introduire dans la réadaptation classique. Cependant, cette première étape doit être confirmée par une généralisation à des échantillons plus larges en comparant strictement un groupe avec réadaptation classique seule et un groupe avec un programme combiné. En effet, la part de l'amélioration due à l'IM mérite d'être précisée davantage. Si dans notre protocole sur l'apprentissage de la ténodèse, la réadaptation a couplé pratique physique (même réduite) à entraînement mental (avec un ratio maximal de 1:10), la quantité totale d'entraînement au regard d'une thérapie classique n'était pas différente. De ce fait, ce sont bien les répétitions mentales qui justifient majoritairement les améliorations observées. Les expériences sur les patients hémiplégiques et les sujets sains ont montré que la pratique combinée était la plus efficace, mais aucune étude de ce type n'a été menée chez les populations tétraplégiques. Il serait donc intéressant d'aller plus loin pour permettre la diffusion de l'IM comme outil complémentaire de réadaptation. Trois autres limites méthodologiques peuvent être notées :

- le contrôle de l'activité des patients en dehors des séances, malgré l'interdiction de pratiquer le travail mental : ont-ils réellement respecté la consigne ?

- le choix du mouvement testé pour la préhension ténodèse est à modifier. En effet la saisie ténodèse opère surtout dans le plan horizontal, or la saisie d'un verre exige une rotation du poignet, ce qui rend l'analyse cinématique plus difficile au regard des variables à étudier.

- le positionnement de marqueurs supplémentaires au niveau de l'épaule afin de mettre en évidence l'utilisation de l'articulation scapulo-humérale à partir d'une analyse cinématique.

- le choix d'une échelle d'évaluation fonctionnelle plus spécifique aux patients tétraplégiques.

En résumé, nos deux expériences préliminaires sur l'influence du travail mental dans la récupération fonctionnelle des mouvements de préhension ont confirmé les résultats positifs de l'IM et la faisabilité de ce type de protocole. Nos résultats confirment une amélioration fonctionnelle et des paramètres cinématiques de la préhension. Au vu de ces résultats et de la méthodologie utilisée, il nous paraît essentiel de confirmer :

- *une rétention à l'échelle d'une année après le traitement ;*
- *les charges de travail mental les plus à même d'entraîner des progrès (nombre de séances, fréquence ...)*
- *l'introduction de l'IM aux différents stades de la prise en charge afin d'évaluer le meilleur moment pour la faire pratiquer.*

II.2. L'IM agirait sur la plasticité cérébrale

Pour atteindre un objet et le saisir, les patients tétraplégiques doivent construire de nouvelles coordinations neuromusculaires entre l'épaule, le bras, l'avant bras et la main, ce qui suppose une réorganisation des réseaux de neurones contrôlant la projection de la main en direction d'une cible et la préhension. Ces schémas sont très différents de ceux connus du sujet avant l'accident. Le geste consistant à projeter sa main en direction d'une cible devient piloté par l'épaule et sa trajectoire doit devenir parabolique pour faciliter la saisie ténodèse. Cela entraîne une mobilisation singulière de l'articulation scapulo-humérale (Hoffmann, *et al.* 2002). Dans notre étude, l'IM peut avoir contribué à favoriser la programmation du mouvement avec une nouvelle configuration d'activations neuromusculaires pour opérer la projection de la main en direction d'une

266

cible. L'amélioration significative des paramètres cinématiques du mouvement de préhension ou de pointage entre le pré-test et les post-tests de les expériences 3 et 4 en serait la partie observable. Nous expliquons les mécanismes sous-jacents de cette amélioration en nous appuyant sur deux théories psycho-musculaire d'une part et cognitive d'autre part. La théorie psycho-neuromusculaire introduite par Corbin à la fin du XIXème siècle, reprise par Jacobson (1931), postule que l'IM serait accompagnée de réponses musculaires subliminales (donc incapables de produire une activité phasique correspondant au geste imaginé) mais cependant supérieures à la condition de repos. Elles seraient néanmoins suffisantes pour provoquer des rétroactions proprioceptives utiles au renforcement du programme moteur du mouvement représenté mentalement. Les propositions de stimulus et de réponse caractérisant la description de l'image peuvent être associées aux modalités d'IM plus communément appelées, imagerie externe (visuelle externe) et imagerie interne (visuelle interne et/ou kinesthésique). Lang *et al.* (1980) précisent que les images internes sont plus nettes et produisent davantage de réponses physiologiques que les images externes. L'étude de Bakker *et al.* (1996) s'est appuyée sur cette théorie pour expliquer la plus grande activité électromyographique enregistrée lors de l'IM d'une flexion de bras comparativement à la condition de repos. Dans nos études, les patients avaient pour consigne de réaliser uniquement l'IM à la 1ère personne aussi bien en IM visuelle que kinesthésique. Guillot *et al.* (2009) ont, montré que les configurations d'activations corticales et sous-corticales correspondant aux modalités kinesthésiques et visuelles de l'IM étaient différentes. Stinear *et al.* (2006) ont également enregistré une activation corticospinale plus intense lors de l'IM kinesthésique comparativement à l'imagerie visuelle. Le contenu de l'image influencerait donc à la fois l'activation corticale et périphérique. L'activation corticale provoquée par la simulation mentale d'une contraction musculaire serait accompagnée d'une inhibition incomplète de la commande motrice (Jeannerod, 1994). Ce mécanisme central aurait comme conséquence d'activer le système nerveux périphérique en conservant les caractéristiques du programme moteur correspondant, mais à une intensité moindre (Collet et Guillot, 2009). Cette hypothèse suppose que la commande motrice du mouvement est effective lorsque le participant a pour consigne d'imaginer son action sans déboucher sur son exécution. Les résultats de l'étude de Schwoebel *et al.* (2002) chez un patient avec une lésion pariétale bilatérale le confirment : les auteurs ont observé que ce patient effectuait physiquement le mouvement pendant l'IM, sans en avoir conscience, démontrant un probable déficit des mécanismes inhibiteurs normalement impliqués.

La théorie cognitive s'appuie, quant à elle, sur l'enregistrement de l'activation corticale pendant l'IM et ne fait pas état d'une activité musculaire subliminale. Selon Heuer (1985), le traitement de l'information constituerait le processus central lors de la simulation mentale. Grâce aux techniques d'observation de l'activité cérébrale, on a pu vérifier, en mettant en évidence des variations spatiales et temporelles du débit sanguin, que l'IM et l'exécution du mouvement implique de nombreuses régions cérébrales communes (Roland, *et al.*, 1980 ; de Lange, *et al.*, 2005). Ainsi, au cours de la simulation mentale d'un mouvement, les études reportent l'activation quasi-systématique du cortex moteur et prémoteur, de l'aire motrice supplémentaire, des noyaux gris centraux, du cervelet latéral et de l'aire motrice primaire comprenant les neurones pyramidaux du sommet du cortex moteur, soit le premier niveau de départ de la commande motrice (Abbruzzese, *et al.* 1996; Schnitzler, *et al.* 1997; Cramer, *et al.* 1999; Richter, *et al.* 2000). L'absence d'activité musculaire pendant les séances d'IM, alors qu'une augmentation de la performance à la fin de la période d'entraînement est effective, laisse penser que l'effet se situe au niveau des neurones impliqués dans la planification et la programmation de l'action, et non dans son exécution. Ranganathan *et al.* (2004) ont notamment expliqué le gain de force de l'abducteur du 5ème doigt et du *biceps brachii*, suite à un entraînement par IM, par une augmentation des signaux de sortie des centres supérieurs. L'IM améliorerait donc l'organisation de la perception des états internes et de l'environnement sans moduler les activations physiologiques périphériques.

L'approche neurophysiologique, permettant de combiner ces deux théories, suggère que le travail en IM induirait, par la plasticité cérébrale, une élévation des activations corticales dans l'homonculus moteur, permettant ainsi des améliorations fonctionnelles (Page, *et al.* 2009). Le fait que les améliorations constatées ne se limitent pas au lissage du mouvement, mais concernent également la vitesse d'exécution, ainsi qu'une amélioration des capacités fonctionnelles, laisse penser que les deux mécanismes sont impliqués (**publications 3 et 4**). L'IM aurait une fonction de réaménagement structural des réseaux neuronaux mais la contribution exacte de l'IM à ces processus reste à déterminer. Cependant comme nous l'avons déjà présenté dans la partie théorique de la thèse, les effets induits par le travail mental impliquent des mécanismes centraux, et certains travaux ayant identifié celui de la plasticité cérébrale après entraînement mental méritent notre attention afin de justifier l'amélioration motrice obtenue dans nos protocoles de réadaptation fonctionnelle de la préhension.

A la suite d'un accident invalidant, une diminution de la représentation corticale des segments immobilisés et une moindre excitabilité du cortex sont observés. Ces modifications sont associées à une utilisation réduite du membre, mais également à la diminution des rétroactions sensorielles en provenance de ce dernier. Les traitements ayant recours à la sollicitation du membre par la répétition physique entraînent une élévation de l'excitabilité corticale et l'extension de la représentation dans l'homonculus. Ces modifications centrales entrainent des améliorations au niveau fonctionnel (Smith, *et al.*, 1999). Lorsqu'aucune sollicitation du membre n'intervient, le phénomène de plasticité cérébrale n'intervient pas. Ce mécanisme serait donc associé à l'amélioration et à la réadaptation fonctionnelle (Szaflarski, *et al.*, 2006). Jackson et *al.* (2003) observent chez des patients post-AVC, une élévation du débit sanguin dans la région orbito-frontale droite associée à des améliorations fonctionnelles, à la suite d'un entraînement combinant IM et pratique physique d'une flexion/extension du pied. Dans un protocole visant l'amélioration des activités quotidiennes de patients post-AVC, Page *et al.* (2009) confirment ces résultats par IRMf, où il reporte une extension de l'aire activée pour le mouvement travaillé à la suite du protocole de réadaptation combinant pratique physique et mentale. Sacco *et al.* (2006) ont observé une extension bilatérale des aires motrices chez des sujets s'étant entraînés physiquement et mentalement à une combinaison de pas au tango (15 minutes par jour sur 5 jours) contrairement au groupe s'étant entraîner physiquement (45 minutes par jour sur 5 jours). De plus, une diminution de l'intensité d'activation des aires impliquées dans le traitement des informations visuo-spatiales a été observée au profit d'une augmentation de celles traitant les informations kinesthésiques, laissant supposer une automatisation du mouvement. Cette observation a également été vérifiée par Pascual-Leone *et al.* (1995), qui ont reporté une diminution d'activation dans le cervelet et une augmentation dans le cortex orbito-frontal après un entraînement mental de mouvements du pied (300 répétitions par jour sur 5 jours). Ces résultats trouvent un écho dans les modèles de l'apprentissage de Doyon et Ungerleider (2002). Ces derniers ont identifié la contribution des systèmes cortico-striatal et cortico-cérébelleux dans les phases de l'apprentissage. Bien que l'interaction fonctionnelle entre ces deux systèmes anatomiques soit essentielle pour l'apprentissage d'une nouvelle tâche motrice, plusieurs études ont montré que le cervelet était moins activé, lorsque la séquence était bien apprise

270

(pour revue, voir Doyon et Benali, 2005). Un parallèle a été établi avec la capacité à imaginer une séquence de mouvements par Guillot *et al.* (2008). Le fait que le cervelet soit plus actif chez les «mauvais» que chez les «bons» imageurs renforce l'hypothèse selon laquelle le système cortico-cérébelleux est principalement nécessaire dans les premières étapes de l'apprentissage de la construction des images mentales. L'IM comme la pratique physique améliorait donc la performance en agissant sur la planification et la programmation du mouvement.

Chez les patients médullo-lésés, deux résultats principaux nous interrogent. Le premier concerne la réorganisation des structures corticales contrôlant les membres désafférentés. Cramer *et al.* (2007) constatent une élévation du niveau d'activation du putamen gauche en IM durant l'entraînement mental d'un mouvement du pied. Cette structure est impliquée à l'apprentissage moteur. Une plasticité cérébrale pourrait donc être observée, grâce à l'imagerie, en l'absence de mouvement effectif et de rétroactions sensorielles. Le deuxième point concerne la contradiction entre les modifications corticales observées durant l'IM chez ces patients, remettant en cause leur capacité d'IM, alors que nous constatons dans nos expériences une amélioration motrice associée au travail mental et des facultés d'imagerie quasi similaires aux sujets sains à partir d'indices périphériques (**publications 1 et 2**). Il n'y aurait donc pas une baisse des capacités à construire une IM, mais plutôt une diminution des mécanismes d'inhibition de la commande motrice suite à la lésion, laquelle entraînerait une moindre distinction entre imagerie et activité réelle, sans pour autant limiter les effets du travail mental. Ces hypothèses nécessitent d'être complétées par des études plus approfondies. C'est l'objectif de l'expérience basée sur l'acquisition de données magnétoencephélographiques. Le protocole est succinctement présenté dans les perspectives. Afin de déterminer si les améliorations constatées se sont produites sans modification de l'activité centrale dans les tâches d'imagerie ou si au contraire elles sont obtenues alors que les configurations d'activation ont changé à la suite de réorganisations corticales, nous comparerons l'activité cérébrale du patient tétraplégique lors des mouvements de pointage et de préhension avant et après le protocole de réadaptation combinant pratique physique et pratique mentale.

En résumé, dans ce chapitre nous avons mis en évidence que l'IM combinée à la pratique physique pourrait avoir des bénéfices similaires voire supérieurs à ceux de la rééducation classique. En se basant sur les études montrant l'équivalence fonctionnelle entre IM et exécution réelle et au regard des résultats obtenus, il semble que les théories cognitive et psycho-neuro-musculaire se combinent et se complètent pour expliquer les mécanismes et l'efficacité de l'IM dans nos expériences. L'image créée et les sensations perçues lors de la simulation d'un mouvement seraient ainsi issues de l'activation spécifique des centres supérieurs au travers d'une planification et d'une programmation de la commande motrice définie, dont l'inhibition incomplète serait retranscrite au niveau des effecteurs périphériques par l'activité EMG. Les rétroactions proprioceptives renforceraient alors le programme moteur impliquant les muscles sollicités par la simulation mentale et faciliteraient l'exécution future du geste. Cette approche théorique renforce la légitimité de l'intégration de l'IM dans les protocoles de rééducation et de réadaptation. L'activité mentale engendre l'activation spécifique des aires corticales contrôlant les muscles impliqués dans le mouvement imaginé (Ehrsson, et al., 2003). Parallèlement, la pratique de l'IM entretient les programmes mémorisés et maintient actives les opérations de planification et de programmation (Yue et Cole, 1992 ; Ranganathan, et al., 2004), suggérant son rôle potentiel dans la plasticité cérébrale. Cette hypothèse doit cependant encore être validée.

CONCLUSION ET PERSPECTIVES

I- APPLICATION DE L'IM AUX BLESSÉS MEDULLAIRES : QUELLE ÉVALUATION ?

II- PERSPECTIVES

I- APPLICATION DE L'IM AUX BLESSÉS MÉDULLAIRES : QUELLE ÉVALUATION ?

La synthèse de notre travail et des connaissances de la littérature, nous permettent d'apporter 4 arguments scientifiques pour justifier l'intérêt de l'imagerie mentale en médecine de rééducation et de réadaptation physique des patients médullo-lésés :

• ce travail a montré son efficacité chez le sujet sain, qu'il s'agisse de sédentaires ou de sportifs. C'est parce que le mouvement réel et sa représentation mentale sont contrôlés par les mêmes structures cérébrales qu'il existe un transfert positif du travail mental sur l'efficacité du mouvement réel. C'est principalement parce que l'IM permet le renforcement des réseaux de neurones contrôlant le mouvement travaillé mentalement que l'on enregistre des progrès dans la performance motrice ;

• l'effet de l'IM a été testé chez des patients hémiplégiques (Decety et Boisson, 1990 ; Crosbie, et al., 2004 ; Gaglioli, et al., 2004 ; Johnson, et al., 2002) et hémiparétiques (Page, et al., 2001 ; Dickstein, et al., 2004 ; Dijkerman, et al., 2004 ; Jackson, et al., 2004 ; Liu, et al., 2004 ; Malouin, et al., 2004), qui ont amélioré leur performance motrice. C'est parce que l'IM réorganise les réseaux de neurones contrôlant le mouvement qu'elle a un effet sur les paramètres de son exécution.

• L'encéphale n'ayant pas été atteint chez les patients blessés médullaires, les fonctions cognitives sont préservées. Leurs capacités mnésiques, d'attention et de représentation peuvent donc être sollicitées pour le travail d'IM.

• enfin, on sait que la mobilisation volontaire est difficile et que la fatigue nerveuse qu'elle génère apparaît rapidement (Rode, et al., 1996). La représentation mentale du mouvement apporte un travail complémentaire où les capacités du patient sont identiques à celles du sujet sain pouvant améliorer l'efficacité du mouvement.

Nos expériences préliminaires nous ont permis de montrer la faisabilité d'un programme de réadaptation combinant pratique physique et pratique mentale chez les patients médullo-lésés. Permettre l'intégration de l'IM dans les protocoles classiques de réadaptation exige de contrôler le travail effectué mentalement par les patients pour pouvoir évaluer les progrès réalisés. En somme, la question des capacités d'imagerie des patients blessés médullaires est déterminante et doit être évaluée avant d'envisager tout programme intégrant l'IM. La congruence temporelle, la similitude des réponses végétatives entre exécution réelle et IM des mouvements sus-lésionnels sont des indicateurs qui complètent les informations apportées par les questionnaires pour évaluer les capacités d'imagerie.

Il semble également possible d'activer des fonctions motrices corticales par la mobilisation mentale des programmes moteurs mémorisés même s'il est impossible d'adresser une commande volontaire aux effecteurs du niveau sous-lésionnel et en l'absence de rétrocontrôle périphérique. Toutefois, l'enregistrement des données neurovégétatives au niveau sous-lésionnel reste à confirmer. Nos résultats ont montré que les réponses orthosympathiques fluctuaient en fonction du niveau et du caractère complet ou incomplet de la lésion médullaire.

L'intégration de la pratique mentale dans les protocoles de rééducation des patients médullo-lésés a permis d'améliorer leur préhension en renforçant l'apprentissage de la saisie ténodèse et la récupération fonctionnelle de l'extension du coude. Nos études de cas ont permis de valider les outils d'évaluation des progrès engendrés par ce programme (bilans fonctionnel, articulaire et cinématique) mais certaines modifications permettront de les améliorer (bilan fonctionnel plus spécifique aux patients tétraplégiques, analyse cinématique sur un mouvement mettant mieux en évidence la saisie ténodèse). Les résultats de l'expérience portant sur les signes magnétoencéphalographiques devraient mettre en évidence une réorganisation corticale, conséquence de l'association du travail mental et de la rééducation classique. Le décours temporel nécessaire à la plasticité reste également à quantifier.

En résumé, nos travaux nous permettent de confirmer nos hypothèses de départ :

- validation des indicateurs comportementaux du travail mental (chronométrie mentale), psychologiques (questionnaires) et physiologiques (activité neurovégétative, en particulier la réponse électrodermale comme indicateur orthosympathique) ;
- confirmation de la faisabilité et de l'efficacité d'un programme de rééducation et de réadaptation intégrant l'IM.

II- PERSPECTIVES

Les résultats présentés permettent de dégager plusieurs perspectives de recherche quant à l'intégration de l'IM dans les protocoles cliniques. Dans le cadre de la réadaptation des patients médullo-lésés, il serait intéressant d'étudier la motricité complète du membre supérieur (avec et sans transfert tendineux) et ses conséquences au niveau réorganisation corticale, en corrélation avec le délai depuis le traumatisme, afin de mieux cibler les programmes de réadaptation fonctionnelle. La compréhension des processus sous-jacents de l'IM a toujours été un sujet d'actualité. Grâce aux méthodes d'enregistrement par IRMf, TEP ou EEG, il a été possible d'identifier les régions cérébrales activées durant l'IM. Toutefois, on ne peut pas clairement, aujourd'hui, préciser l'effet de l'IM sur les activations cérébrales. Ces activations sont-elles excitatrices ou inhibitrices ? Il est désormais nécessaire de s'intéresser aux mécanismes centraux responsables, chez le patient médullo-lésé, de l'amélioration motrice après entraînement mental, c'est l'objectif de deux expériences MEG en cours. L'une teste l'hypothèse d'une diminution des mécanismes d'inhibition de la commande motrice suite au handicap, laquelle entraînerait une moindre distinction entre imagerie et activité réelle, sans pour autant limiter les effets du travail mental. Il s'agit de comparer l'activité corticale de patients médullo-lésés en fonction du temps écoulé depuis la lésion lors de l'exécution et l'IM d'un mouvement de projection glissée de la main vers l'avant, d'une quinzaine de centimetres le long d'une planche. Les données seront corrélées au score du KVIQ obtenu par les patients. Les données MEG seront traitées selon deux approches :

i) Spatiale, avec la recherche de l'activation de l'aire motrice supplémentaire dans la bande β en imagerie (Battapady, *et al.* 2009), car cette aire est caractéristique des activations corticales en IM, où elle est particulièrement activée par rapport au mouvement volontaire. L'etude des cartographies d'activation de la bande μ et α pourra venir compléter l'interprétation des données fournies dans la bande β, afin de déterminer les zones d'intérêt.

ii) temporelle, à partir des données recueillies par des électrodes virtuelles situées dans les zones d'intérêt pour chaque sujet (le cortex moteur, l'aire motrice supplémentaire et le cortex pariétal somatosensitif).

La deuxiéme étude en MEG cherchera à identifier les réorganisations cérébrales consécutives à la réadaptation de la préhension chez les patients médullo-lésés C6 ou C7, qu'elle succède ou non à une transplantation tendineuse. Les patients effectueront d'abord 2 tests de référence (un 3e test pourra éventuellement être programmé en fonction des différences constatées entre les 2 premiers) une évaluation de leur capacité d'IM. Cette procédure a pour objet de référer le patient à ses propres performances et à étudier la dynamique de son évolution (modification comportementale, de l'activité cérébrale et végétative). Quinze séances de rééducation avec imagerie à raison de 3 séances par semaine suivront et les patients effectueront ensuite un post-test immédiat suivi d'un test de rétention à 8 semaines. Cela permettrait de spécifier structurellement les processus de récupération après lésion médullaire et une évaluation de l'apport de l'entraînement mental. Les données seront corrélées à une analyse cinématique et un bilan fonctionnel du mouvement. Nous testerons deux hypothèses :

i) il y a une expansion des zones de représentation des membres supérieurs corrélée à la durée écoulée depuis l'accident.

ii) l'IM participe au remodelage des cartes fonctionnelles des aires primaires du cortex somesthésique et moteur des patients atteints au niveau médullaire, concourant aux représentations du corps.

Dans le cadre d'un programme clinique plus général, d'autres études avec des échantillons plus importants sont nécessaires afin de conforter l'intérêt de cette pratique et d'évaluer objectivement ses bénéfices. D'autre part, il faudra s'interroger ultérieurement sur la manière d'intégrer au mieux cette procédure à la rééducation quotidienne pour qu'elle soit la plus efficace possible : quels sont les patients éligibles ? À quels moments particuliers programmer le travail d'IM ? Quelles sont les lésions les plus susceptibles d'induire des progrès marqués ? Quels outils de contrôle de l'efficacité du travail choisir ? À plus long terme, il serait intéressant d'évaluer l'influence de l'IM sur les durées d'hospitalisation des patients ayant suivi ce programme. Un ensemble de préconisations devrait pouvoir être mises à la disposition des praticiens.

Les retombées de l'intégration de l'IM au protocole de réadaptation pourraient être multiples pour les patients:

- améliorer leur autonomie, leur état psychologique et, par extension, favoriser leur réinsertion sociale et professionnelle (Plan **social** et **humain**).
- raccourcir la durée de leur hospitalisation (Plan **économique**)
- réutiliser cette méthode à domicile, sans surcoût, puisqu'elle n'exige aucune intervention extérieure (Plan **fonctionnel**).
- initier le personnel soignant, médecins, kiné- et ergothérapeutes aux règles et procédures de pratique (Plan **technique**).
- généraliser la méthode construite à d'autres pathologies d'origine neurologique ou orthopédique (Plan **médical**).

BIBLIOGRAPHIE

A

1.   **Abend, W., Bizzi, E., Morasso, P.** (1982). Human arm trajectory formation. *Brain*, 105, 331-348.

2.   **Abbruzzese, G., Trompetto, C., Schieppati, M.** (1996). The exitability of the human motor cortex increases during execution and mental imagination of sequential but not repetitive finger movements. *Experimental Brain Research*, 111, 465-472.

3.   **Albert, T., Ravaud, J.F., Tetrafigap Group.** (2005). Rehabilitation of spinal cord injury in France: a nationwide multicentre study of incidence and regional disparities. *Spinal Cord*, 43, 357-365.

4.   **Alkadhi, H., Brugger, P., Boendermaker, S., Crelier, G., Curt, A., Hepp-Reymond, M.C., Kollias, S.S.** (2005). What disconnection tells about motor imagery: evidence from paraplegic patients. *Cerebral Cortex*, 15, 131-140.

5.   **Allami, N., Paulignan, Y., Brovelli, A., Boussaoud, D.** (2008). Visuo-motor learning with combination of different rates of motor imagery and physical practice. *Experimental Brain Research*, 184, 105-113.

6.   **Allard, P., Blanchi, J.P., Aissaoui, R.** (1995). *Bases of three dimensional reconstruction. Three-Dimensional Analysis of Human Movement.* In Allard, P., Strokes, I.A.F. et Blanchi, J.P. (Eds), Champaign, Human Kinetics, 19-40.

7.   **Allieu, Y., Benichou, M., Ohanna, F., Bousquet, P. ; Chammas, M.** (1993). Classification chirurgicale du membre supérieur tétraplégique. *Annales de Chirurgie Plastique et Esthétique*, 38, 180-186.

8.   **American-Guidance-Service.** (1957). *Minnesota rate of manipulation, examiner's manual.* Circle Pines, Minnesota, AGS.

9. **Aruin, A., Mayka, M., Shiratori, T.** (2003). Could a motor action that has no direct relation to expected perturbation be associated with anticipatory postural adjustments in humans? *Neurosciences Letters*, 341, 21-24.

10. **Atienza, F.L., Balaguer, I., Garcia-Marita, M.L.** (1994). Factor analysis and reliability of the movement imagery questionnaire. *Perceptual and Motor Skills*, 78, 1323-1328.

B

11. **Bachelard, G.** (1938). *La formation de l'esprit scientifique*. Librairie Philosophique Vrin, J., Paris.

12. **Bakker, F.C., Boschker, M.S., Chung, T.** (1996). Changes in muscular activity while imaing weight-lifting using stimulus or response propositions. *Journal of Sport and Exercise Psychology*, 18, 313-324.

13. **Bakker, M., Verstappen, C.C.P, Bloem, B.R., Toni, I.** (2007). Recent advances in functional neuroimaging of gait. *Journal of Neural Transmission*, 114, 1323-1331.

14. **Bakker, M., de Lange, F.P., Helmich, R.C. Scheeringa, R., Bloem, B.R., Toni, I.** (2008). Cerebral correlates of motor imagery of normal and precision gait. *Neuroimage*, 41, 998-1010.

15. **Barr, K., Hall, C.R.** (1992). The use of imagery by rowers. *International Journal of Sport Psychology*, 23, 243-261.

16. **Battapady H., Lin P., Holroyd T., Hallett, M., Chen, X.D., Fei, D.Y., Bai, O.** (2009). Spatial detection of multiple movement intentions from SAM-filtered single-trial MEG signals. *Clinical Neurophysiology*, 120, 1978–1987.

17. **Bedoiseau, M., Pannier, S., Lacert, P.** (1969). *Biomécanique comparée des articulations intéressées et attelle de ténodèse*. La mise en

charge du paraplégique, Actes des seconds entretiens de La Fondation Garches, Cité Des Sciences et de L'industie La Villette.

18. **Beisteiner, R., Hollinger, P., Lindinger, G., Lang, W., Berthoz, A.** (1995). Mental representations of movements. Brain potentials associated with imagination of hand movements. *Electroencephalography and Clinical Neurophysiology*, 96, 183-193.

19. **Bendz, P.** (1974). Systematization of the grip of the hand in relation to finger motor systems. *Scandinavian Journal of Rehabilitation*, 6, 158-165.

20. **Berlucchi, G., Agkioti, S.** (1997). The body in the brain: neural basis of corporal awareness. *Trends In Neurosciences*, 20, 560-564.

21. **Berquin, A.** (2008). Progrès récents dans le diagnostic et le traitement du syndrôme douloureux régional complexe. *Revue Médicale Suisse*, 162, 1514-1516.

22. **Bérubé, L.** (1991). *Vocabulaire de neuropsychologie et de neurologie du comportement*. Les éditions de la Chenelière, Montréal.

23. **Betts, G.** (1909). The distribution and functions of mental imagery. *Contribution to Education Series*, 26, 1-99.

24. **Bird, E.** (1984). EMG quantification of mental rehearsal. *Perceptual and Motor Skills*, 59, 899-906.

25. **Birklein, F., Maihofner, C.** (2006). Use your imagination: trainig the brain and not the body to improve chronic pain and restore function. *Neurology*, 67, 2115-2116.

26. **Blair, A., Hall, C., Leyshon, G.** (1993). Imagery effects on the performance of skilled and novice soccer players. *Journal of Sport Science*, 11, 95-101.

27. **Bohan, M, Pharmer, J.A., Stokes, A.F.** (1999). When does imagery practice enhance performance on a motor task? *Perceptual and Motor Skills*, 88, 651-658.

28.   **Bolliet, O., Collet, C., Dittmar, A.** (2001). La résistance cutanée comme indice objectif de la concentration au lancer de poids. *Science et Sports*, 16, 156-161.

29.   **Bolliet, O., Collet, C., Dittmar, A.** (2005). Actual vs simulated preparation in weightlifting: a neurovegetative study. *Applied Psychophysiology and Biofeedback*, 30, 11-20.

30.   **Bolliet, O., Collet, C., Dittmar, A.** (2005). Autonomic responses elicited by observation of action. *Perceptual and Motor Skills*, 101, 195-202.

31.   **Boschker, M.S., Bakker, F.C, Rietberg, M.B.** (2000). Retroactive interference effects of mentally imaged movement speed. *Journal of Sport Science*, 18, 593-603.

32.   **Boschker, M.** (2001). *Action-based imagery: on the nature of mentally imagined motor actions.* Thèse de doctorat STAPS : Université d'Amsterdam.

33.   **Brasseur, L., Chauvin, M., Guilbaud, G.** (1997). *Douleurs : bases fondamentales, pharmacologie, douleurs aiguës, douleurs chroniques et thérapeutique.* Maloine, Paris.

34.   **Braun, S.M., Beurskens, A.J., Borm, P.J., Schack, T., Wade, D.T.** (2006). The effects of mental practice in stroke rehabilitation: a systematic review. *Archive of Physical Medicine and Rehabilitation*, 87, 842-852.

35.   **Briggs, S.D., Raz, N., Marks, W.** (1999). Age-related deficits in generation and manipulation of mental images: the role of sensorimotor speed and working memory. *Psychology and Aging*, 14, 427-435.

36.   **Brown, H.D., Koslyn, S.M., Dror, I.E.** (1998). Aging and scanning of imaged and percieved of visual images. *Experimental Aging Research*, 24, 181-194.

37.   **Brown, R., Engel, S., Gunnar Wallin, B., Elam, M., Macefield, V.** (2007). Assessing the integrity of sympathetic pathways in spinal cord injury. *Autonomic neuroscience*, 134, 61-68.

38. **Bruneo, C.A., Jarvis, M.R., Batista, A.P., Andersen, R.A.** (2002). Direct visuomotor transformations for reaching. *Nature*, 416, 632-636.

39. **Buccino, G., Binkofski, F., Fink, G.R., Fadiga, L., Fogassi, L., Gallese, V., Seitz, R.J., Zilles, K., Rizzolatti, G., Freund, H.J. (2001).** Action observation activates premotor and parietal areas in a somatotopic manner: an fMRI study. *European Journal of Neurosciences*, 13, 400-404.

C

40. **Caldara, R., Deiber, M.P., Andrey, C., Michel, C.M., Thut, G., Hauert, C.A.** (2004). Actual and motor preparation and execution: a spatiotemporal ERP study. *Experimental Brain Research*, 159, 389-399.

41. **Callow, N.H.L.** (2004). The relationship between the use of kinaesthetic imagery and different visual imagery perspective. *Journal of Sport Science*, 22, 167-177.

42. **Calmels, C., Fournier, J.F.** (1999). Effets d'un programme d'entraînement mental combiné à une pratique physique sur la performance en gymnastique et sur le développement de l'imagerie. *Sciences et Techniques des Activités Physiques et Sportives*, 49, 63-72.

43. **Calmels, C., Fournier, J.F.** (2001). Duration of physical and mental execution of gymnastics routines. *The Sport Psychologist*, 15, 142-150.

44. **Campos, A., Perez, M.** (1990). A factor analysis study of two measures of mental imagery. *Perceptual and Motor Skills*, 71, 995-1001.

45. **Campos, A., Lopez, A. Perez M.J.** (1998). Vividness of visual and haptic imagery of movement. *Perceptual and Motor Skills*, 87, 271-274.

46. **Campos, A., Perez-Fabello, M.J., Gonzalez, M.A.** (1999). Capacity for mental imagery and its spontaneous use. *Perceptual and Motor Skills*, 88, 856-858.

47. **Cariga, P., Catley, M., Mathias, C.J., Savic, G., Frankel, H.L., Ellaway, P.H.** (2002). Organisation of the sympathetic skin response in

spinal cord. *Journal of Neurology, Neurosurgery and Psychiatry*, 72, 356-360.

48. **Carr, J.H., Shepherd, R.B.** (1998). Neurological rehabilitation. *Optimizing motor performance.* Oxford: Butterworth Heinemann.

49. **Caterini, R., Delhomme, G., Deschaumes-Molinaro, C., Dittmar, A., Economidès, S., Vernet-Maury, E.** (1995). Increased activation as a limiting factor of performance in sharp shooters. *Neuropsychologia*, 33, 385-390.

50. **Cerritelli, B., Maruff, P., Wilson, P., Currie, J.** (2000). The effect of an external load on the force and timing components of mentally represented ections. *Behavioral Brain Research*, 108, 91-96.

51. **Chevalier, N., Monnier, E., Auger, R.** (1991). *Movement imagery test fot the 6-7 years old child: preliminary stage.* Congrès de la Société Canadienne d'Apprentissage Psychomoteur et de Psychologie du Sport, London, Ontario, Abstracts, 22-23.

52. **Chevalier, N., Monnier, E., Auger, R.** (1995). L'image visuelle des mouvements corporels de l'enfant de six ans. *Sciences et Techniques des Activités Physiques et Sportives*, 36, 57-66.

53. **Chèze, L.** (1993). *Contribution à l'étude cinématique et dynamique in vivo de structures osseuses humaines par l'exploration de données externes.* Thèse de doctorat, Université Claude Bernard- Lyon 1.

54. **Christakou, A., Zervas, Y., Lavallee, D.** (2007). The adjunctive role of imagery on the functional rehabilitation of a grade II ankle sprain. *Human Movement Science*, 26, 141-154.

55. **Chung, K., Pillsbury, M., Walters, M., Hayward, R.** (1998). Reliability and validity testing of the Michigan Hand Outcomes Questionnaire. *Journal of Hand Surgery*, 23, 575-587.

56. **Cochin, S., Barthelemy, C., Roux, S., Martineau, J.** (1999). Observation and execution of movements. Similarities demonstrated by

quantified electroencephalography. *European Journal of Neuroscience*, 11, 1839-1842.

57.   **Collet, C., Deschaumes-Molinaro, C., Delhomme, G.**, et al. (1994). Autonomic responses correlate to motor anticipation. *Behavioural Brain Research*, 63, 71-79.

58.   **Collet, C., Dittmar, A., Vernet-Maury, E.** (1999). Programming or inhibiting action: autonomic nervous system control of anticipation. *International Journal of Psychophysiology*, 32, 261-276.

59.   **Collet, C., Guillot, A., Bolliet, O., Dittmar, A.** (2003). Corrélats neurophysiologiques des processus mentaux, enregistrés par micro-capteurs non-invasifs en situation réelle. *Science et Sports*, 18, 74-85.

60.   **Collet, C., Guillot, A.** (2009). Peripheral responses elicited by motor imagery: a window on central and peripheral nervous system relationships related to motor inhibition. In Weingarten, S.P., Penat, H.O. (Eds.), *Cognitive Psychology Research Developments*, 245-259, Nova Science Publishers Inc.

61.   **Courtine, G., Papaxanthis, C., Gentili, R., Pozzo, T.** (2004). Gait-dependent motor memory facilitation in covert movement execution. *Cognitive Brain Research*, 22, 67-75.

62.   **Cramer, S.C., Finkelstein, S.P., Schaechter, J.D., Bush, G, Rosen, B.R.** (1999). Activation of distinct motor cortex regions during ipsilateral and controlateral finger movements. *Stroke*, 28, 2518-2527.

63.   **Cramer, S.C., Bastings, E.P.** (2000). Mapping clinically relevant plasticity after stroke. *Neuropharmacology*, 39, 842-851.

64.   **Cramer, S.C., Lastra, L., Lacourse, M.G., Cohen, M.J.** (2005). Brain motor system function after chronic, complete spinal cord injury. *Brain*, 128, 2941-2950.

65.   **Cramer, S.C., Orr, E.L., Cohen, M.J., Lacourse, M.G.** (2007). Effects of motor imaging training after chronic, complete spinal cord injury. *Experimental Brain Research*, 177, 233-242.

66.   **Crawford, J., Crawford, D.** (1956). *Crawford small parts dexterity test. User's Manual.* The Psychological Corporation, New York.

67.   **Crosbie, J.H., McDonough, S.M., Gilmore, D.H., Wiggam, M.I.** (2004). The adjunctive role of mental practice in the rehabilitation of the upper limb after hemiplegic stroke: a pilot study. *Clinical Rehabilitation*, 18, 60-68.

68.   **Cumming, J., Hall, C.R.** (2002). Athletes' use of imagery in the off-season. *The sport Psychologist*, 16, 160-172.

69.   **Cunnington, R., Iansek, R., Bradshaw, J.L., Phillips, J.G.** (1996). Movement related potentials associated with movement preparation and motor imagery. *Experimental Brain Research,* 111, 429-436.

70.   **Cupal, D.D., Brewer, B.W.** (2001). Effects of relaxation and guided imagery, reinjury anxiety and pain following anterior cruciate ligament reconstruction. *Rehabilitation Psychology*, 46, 28-43.

71.   **Curt, A., Weinhardt, C., Dietz, V.** (1996). Significance of sympathetic skin response in the assessment of autonomic failure in patients with spinal cord injury. *Journal of the Autonomic System*, 61, 175-180.

72.   **Curt, A., Alkadhi,H., Crelier,G., Hotz Boendermaker,S., Hepp-Reymond, M.C., Kollias, S.S.** (2002). Changes of non-affected upper limb cortical representation in paraplegic patients as assessed by fMRI. *Brain*, 125, 2567-2578.

D

73.   **Davidson, R., Schwartz, G.** (1977). Brain mechanisms subserving self-generated imagery: electrophysiological specificity and patterning. *Psychophysiology*, 14, 598-601.

74. **de Lange, F.P., Helmich, R.C., Toni, I.** (2006). Posture influences motor imagery: an fMRI study. *Neuroimage,* 33, 609–617.

75. **de Lange, F.P., Jensen, O., Bauer, M., Toni, I.** (2008). Interaction between posterior gamma and frontal alfa/beta oscillations during imagined actions. *Frontiers in Human Neurosciences,* 2, 1-13.

76. **de Vrie, S., Mulder, T.** (2007). Motor Imagery and Stroke rehabilitation: a critical discussion. *Journal of Rehabilitation and Medicine,* 39, 5-13.

77. **Dean, J., Brüwer, M.** (1994). Control of human arm movement in two dimensions: paths and joint control in avoiding simple linear obstacles. *Experimental Brain Research,* 97, 497-514.

78. **Decety, J.** (1996a). Do imagined and executed actions share the same neural substrate? *Brain Research. Cognitive Brain Research,* 3, 87-93.

79. **Decety, J.** (1996b). The neurophysiological basis of motor imagery. *Behavioural Brain Research,* 77, 45-52.

80. **Decety, J., Philippon, B., Ingvar, D.H.** (1988). rCBF landscapes during motor performance and motor ideation of a graphic gesture. *European Archives of Psychiatry and Neurological Sciences,* 238, 33-38.

81. **Decety, J., Jeannerod, M., Prablanc, C.** (1989a). The timing of mentally represented actions. *Behavioural Brain Research,* 34, 35-42.

82. **Decety J., Michel, F.** (1989b). Comparative analysis of actual and mental movement times in two graphic tasks. *Brain and Cognition,* 11, 87-97.

83. **Decety, J., Boisson, D.** (1990). Effect of brain and spinal cord injuries on motor imagery. *European Archives of Psychiatry and Neurology Sciences,* 240, 39-43.

84. **Decety, J., Sjöholm, H., Ryding, E., Stenberg, G., Ingvar, D.H.** (1990).The cerebellum participates in mental activity: tomographic

measurements of regional cerebral blood flow, *Brain Research,* 535, 313-317.

85. **Decety, J., Germain, M., Jeannerod, M., Pastene, J.** (1991). Vegetative response during imaged movement is proportional to mental effort. *Behavioural Brain Research,* 42, 1-5.

86. **Decety, J., Jeannerod, M., Durozard, D., Baverel, G.** (1993). Central activation of autonomic effectors during mental simulation of motor actions in man. *Journal of Physiology,* 461, 549-563.

87. **Decety, J., Perani, D., Jeannerod, M., Bettinardi, V., Tadary, B., Woods, R.P., Mazziotta, J.C., Fazio, F.** (1994). Mapping motor representations with positron emission tomography. *Nature,* 371, 600-602.

88. **Decety, J., Jeannerod, M.** (1996). Mentally simulated movements in virtual reality: does Fitts'law hold in motor imagery? *Behavioural Brain Research,* 72, 127-134.

89. **Dechent, P., Merboldt, K.D., Frahm, J.** (2004). Is the human primary motor cortex involved in motor imagery? *Brain Research. Cognitive Brain Research,* 19, 138-144.

90. **Deiber, M.P., Ibanez, V., Honda, M., Sadato, N., Raman, R., Hallett, M.** (1998). Cerebral processes related to visuomotor imagery and generation of simple finger movements studied with positron emission tomography. *Neuroimage,* 7, 73-85.

91. **Demougeot, L., Normand, H., Denise, P., Papaxanthis, C.** (2009). Discrete and effortfull imagined movements do not specifically activate the autonomic nervous system. *Plos One,* 4, 8 pages.

92. **Denis, M.** (1979). *Les images mentales.* Presses Universitaires de France, Paris.

93. **Denis, M.** (1985). Visual Imagery and the use of mental practice in the development of motor skills. *Canadian Journal of Applied Sport Science,* 10, 4-16.

94. **Denis, M.** (1989). Image et Cognition. Paris: Presses Universitaires de France.

95. **Deschaumes-Molinaro, C., Dittmar, A., Vernet-Maury, E.** (1992). Autonomic nervous system response patterns correlate with mental imagery. *Psychology and Behavior*, 51, 1021-1027.

96. **Dickstein, R., Dunsky A., Marcovitz, E.** (2004). Motor imagery for gait rehabilitation in post-stroke hemiparesis. *Physical Therapy,* 84, 1167-1177.

97. **Dickstein, R., Deutsch, J.E.** (2007). Motor Imagery in physical therapist practice. *Physical Therapy*, 7, 943-953.

98. **Dijkerman, H.C., Letswaart, M., Johnston, M., MacWalter, R.S.** (2004). Does motor imagery training improved hand function in chronic stroke patients? A pilot study. *Clinical Rehabilitation*, 18, 538-549.

99. **Dobkin, B.H.** (2004). Neurobiology of rehabilitation. *Annals of New York Academy of Sciences*, 1038, 148-170.

100. **Doyon, J., Ungerleider, L.G.** (2002). Functional anatomy of motor skill learning. In Squire, L.R., Schacter, D.L. (Eds), *Neuropsychology of Memory*. Guildford Press.

101. **Doyon, J., Penhune, V., Ungerleider, L.G.** (2003). Distinct contribution of the cortico-striatal and cortico-cerebellar systems to motor skill learning. *Neuropsychologia*, 41, 252-262.

102. **Doyon, J. et Benali, B.** (2005). Reorganization and plasticity in the adult brain during learning of motor skills. *Current Opinion in Neurobiology*, 25, 161-167.

103. **Driediger, M., Hall, C., Callow, N.** (2006). Imagery use by injured athletes: a qualitative analysis. *Journal of Sports Science*, 24, 261–271.

104. **Driskell, J.E., Copper, C., Moran A.** (1994). Does mental practice enhance performance? *Journal of Applied Sport Psychology*, 79, 481-91.

105. **Dunsky, A., Dickstein, R., Ariav, C., Deutsch, J, Marcovitz, E.** (2006). Motor imagery practice in gait rehabilitation of chronic post-stroke

hemiparesis: four case studies. *International Journal of Rehabilitation Research*, 29, 351–356.

106. **Dunsky, A., Dickstein, R., Marcovitz, E., Levy, S., Deutsch, J.** (2008). Home-based motor imagery training for gait rehabilitation of people with chronic poststroke hemiparesis. *Archives of Physical Medicine and Rehabilitation*, 89, 1580-1588.

E

107. **Eidelberg, E., Walden, J.G., Nguyen, L.H.** (1981). Locomotor control in macaque monkeys. *Brain*, 104, 647-663.

108. **Ehrsson, H.H., Geyer, S., Naito, E.** (2003). Imagery of voluntary movement of fingers, toes and tongue activates corresponding body-part-specific motor representations. *Journal of Neurophysiology*, 90, 3304-3316.

109. **Etnier, J.L., Landers, D.M.** (1996). The influence of procedural variables on the efficacy of mental practice. *The Sport Psychologist*, 10, 48-57.

110. **Evans, L., Hare, R., Mullen, R.** (2006). Imagery use during rehabilitation from injury. *Journal of Imagery Research in Sport and Physical Activity*, 1, 1-19.

F

111. **Fadiga, L., Buccino, G., craighero, L., Fogassi, L., Gallese, V., Pavesi, G.** (1999). Corticospinal excitability is specifically modulated by motor imagery: a magnetic stimulation study. *Neuropsychologia*, 37, 147-158.

112. **Faivre, A.** (2003). *Conception et validation d'un nouvel outil d'analyse de la marche.* Thèse de doctorat, Université de Franche-Comté, 176 pages.

113. **Fallgatter, A.J., Mueller, T.J., Strik, W.K.** (1997). Neurophysiological correlates of mental imagery in different sensory modalities. *International Journal of Psychophysiology*, 25, 145-153.

114. **Fattal., C., Thery, J.M., Micallef, J.P.** (2004). Validation of the motor capacities scale: a specific evaluation of manual abilities in tetraplegics who undergo functional surgery of the upper limbs. *Annales de Réadaptation et de Médecine Physique*, 47, 537-45.

115. **Fattal, C., Leblond, C.** (2005). Évaluation des aptitudes fonctionnelles, du handicap et de la qualité de vie chez le blessé médullaire. *Annales de réadaptation et de médecine physique*, 48, 346-360.

116. **Fattal, C., Coulet, B., Verollet, C., Rouays-Mabit, H., Schindler, F., Teissier, J.** (2008). La chirurgie fonctionnelle du ou des membres supérieurs chez la personne tétraplégique. *Lettre de Médecine Physique et Réadaptation*, 24, 67-72.

117. **Feltz, D.L., Landers, D.M.** (1983). The effects of mental practice on motor skill learning and performance: a meta-analysis. *Journal of Sport Psychology*, 5, 25-57.

118. **Finnerup, N.B., Otto, M., McQuay, H.J., Jensen, T.S., Sindrup, S.H.** (2005). Algorithm for meuropathic pain treatment: an evidence based proposal. *Pain*, 118, 289-305.

119. **Fitts, P.** (1964). *Perceptual motor skills learning*. In Melton, I.A., Categories of human learning. Academic Press, New-York, 243-285.

120. **Flor, H., Denke, C., Schaefer, M., Grüsser, S.** (2001). Effect of sensory discrimination training on cortical reorganisation and phantom limb pain. *The Lancet*, 357, 1763-1764.

121. **Flor, H.** (2002). Phantom limb pain: characteristics, causes and treatment. *The Lancet*, 1, 182-189.

122. **Florence, S.L., Kaas, J.H.** (1995). Large-scale reorganization at multiple levels of the somatosensory pathway follows therapeutic

amputation of the hand in monkeys. *Journal of Neuroscience*, 15, 8083-8095.

123. **Foerster, F.** (1985). Psychophysiological response specificities: a replication over a 12-month period. *Biological Psycholgy*, 21, 168-182.

124. **Fourkas, A.D., Avenanti, A., Urgesi, C., Aglioti, S.M.** (2006a). Corticospinal facilitation during first and third person imagery. *Experimental Brain Reseasrch*, 168, 143–151.

125. **Fourkas, A.D., Ionta, S., Aglioti, S.M.** (2006b). Influence of imagined posture and imagery modality on corticospinal excitability. *Behavioural Brain Research*, 168, 190–196.

126. **Fournier, J.** (2000). Imagix: multimédia software for evaluating the vividness of movement-imagery. *Perceptual and Motor Skills*, 90, 367-370.

127. **Fowles, D.C., Christie, M.J., Edelberg, R., Grings, W.W., Lykken, D.T., Venables, P.H.** (1981). Publication recommendations for electrodermal measurements. *Psychophysiology*, 18, 232-239.

128. **Freed, M.M.** (1990). Traumatic and congenital lesions of the spinal cord. In Kottke, F.J., Lehmann, J.F. (Eds), *Krusen's handbook of physical medicine and rehabilitation*, 717-748.

129. **Freeman, W.** (1983). The physiological basis of mental images. *Biological Psychiatry*, 18, 1107-1125.

130. **Frith, C., Dolan, R.J.** (1997). Brain mechanisms associated with top-down processes in perception. *Philosophical Transactions of the Royal Society of London*, 352, 1221-1230.

131. **Fung, J., Malouin, F., McFadyen, B.J., Comeau, F., Lamontagne, A., Chapdelaine, S., Beaudoin, C., Laurendeau, D., Hughey, L., Richards, C.** (2004). Locomotor rehabilitation in a complex virtual environment. *26th Annual Internatinal Conference and Proceed IEEE Enginering in Medicine and Biology Society*, 7, 4859-4861.

132. **Funsler, C.L., Poff, C.L., Shepard, K.F.** (1985). Effects of mental practice on balance in elderly women. *Physical Therapy*, 65, 1332–1338.

133. **Furedy, J.J., Scher, H.** (1989). The law of initial values: differentiated testing as an empirical generalization versus enshrinement as a methodological rule. *Psychophysiology*, 26, 120-121.

134. **Fusi, S., Cutuli, D., Valente, M.R., Bergonzi, P., Porro, C.A., Di Prampero, P.E.** (2005). Cardioventilatory responses during real or imagined walking at low speed. *Archives of Italian Biology*, 143, 223-228.

G

135. **Gable, C., Xenard, J., Makiela, E., Chau, N.** (1997). Evaluation fonctionnelle de la main. Bilan 400 points et tests chiffrés. *Annales de Réadaptation et de Médecine Physique*, 40, 95-101.

136. **Gelmers, H.J.** (1981). Cortical organization of voluntary motor activity as revealed by measurement of regional cerebral blood flow. *Journal of Neurological Sciences*, 52, 149-161.

137. **Gentili, R., Papaxanthis, C., Pozzo, T.** (2006). Improvement and generalization of arm motor performance through motor imagery practice. *Neuroscience*, 137, 761-772.

138. **Giraux, P., Auclair, D., Calmels, P., Gautheron, V., Sirigu, A.** (2003a). Rééducation du membre supérieur par rétroaction visuelle modifiée. In Azouvi, P., Bussel, B. (Eds), *Rééducation de l'hémiplégie vasculaire*. Frison-Roche, Paris, 61–72.

139. **Giraux, P., Sirigu, A.** (2003b). Illusory movements of the paralysed limb restore motor cortex activity. *Neuroimage*, 20, 107-111.

140. **Glisky, M.L., Williams, J.M., Kihlstrom, J.F.** (1996). Internal and external mental imagery perspectives of performance on two tasks. *Journal of Sport Behavior*, 19, 3-18.

141. **Gordon, R.** (1949). An investigation into some of the factors that favour the formation of stereotyped images. *British Journal of Psychology*, 39, 156-167.

142. **Goss, S., Hall, J.C., Buckolz, E., Fishburne, G.J.** (1986). Imagery ability and the acquisition and retention of movements. *Memory and Cognition*, 14, 469-477.

143. **Gottlieb, G.L., Chen, C.H., Corcos, D.M.** (1995). Relation between joint torque, motion, and electromyographic patterns at the human elbow. *Experimental Brain Research*, 103, 164-167.

144. **Grafton, S.T., Arbib, M.A., Fadiga, L., Rizzolatti, G.** (1996). Localization of grasp representations in humans by positron emission tomography. *Experimental Brain Research*, 112, 103-111.

145. **Grangeon, M., Guillot, M., Collet, C.** (2009). Effets de l'imagerie motrice dans la rééducation de lésions du système nerveux central et des atteintes musculo-articulaires. *Sciences et Motricité*, 67, 9-38.

146. **Grealy, M.A., Shearer, G.F.** (2008). Timing processes in motor imagery. *European Journal of Cognitive Psychology*, 20, 867-892.

147. **Green, J.B., Sora, E., Bialy, Y., Ricamato, A., Thatcher, R.W.** (1998). Cortical sensorimotor reorganization after spinal cord injury: an electroencephalography study. *Neurology*, 50, 1115–1121.

148. **Grossiord, A., Bucazoux, J., Maury, M.** (1963). Studies on motor metamerisation of the upper limbs. *Paraplegia*, 1, 81-97.

149. **Grove, J.R., De Prazer, V., Weinberg, R.S, Pitcher, R.** (2001). The role of imagery ability in the learning and performance of golf skills. In J. D. Grove, *Optimising performance in golf*, Australian Academic Press Ltd, 311-326.

150. **Guillot, A.** (2003). *Règles et conditions de la pratique de l'imagerie mentale dans les activités physiques et sportives.* Lyon: Thèse de Doctorat, 278 pages.

151. **Guillot, A., Collet, C.** (2005a). Duration of mentally simulated movement: a review. *Journal of Motor Behavior*, 37, 76-84.

152. **Guillot, A., Collet, C.** (2005b). Contribution from neurophysiological and psychological methods to the study of motor imagery. *Brain Research Reviews*, 50, 387-397.

153. **Guillot, A., Collet, C.** (2008). Construction of the motor imagery integrative model in sport: a review and theoretical investigation of motor imagery use. *International Review of Sport and Exercise Psychology*, 1, 31-44.

154. **Guillot, A., Louis, M, Collet, C.** (2010). Neurophysiological substrates of motor imagery ability. In, Guillot, A., Collet, C. (Eds), *The neurophysiological foundations of mental and motor imagery*, Oxford University Press.

155. **Guillot, A., Collet, C., Molinaro, C., Dittmar, A.** (2004). Expertise the peripheral autonomic activity during the preparation phase in shooting events. *Perceptual Motor Skills*, 98, 371-381.

156. **Guillot, A., Creveaux, T., Haguenauer, M., Dittmar, A., Collet, C.** (2005). Effets de l'imagerie motrice sur le contrôle postural. In Benguigui, N., Fontayne, P., Desbordes, M., Bardy, B. (Eds), *XIème Congrès International des Chercheurs en Activités Physiques et Sportives (ACAPS)*, 26-28 octobre, Paris.

157. **Guillot, A., Lebon, F., Rouffet, D., Champely S., Doyon, J., Collet, C.** (2007). Muscular responses during motor imagery as a function of muscle contraction types. *International Journal of Psychophysiology*, 66, 18-27.

158. **Guillot, A., Collet, C., Nguyen, V., Malouin, F., Richards, C., Doyon, J.** (2008). Functional neuroanatomic networks associated with expertise in motor imagery. *Neuroimage*, 41, 1471-1483.

159. **Guillot, A., Collet, C., Nguyen, V.A., Malouin, F., Richards, C., Doyon, J.** (2009). Brain activity during visual vs kinesthetic imagery: an fMRI study. *Human Brain Mapping*, 30, 2157-2170.

160. **Gustin, S.M., Wrigley, P.J., Gandevia, S.C., Middleton, J.W., Henderson, L.A., Siddall, P.J.** (2008). Movement imagery increases pain in people with neuropathic pain following complete thoracic spinal cord injury. *Pain*, 137, 237-244.

161. **Gustin, S., Wrigley, P.J., Henderson, L.A., Siddall, P.** (2010). Brain circuitry underlying pain in response to imagined movement in people with spinal cord injury. *Pain*, 148, 438-445.

H

162. **Hall, C.R., Pongrac, J.** (1983). *Movement Imagery Questionnaire.* Department of Physical Education, University of Western Ontario, London Ontario (Canada).

163. **Hall, C.R., Pongrac, J., Buckolz, E.** (1985). The measurement of imagery ability. *Human Movement Science,* 4, 107–118.

164. **Hall, C.R., Buckolz, E., Fishburne, G.** (1989). Searching for a relationship between imagery ability and memory of movements. *Journal of Human Movement Studies*, 17, 89-100.

165. **Hall, C., Schmidt, D., Durand, M.C., Buckolz, E.** (1994). Imagery and motor skill acquisition. In Sheikh, A.K. (Ed.), *Imagery in sports and physical performances. Imagery and human developpment series.* Baywood Publishing Co Inc, New York, 121-134.

166. **Hall, J.C., Martin, K.A.** (1997). Measuring movement imagery abilities: a revision ot the movement imagery questionnaire. *Journal of Mental Imagery*, 21, 143-154.

167. **Hall, C.R., Mack, D.E., Paivio, A., Hausenblas, H.A.** (1998). Imagery use by athletes: development of the sport imagery questionnaire. *International Journal of Sport Psychology*, 29, 73-89.

168.   **Hamel, M.F., Lajoie, Y.** (2005). Mental imagery. Effects on static balance and attentionnal demands of the elderly. *Aging Clinical and Experimental Research*, 17, 223-228.

169.   **Hancock, P.A., Meshkati, N., Robertson, M.M.** (1985). Physiological reflections of mental workload. *Aviation, Space and Environmental Medicine*, 56, 1110-1114.

170.   **Hardy, L.** (1997). Three myths about applied consultancy work. *Journal of Applied Sport Psychology*, 9, 277-294.

171.   **Hardy, L., Callow, N.** (1999). Efficacity of external and internal visual imagery perspectives for the enhancement of performance on tasks in which form is important. *Journal of Sport and Exercise Psychology*, 21, 95-112.

172.   **Herbert, R.D, Dean, C., Gandevia, S.C.** (1998). Effects of real and imagined training on voluntary muscle activation during maximal isometric contractions. *Acta Physiologica Scandinavica*, 163, 361-368.

173.   **Heuer, H.** (1985). Wie wirkt mentale übung? *Psychologische Rundschau*, 35, 191-200.

174.   **Hinshaw, K.E.** (1991). The effects of mental practice on motor skill performance: critical evaluation and meta-analysis. Imagination, *Cognition and Personality*, 11, 3-35.

175.   **Hoffmann, G., Laffont, I., Roby-Brami, A.** (2002). Co-ordination of reaching movements in patients with a cervical spinal cord injury. *Current Psychology of Cognition*, 21, 305–340.

176.   **Hoffmann, G. (2005).** *Adaptation de la planification et de la coordination de gestes de préhension et de visée chez des patients tétraplégiques C6 et C6/C7 et effet d'un transfert musculo-tendineux.* Thése de Doctorat, Université Pierre et Marie-Curie, Paris VI, 202 pages.

177.   **Hoffmann, G., Laffont, I., Hanneton, S., Roby-Brami, A.** (2006). How to extend the elbow with a weak or paralized triceps: control of arm

kinematics for aiming in C6-C7 quadriplegic patients. *Neurosciences,* 139, 749–765.

178. **Hökfelt, T., Johansson, O., Ljungdahl, A., Lundberg, J., Schultzberg, J.** (1980). Peptidergic neurons. *Nature,* 284, 515-521.

179. **Hotz-Boendermaker, S., Funk, M, Summers, P., Brugger, P., Hepp-Reymond, M.C., Curt, A., Kollias, S.S.** (2008). Preservation of motor programs in paraplegics as demonstrated by attempted and imagined foot movements. *Neuroimage,* 39, 383-394.

180. **Hunter, A.C., Hoffman, M.A.** (2001). Postural control: visual and cognitive manipulations. *Gait and Posture,* 13, 41-48.

181. **Huse, E., Preissl, H., Larbig, W., Birbaumer, N.** (2001). Phantom limb pain. *Lancet,* 358, 1015.

182. **Huteau, M.** (1995). Manuel de psychologie différentielle. Dunod, Paris, 293 pages.

I

183. **Imbiriba, L.A., Rodrigues, E.C., Magalhaes, J., Vargas, C.D.** (2006). Motor imagery in blind subjects: the influence of the previous visual experience. *Neurosciences Letters,* 400, 181-185.

184. **Ingvar, D.H., Philipson, L.** (1977). Distribution of cerebral blood flow in the dominant hemisphere during motor ideation and motor performance. *Annals of Neurology,* 2, 230-237.

185. **Ionta, S., Fourkas, A.D., Fiorio, M., Aglioti, S.M.** (2007). The influence of hands posture on mental rotation of hands and feet. *Experimental Brain Research,* 183, 1–7.

186. **Isaac, A., Marks, D.F, Russell, D.** (1986). An instrument for assessing imagery of movement: the vividness of movement imagery questionnaire (VMIQ). *Journal of Mental Imagery,* 10, 23-30.

J

187. **Jackson, P.L., Lafleur, M.F., Malouin, F., Richards, C, Doyon, J.** (2001). Potential role of mental practice using motor imagery in neurologic rehabilitation. *Archives of Physical Medicine and Rehabilitation*, 82, 1133-1141.

188. **Jackson, P.L., Lafleur, M.F., Malouin F., Richards, C.L., Doyon, J.** (2003). Functional cerebral reorganization following motor sequence learning through mental practice with motor imagery. *Neuroimage*, 20, 1171-1180.

189. **Jackson, P.L., Doyon, J., Richards, C., Malouin, F.** (2004). The efficacy of combined physical and mental practice in the learning of a foot sequence task after stroke: a case report. *Neurorehabilitation and Neural Repair*, 18, 106-111.

190. **Jacobson, E.** (1931). Electrical measurements of neuromuscular states during mental activities. *American Journal of Physiology*, 96, 115-121.

191. **Jeannerod, M.** (2001). Neural simulation of action: a unifying mechanism for motor cognition. *NeuroImage*, 14, 103-109.

192. **Jeannerod, M.** (1994). The representing brain: neural correlates of motor intention and imagery. *Behavioural Brain Sciences*, 17, 187-202.

193. **Jeannerod, M.** (1999). The 25th Bartlett Lecture. To act or not to act: perspectives on the representation of actions. *Quarterly Journal of Experimental Psychology*, 52, 1-29.

194. **Jebsen, R.H., Taylor, N., Trieschmann, R.B., Trotter, M.J., Howard, L.A.** (1969). An objective and standardized test of hand function. *Archives of Physical Medicine and Rehabilitation*, 6, 311-319.

195. **Johansen-Berg, H., Dawes, H., Guy, C., Smith, S.M., Wade, D.T., Matthews, P.M.** (2002). Correlation between motor improvements and altered fMRI activity after rehabilitive therapy. *Brain*, 125, 2731-2742.

196. **Johnson, P. (1982).** The functional equivalence of imagery and movement. *Quaterly Journal of Experimental Psychology*, 34, 349-365.

197. **Johnson, S.H.** (2000). Thinking ahead: the case for motor imagery in prospective judgements of prehension. *Cognition*, 74, 33-70.

198. **Johnson, S.H., Sprehn, G., Saykin, A.J.** (2002). Intact motor imagery in chronic upper limb hemiplegics: evidence for activity-independent action representations. *Journal of Cognitive Neuroscience*, 14, 841-852.

199. **Jones, E.G., Friedman, D.P., Hendry, S.H.C.** (1982). Thalamic basis of place- and modality-specific columns in monkey somatosensory cortex: a correlative anatomical and physiological study. *Journal of Neurophysiology*, 48, 545-568.

200. **Jueptner, M., Ottinger, S., Fellows, S.J., Adamschewski, J., Flerich, L., Muller, S. P., Diener, H.C., Thilmann, A.F., Weiller, C.** (1997). The relevance of sensory input for the cerebellar control of movements. *Neuroimage*, 5, 41-48.

K

201. **Keshner, R.A.** (2004). Virtual reality and physical rehabilitation: a new toy or a new research and rehabilitation tool? *Journal of NeuroEngineering,* 1, 2 pages après 8.

202. **Kilgore, K.L., Peckam, P.H., Keith, M.W., Thrope, G.B., Wuolle, K.S., Bryden, A.M., Hart, R.L.** (1997). An implanted upper-extremity neuroprosthesis. Follow-up of five patients. *Journal of Bone and Joint Surgery of America*, 79, 533-541.

203. **Kimberley, T.J., Khandekar, G., Skraba, L.L., Spencer, J.A., Van Gorp, E.A., Walker, S.R.** (2006). Neural substrates for motor

imagery in severe hemiparesis. *Neurorehabilitation and Neural Repair*, 20, 268-277.

204. **Kobayashi, H.** (1994). *The effects of rhythmic pattern imagery on free throws*. New York University.

205. **Kohl, R.M., Roenker, D.L.** (1983). Mechanisms involvement during skill imagery. *Journal of Motor Behaviour*, 15, 179-190.

206. **Kosslyn, S.** (1980). *Image and mind*. Cambridge, MA.: Harvard University Press.

207. **Kosslyn, S.M., Ball, T.M., Reiser, B.J.** (1978). Visual images preserve metric spatial information: evidence from studies of image scanning. *Journal of Experimental Psychology: Human Perception and Performance*, 4, 47-60.

208. **Kozin, S.H., d'Addesi, L., Chafetz, R.S., Ashworth, S., Mulcahey, M.J.** (2010). Biceps-to-triceps transfer for elbow extension in persons with tetraplegia. *Journal of Hand Surgery*, 35, 968-975.

209. **Krassioukov, A., Claydon, V.E.** (2006). The clinical problems in cardiovascular control following spinal cord injury: an overview. *Progress Brain Research*, 152, 223-229.

210. **Krassioukov, A.V., Karlsson, A.K., Wecht, J.M., Wuermser, L.A., Mathias, C.J., Marino, R.J.** (2007). Assessment of autonomic dysfunction following spinal cord injury: rationale for additions to the International Standards for Neurological Assessment. *Journal of Rehabilitaion Research and Development*, 44, 103-112.

211. **Kuhtz-Buschbeck, J.P., Mahnkopf, C., Holzknecht, C., Siebner, H., Ulmer, S, Jansen, O**. (2003). Effector-independent representations of simple and complex imagined finger movements: a combined fMRI and TMS study. *European Journal of Neuroscience*, 18, 3375-3387.

212. **Kumru, H., Vidal, J., Perez, M., Schestatsky, P., Valls-Solé, J.** (2009). Sympathetic skin responses evoked by different stimuli modalities

in spinal cord injury patients. *Neurorehabilitation and Neural Repair*, 23, 553-558.

L

---

213. **Lacey, J.I., Lacey, B.C.** (1974). Studies of heart rate and bodily processes in sensori-motor behavior. In Obrist, P.A., Black, A.H., Brener, J., Dicara, L.V. (Eds), *Cardivascular Psychophysiology*. Chicago, Aldine, 553-564.

214. **Lacourse, M.G., Cohen, M., Lawrence, K., Romero, D.** (1999). Cortical potentials during imagined movements in individuals with chronic spinal cord injuries. *Behavioral Brain Research*, 104, 73–88.

215. **Lacourse, M.G., Turner, J.A., Randolph-Orr, E., Schandler, S.L., Cohen, M.J.** (2004). Cerebral and cerebellar sensorimotor plasticity following motor imagery-based mental practice of a sequential movement. *Journal of Rehabilitation Research and Development*, 41, 505-524.

216. **Laffont, I., Briand, E., Dizien, O., Bussel, B., Roby-Brami, A.** (2000). Kinematic analysis of reaching and pointing movements in C6 quadriplegic patients. *Spinal Cord*, 38, 354–362.

217. **Laffont, I., Hoffmann, G., Dizien, O., Revol, M., Roby-Brami, A.** (2007). How do C6/C7 tetraplegic patients grasp balls of different sizes and weights? Impact of surgical musculo-tendinous transfers. *Spinal Cord*, 45, 502-512.

218. **Lafleur, M.F., Jackson, P.L., Malouin, F., Richards, C.L., Evans, A.C., Doyon, J.** (2002). Motor learning produces parallel dynamic functional changes during the execution and imagination of sequential foot movements. *Neuroimage*, 16, 142-157.

219. **Lamb, D.W., Landry, R.** (1971). The hand in quadriplegia. *Hand*, 3, 31-37.

220. **Lang, W., Kozak, M.J., Miller, G.A., Levin, D.N., McLean, A.** (1980). Emotional imagery: conceptual structure and pattern of somato-visceral response. *Psychophysiology*, 17, 179-192.

221. **Lang, W., Cheyne, D., Hollinger, P., Gerschlager, W., Lindinger, G.** (1996). Electric and magnetic fields of the brain accompanying internal simulation of movement. Brain Research. *Cognitive Brain Research,* 3, 125-129.

222. **Lebon, F., Guillot, A., Rouffet, D., Collet, C.** (2008a). EMG correlates different types of muscular contraction during motor imagery. *Neurosciences Letters*, 435, 181-185.

223. **Lebon, F., Rouffet, D., Guillot, D., Collet, C.** (2008b). Imagerie motrice et activité électromyographique. *Science et Motricité*, 64, 11-34.

224. **Lebon, F.** (2009). *Efficience du travail mental sur le développement et le recouvrement des capacités motrices. Force musculaire et imagerie motrice.* Thèse Sciences et techniques des Activités Physiques et Sportives, Université Lyon 1, Lyon, 243 pages.

225. **Leclercq, C., Albert, T., Le Mouël, M.A.** (2008). Réanimation chirurgicale du membre supérieur chez les patients tétraplégiques : principes et indications. *Lettres de Médecine physique et de Réadaptation,* 24, 103-106.

226. **Leeb, R., Friedman, D., Müller-Putz, G.R., Scherer, R., Slater, M., Pfurtscheller, G.** (2007). Self-paced (asynchronous) BCI control of a whellchair in virtual environnements: a case study with a tetraplegic. *Computational Intelligence and Neuroscience*, Article ID 79642, 8 pages.

227. **Lejeune, M., Decker, C., Sanchez, X.** (1994). Mental rehearsal in table tennis performance. *Perceptual and Motor skills*, 79, 627-641.

228. **Leonardo, M., Fieldman, J., Sadato, N., Campbell, G., Ibanez, V., Cohen, L.** (1995). A functional magnetic resonance imaging study of cortical regions associated with motor task execution and motor ideation in humans. *Human Brain mapping*, 3, 83-92.

229. **Levinson, D.F., Edelberg, R.** (1985). Scoring criteria for response latency and habituation in electrodermal research: a critique. *Psychophysiology*, 22, 417–426.

230. **Li, C.R.** (2000). Impairement of motor imagery in putamen lesions in humans. *Neuroscience Letters*, 287, 13-16.

231. **Linden, C.A., Uhley, J.E., Smith, D., Bush, M.** (1989). The effects of mental practice on walking balance in an elderly population. *Occupational Therapy Journal of Research*, 9, 155–169.

232. **Liu, K.P., Chan, C.C., Lee, T.M., Hui-Chan, C.W.** (2004). Mental imagery for promoting relearning for people after stroke: a randomized controlled trial. *Archives of Physical Medicine Rehabilitation*, 85, 1403-1408.

233. **Lotze, M., Flor, H., Grodd, W., Larbig, W., Birbaumer, N.** (2001). Phantom movement and pain. An fMRI study in upper limb amputees. *Brain*, 124, 2268-2227.

234. **Lotze, M., Montoya, P., Erb, M., Hülsmann, E., Flor, H., Klose, U., Birbaumer, N., Grodd, W.** (1999). Activation of cortical and cerebellar motor areas during executed and imagined hand movements: an fMRI study. *Journal of Cognitive Neurosciences*, 11, 491-501.

235. **Lotze, M., Scheler, G., Tan, H.R.M., Braun, C., Birbaumer, N.** (2003). The musician's brain: funtional imaging of amateurs professionnals during performance and imagery. *Neuroimage*, 20, 1817-1829.

236. **Lotze, M., Halsband, U.** (2006). Motor imagery. *Journal of Physiology*, 99, 386-395.

237. **Louis, M., Guillot, A., Maton, S., Doyon, J., Collet, C.** (2008). Effect of imagined movement speed on subsequent motor performance. *Journal of Motor Behavior*, 40, 117-132.

238. **Luft, A.R., Skalej, M., Stefanou, A., Klose, U., Voigt, K.** (1998). Comparing motion- and imagery-related activation in the human cerebellum: a functional MRI study. *Human Brain Mapping*, 6, 105-113.

M

239.   **Malouin, F., Potvin, M., Prevost, J., Richards, C.L., Wood-Dauphinee, S.** (1992). Use of an intensive task-oriented gait training program in a series of patients with acute cerebrovascular accidents. *Physical Therapy,* 72, 781-789.

240.   **Malouin, F., Richards, C.L., Jackson, P.L., Dumas, F., Doyon, J.** (2003). Brain activations during motor imagery of locomotor-related tasks: a PET study. *Human Brain Mapping,* 19, 47-62.

241.   **Malouin, F., Belleville, S., Richards, C.L., Desrosiers, J., Doyon, J.** (2004a). Working memory and mental practice outcomes after stroke. *Archives of Physical Medicine and Rehabilitation,* 85, 177-183.

242.   **Malouin, F., Richards, C.L., Doyon, J., Desrosiers, J., Belleville, S.** (2004b). Training mobility tasks after stroke with combined mental and physical practice: a feasibility study. *Neurorehabilitation and Neural repair,* 18, 66-75.

243.   **Malouin, F., Richards, C., Jackson, P., Lafleur, M., Durand, A., Doyon, J.** (2007). The Kinesthetic and Visual Imagery Questionnaire (KVIQ) for assessing motor imagery in persons with physical disabilities: a reliability and construct validity study. *Journal of Neurological and Physical Therapy,* 31, 20-29.

244.   **Malouin, F., Richards, C., Durand, A., Doyon, J.** (2008a). Reliability of mental chronometry for assessing motor imagery ability after stroke. *Archives of Physical Medicine and Rehabilitation,* 89, 311-319.

245.   **Malouin, F., Richards, C.L., Durand, A., Doyon, J.** (2008b). Clinical assessment of motor imagery after stroke. *Neurorehabilitation and Neural Repair,* 22, 330–340.

246.   **Malouin, F., Richards, C.L., Durand, A., Descent, M., Poire, D., Fremont, P., Pelet, S., Gresset, J., Doyon, J.** (2009a). Effects of practice,

visual loss, limb amputation and disuse on motor imagery vividness. *Neurorehabilitation and Neural Repair,* 23, 449–463.

247. **Malouin, F., Richard, C.L., Durand, A., Doyon, J.** (2009b). Added value of mental practice combined with a small amount of physical practice on the relearning of rising and sitting post-stroke: a pilot study. *Journal of Neurologic Physical Therapy*, 33, 195-202.

248. **Marks, D.** (1973). Visual imagery differences in the recall of pictures. *British Journal of Psychology*, 64, 17-24.

249. **Masumoto, K., Yamaguchi, M., Sutani, K., Tsuneto S., Fujita, A., Tonoike, M.** (2006). Reactivation of physical motor information in the memory of action event. *Brain research*, 1101, 102–109.

250. **Mathiowetz. V., Volland, G., Kashman, N., Weber, K.** (1985a). Adult norms for the Box and Block Test of manual dexterity. *American Journal of Occupational Therapy*, 39, 386-391.

251. **Mathiowetz, V., Weber, K., Kashman, N., Volland, G.** (1985b). Adult norms for the nine hole peg test of finger dexterity. *Occupational Therapy Journal of Research*, 5, 24-38.

252. **Matsunaga, K., Uozumi, T., Tsuji, S., Murai, Y.** (1995). Sympathetic skin responses evoked by magnetic stimulation of the neck. *Journal of Neurological Sciences*, 128, 188-194.

253. **Matsunaga, K., Uozumi, T., Tsuji, S., Murai, Y.** (1998). Sympathetic skin responses recorded from non-palmar and non-plantar skin sites: their role in the evaluation of thermal sweating. *Electroencephalography and Clinical Neurophysiology*, 108, 482-489.

254. **Mc Dowell, C.L., Moberg, E., House, J.H.** (1986). The second international conference on surgical rehabilitation of the upper limb in tetraplegia. *Journal of Hand Surgery*, 11, 604-608.

255. **McIntyre, T., Moran, A.** (1996). Imagery validation: How do we know athletes are imaging during mental pratice. *Journal of Applied Sport Psychology*, 8, 132-137.

256. **McAvinue, L.P., Robertson, I.H.** (2008). Measuring motor imagery ability: A review. *European Journal of Cognitive Psychology*, 20, 232-251.

257. **Mellah, S., Rispal-Padel, L., Riviere, G.** (1990). Changes in excitability of motor units during preparation for movement. *Experimental Brain Research*, 82, 178-186.

258. **Moberg, E.** (1978). *The upper limb in tetraplegia: a new approach to surgical rehabilitation*. Stuttgart: Georg Thieme.

259. **Moberg, E.** (1987). The present state of surgical rehabilitation of the upper limb in tetraplegia. *Paraplegia*, 25, 351-356.

260. **Moberg, E.** (1990). Surgical rehabilitation of the upper limb. *Tetraplegia Paraplegia*, 28, 330-334.

261. **Moseley, G.** (2004). Graded motor imagery is effective for long-standing complex regional pain syndrome: a randomised controlled trial. *Pain*, 108, 192-198.

262. **Moseley, G.** (2005). Is successful rehabilitation of complex regional pain syndrome due to sustained attention to the affected limb? A randomised clinical trial. *Pain*, 114, 54-61.

263. **Moseley, G.** (2006). Graded motor imagery for pathologic pain: a randomized controlled trial. *Neurology*, 2129-2134.

264. **Moseley, G.** (2007). Using visual illusion to reduce at-level neuropathic pain in paraplegia. *Pain*, 294-298.

265. **Mumford, B., Hall, C.R.** (1985). The effects of internal and external imagery on performing figures in figure skating. *Canadian Journal of Applied Sport Sciences*, 10, 171-177.

266. **Munroe, K.J., Giacobbi, P.R., Hall, C.R., Weinberg, R.** (2000). The four Ws of imagery use: where, when, why and what. *The Sport Psychologist*, 14, 119-137.

267. **Murphy, S.M., Jowdy, D.P., Durtschi, S.** (1990). *Imagery perspective survey*. U.S. Olympic Training Center: Colorado Springs.

268.   **Myrtek, M., Spital, S.** (1986). Psychophysiological reponse patterns to single, double and triple stressors. *Psychophysiology,* 23, 663-671.

N

269.   **Nadeau, C.H., Giguere, F., Paiement, B.** (1990). Planification de mouvements corporels: l'effet d'une répétition mentale assistée visuellement. *Sciences et Techniques des Activités Physiques et Sportives,* 22, 33-43.

270.   **Naito, E., Matsumura, M.** (1994). Movement-related slow potentials during motor imagery and motor suppression in humans. *Cognitive Brain Research*, 2, 131-137.

271.   **Naito, E., Kochiyama, T., Kitada, R., Nakamura, S., Matsumura, M., Yonekura, Y., Sadato, N.** (2002). Internally simulated movement sensations during motor imagery activate cortical motor areas and the cerebellum. *Journal of Neuroscience*, 22, 3683-3691.

272.   **Nathan, P.** (1994). Effects on movement of surgical incisions into the human spinal cord. *Brain*, 117, 337-346.

273.   **Newsom, J., Knight, P., Balnave, R**. (2003). Use of mental imagery to limit strength loss after immobilization. *Journal of Sport Rehabilitation*, 12, 249-258.

274.   **Nicotra, A., Catley, M., Ellaway, P.H., Mathias, C.J.** (2005). The ability of physiological stimuli to generate the sympathetic skin response in human chronic spinal cord injury. *Restorative Neurology and Neuroscience*, 23, 331-339.

275.   **Nudo, R.J., Pautz, E.J., Frost, S.B.** (2001). Role of adaptive plasticity in recovery of function after damage to motor cortex. *Muscle Nerve*, 24, 1000-1019.

276. **Obrador, S.E.** (1966). Sensory responses to subcortical stimulation and management of pain disorders by stereotaxic methods. *Confinia Neurologica*, 27, 45-52.

O

277. **Obrist, P.A.** (1976). The cardiovascular-behavioral interaction as it appears today. *Psychophysiology*, 13, 95-107.

278. **Orliaguet, J.P., Coello, Y.** (1998). Differences between actual and imagined putting movements in golf: A chronometric analysis. *International Journal of Sport Psychology*, 29, 157-169.

P

279. **Page, S.J.** (2000). Imagery improves upper extremity motor function in chronic stroke: a pilot study. *Occupational Therapy Journal of Research*, 20, 200-215.

280. **Page, S.J., Levine, P., Sisto, S.A., Johnston, M.V.** (2001). Mental practice combined with physical practice for upper-limb motor deficit in sub-acute stroke. *Physical Therapy*, 81, 1455-1462.

281. **Page, S.J., Levine, P., Leonard, A.C.** (2005). Effects of mental practice on affected limb use and function in chronic stroke. *Archives of Physical Medicine and Rehabilitation*, 86, 399–402.

282. **Page, S.J., Levine, P., Leonard, A.C.** (2007). Mental practice in chronic stroke results of a randomized, placebo-controlled trial. *Stroke*, 38, 1293-1297.

283. **Page, S.J., Szaflarski, J.P., Eliassen, J., Pan, H., Cramer, S.C.** (2009). Cortical plasticity following motor skill learning during mental practice in stroke. *Neurorehabilitation and Neural Repair*, 23, 382-388.

284.   **Paillard, J.** (1960). The patterning of skilled movements. In Field,
J., Magoun, H.W., Hall, V.E. (Eds.), *Handbook of Physiology,
Neurophysiology,* Vol. III, American Physiological Society, Bethesda,
1679-1708.

285.   **Paillard, J.** (1986). Système nerveux et fonction d'organisation. In
Piaget, J., Mounoud, P., Bronckart, J.P. (Eds), *Psychologie.* Gallimard, la
Pléiade, Paris, 1378-1341.

286.   **Paillard, J.** (1990). Réactif et Prédictif: deux modes de gestion de la
motricité.
In Nougier, V., Bianchi, J.P. (Eds), *Pratiques sportives et modèlisation du
geste.* Edition Grenoble Sc. GRENOBLE, 13-56.

287.   **Paillard, J.** (1991). Knowing where and knowing how to get there.
In Paillard, J. (Ed) *Brain and space,* Oxford University Press, Oxford, 431-
481.

288.   **Pan, S-L, Wang, Y-H, Hou, W.H, Wang, C.M., Huang, T.S.**
(2006). Reduced sympathetic skin response in the isolated spinal cord of
subjects with spinal cord injury. *Archives of Physical medicine and
Rehabilitation,* 87, 1201-1206.

289.   **Papadelis, C., Kourtidou-Papadeli, C., Bamidis, P., Albani, M.**
(2007). Effects of imagery training on cognitive performance and use of
physiological measures as an assessment tool of mental effort. *Brain and
Cognition,* 64, 74-85.

290.   **Papaxanthis, C., Schieppati, M., Gentili, R., Pozzo, T.** (2002a).
Imagined and actual arm movements have similar durations when
performed under different conditions of direction and mass. *Experimental
Brain Research,* 143, 447-452.

291.   **Papaxanthis, C., Pozzo, T., Skoura, X., Chieppati, M.** (2002b).
Does order and timing in performance of imagined and actual movements
affect the motor imagery process? The duration of walking and writing
task. *Behavioural Brain Research,* 134, 209-215.

292.   **Parsons, L.** (1987). Imagined spatial transformation of one's hand and feet. *Cognitive Psychology*, 178-241.

293.   **Parsons, L.** (1994). Temporal and kinematic properties of motor behavior reflected in mentally simulated action. *Journal of Experimental Psychology*, 20, 709-730.

294.   **Pascual-Leone, A., Nguyet, D., Cohen, L.G., Brasil-Neto, J.P., Cammarota, A., Hallett, M.** (1995). Modulation of muscle responses evoked by transcranial magnetic stimulation during the acquisition of new fine motor skills. *Journal of Neurophysiology*, 74, 1037-1045.

295.   **Peckham, P.H., Keith, M.W., Kilgore, K.L., Grill, J.H., Wuolle, K.S., Thrope, G.B., Gorman, P., Hobby, J., Mulcahey, M.J., Carroll, S., Hentz, V.R., Wiegner, A.** (2001). Efficacy of an implanted neuroprosthesis for restoring hand grasp in tetraplegia: a multicenter study. *Archives of Physical Medicine and Rehabilitation*, 82, 1380-1388.

296.   **Penta, M., Thonnard, J.L., Tesio, L.** (1998). ABILHAND: a Rasch-built measure of manual ability. *Archives of Physical Medicine and Rehabilitation*, 79, 1038-1042.

297.   **Perrouin-Verbe, B, Rome, J, Touchais, S.** (2008). Chirurgie de réanimation du membre supérieur du tétraplégique : quelle évaluation ? *Lettres de Médecine Physique et de Réadaptation*, 24, 99-102.

298.   **Pfurtscheller, G., Leeb, R., Friedman, D., Slater, M.** (2008). Centrally controlled heart rate changes during mental practice in immersive virtual environment: a case study with a tetraplegic. *International Journal of Psychophysiology*, 68, 1-5.

299.   **Podsiadlo, D, Richardson, S.** (1991). The Timed Up and Go: A test of basic functional mobility for frail elderly persons. *Journal of American Geriatry and Sociology*, 39, 142-148.

300.   **Porro, C.A., Francescato, M.P., Cettolo, V., Diamond, M. E., Baraldi, P., Zuiani C., Bazzocchi, M., di Prampero, P.E.** (1996). Primary motor and sensory cortex activation during motor performance and

motor imagery:a functional magnetic resonance imaging study. *Journal of Neuroscience*, 16, 7688-7698.

301. **Porro, C. A., Cettolo, V., Francescato, M.P., Baraldi, P.** (2000). Ipsilateral involvement of primary motor cortex during motor imagery. *European Journal of Neuroscience*, 12, 3059-3063.

R

302. **Raineteau, O., Schwaab, M.E.** (2001). Plasticity of motor systems after complete spinal cord injury. *Nature Reviews/Neuroscience*, 2, 263-273.

303. **Ramachandran, V.** (1998). *Le fantôme intérieur*. Odile jacob.

304. **Ramachandran, V.S., Rogers-ramachandran, D.C., Cobbs, S.** (1995). Touching the phantom. *Nature*, 377, 489-490.

305. **Ramachandran, V.S., Rogers-Ramachandran, D.C.** (1996). Synaesthesia in phantom limbs induced with mirrors. *Proceedings of the Royal Society of London*, 263, 377-386.

306. **Ranganathan, V.K., Kuykendall, T., Siemionow, V, Yue, G. H.** (2002). Level of mental effort determines training-induced strength increases. *Society for Neuroscience Abstracts*, 32, 768.

307. **Ranganathan, V.K., Siemionow, V., Liu, J.Z., Sahgal, V., Yue, J. Z.** (2004). From mental power to muscle power-gaining strength by using the mind. *Neuropsychologia*, 42, 944-956.

308. **Rao, S.M., Binder, J.R., Bandettini, P.A., Hammeke, T.A., Yetkin, F.Z., Jesma- nowicz, A., Lisk, L.M., Morris, G.L., Mueller, W.M., Estkowski, L.D., Wong, E.C., Haughton, V.M., Hyde, J.S.**(1993). Functional magnetic resonance imaging of complex human movements. *Neurology*, 43, 2311-2318.

309. **Reilly, K.T., Mercier, C., Schieber, M.H., Sirigu, A.** (2006). Persistent hand motor commands in the amputees'brain. *Brain*, 129, 2111-2223.

310. **Reitz, A., Schmid, D.M., Curt, A., Knapp, P.A., Schurch, B.** (2002). Sympathetic sudomotor skin activity in human after complete spinal cord injury. *Autonomic Neuroscience: Basic and Clinical,* 102, 78-84.

311. **Reitz, A., Schmid, D.M., Curt, A., Knapp, P.A., Schurch, B.** (2003). Autonomic dysreflexia in response to pudendal nerve stimulation. *Spinal Cord*, 41, 539-542.

312. **Remy-Neris, O., Milcamps, J., Chikhi-Keromest, R., Thevenon, A., Bouttens, D., Bouilland, S.** (2003). Improved kinematics of unrestrained arm raising in C5-C6 quadriplegic subjects after deltoid-to-triceps transfer. *Spinal Cord*, 41, 443-445.

313. **Revol, M., Cormerais, A., Laffont, I., Dizien, O., Servant, J.-*M.*** (2000). Aspects chirurgicaux du rétablissement de la préhension chez le tétraplégique. In Thoumie, P., Pradat-Dhiel, P., *La préhension*, Paris: Springer, 187-200.

314. **Richards, C.L., Malouin, F., Wood-Dauphinee, S., Williams, J.I., Bouchard, J.P., Brunet, D.** (1993). Task-specific physical therapy for optimization of gait recovery in acute stroke patients. *Archive of Physical Medicine and Rehabilitation,* 74, 612-620.

315. **Richter, W., Somorjai, R., Summers, R., Jarmasz, M., Menon, R. S., Gati, J. S., Georgopoulos, A.P., Tegeler, C., Ugurbil, K., Kim, S.G.** (2000). Motor area activity during mental rotation studied by time resolved single trial fMRI. *Journal on Cognitive Neuroscience*, 12, 310-320.

316. **Rizzolatti, G., Fadiga, L., Gallese, V., Fogassi, L.** (1996). Premotor cortex and the recognition of motor actions. *Brain Research. Cognitive Brain research*, 3, 131-141.

317. **Rizzolatti, G.** (2005). The mirror neuron system and its function in humans. *Anatomy and Embryology,* 210, 419-421.

318. **Roby-Brami A., Laffont I., Mokhtari M., Heidmann, J.** (2001). Compensation des incapacités du membre supérieur du sujet tétraplégique. In Bussel, B., Maury, M., Ravaud, J.F. (Eds), *Les tétraplégies par lésion médullaire,* Frison-Roche, 141-152.

319. **Rodgers, W., Hall, C.R., Buckolz, E.** (1991). The effects of an imagery training program on imagery ability, imagery use and figure skating performance. *Journal of Applied Sport Psychology,* 3, 109-125.

320. **Rodic, B., Curt, A., Dietz, V., Schurch, B.** (2000). Bladder neck incompetence in patients with spinal cord injury: significance of sympathetic skin response. *Journal of Urology,* 163, 1223-1227.

321. **Rodrigues, E., Imbiriba, L.A., Rego Leite, G., Rego Leite, G., Magalhães, J., Volchan, E., vargas, C.D.** (2003). Mental simulation strategy affects postural control. *Revue Brasil Psiquiatria,* 25, 33-35.

322. **Roland, P.E., Larsen, B., Lassen, N.A., Andskinhoj, E.** (1980). Supplementary motor area and other cortical areas in organization of voluntary movements in man. *Journal of Neurophysiology,* 43, 118-136.

323. **Romero, D.H., Lacourse, M.G., Lawrence, K.E., Schandler, S., Cohen, M.J.** (2000). Event-related potentials as function of movement parameter variations during motor imagery and isometric action. *Behavioural Brain Research,* 117, 83-96.

324. **Ross, J.S, Tkach, J., Ruggieri, P.M., Lieber, M., Lapresto, E.** (2003). The mind's eye: functional MR imaging evaluation of golf motor imagery. *American Journal of Neuroradiology,* 24, 1036-1044.

325. **Rossi, S., Pasqualetti, P., Tecchio, F., Pauri, F., Rossini, P.M.** (1998). Corticospinal excitability modulation during mental simulation of wrist movemetns in human subjects. *Neuroscience Letters,* 243, 147-151.

326. **Roth, M., Decety, J., Raybaudi, M., Massarelli, R., Delon-Martin, C., Segebarth, C., Morand, S., Gemignani, A., Decorps, M.,**

318

Jeannerod, M. (1996). Possible involvement of primary motor cortex in mentally simulated movement: A functional magnetic resonance imaging study. *Neuroreport*, 7, 1280–1284.

327. **Roure, R., Collet, C., Deschaumes-Molinaro, C., Delhomme, G., Dittmar, A., Vernet-Maury, E.** (1999). Imagery quality estimated by autonomic response is correlated to sportive performance enhancement. *Physiology and Behaviour*, 66, 63-72.

328. **Ruby, P., Decety, J.** (2001). Effect of subjective perspective taking during simulation of action: a PET investigation of agency. *Nature Neuroscience*, 4, 546-550.

329. **Ruschall, B.S., Lippman, L.G.** (1998). The role of imagery in physical performance. *International Journal of Sport Psychology*, 29, 57-72.

330. **Ryan E. D., Simons J.** (1982). Efficacy of mental imagery in enhancing mental practice of motor skills. *Journal of Sport Psychology*, 4, 41–51.

S

331. **Sabbah, P., de Schonen, S., Leveque, C., Gay, S., Pfefer, F.** (2002). Sensorimotor cortical activity in patients with complete spinal cord injury: a functional magnetic resonance imaging study. *Journal of Neurotrauma*, 19, 53–60.

332. **Sabbah, P., Simond, G., Levrier, O., Habbib, M., Traboud, V., Murayama, N., Mazoyer, B.M., Briant, J.F., Raybaud, C., Salamon, G.** (1995). Functional magnetic resonance imaging at 1.5 T during sensorimotor and cognitive task. *European Neurology*, 35, 131-136.

333. **Sacco, K., Cauda, F., Cerliani, L., Mate, D, Duca, S, Geminiani, G.** (2006). Motor imagery of walking following training in locomotor attention. The effect of the Tango lesson. *Neuroimage*, 32, 1441-1449.

334.   **Sanes, J.N.** (1994). Neurophysiology of preparation, movement and imagery. *Behavioural Brain Science*, 17, 221-223.

335.   **Sato, A.** (1997). Neural mechanisms of autonomic responses elicited by somatic sensory stimulation. *Neuroscience and behavioral physiology*, 27, 610-621.

336.   **Schaechter, J.** (2004). Motor rehabilitation and brain plasticity after hemiparetic stroke. *Progress in Neurobiology*, 73, 61-72.

337.   **Schliack, H., Schiffter, R.** (1967). Differential diagnostic possibilities in peripheral neurology with the aid of the ninhydrin test. *Acta Neurovegetativa*, 30, 512– 521.

338.   **Schmid, A., Huonker, M., Barturen, J.M., Stahl, F., Schmidt-Trucksass, A., Konig, D.** (1998). Catecholamines, heart rate and oxygene uptake during exercise inpersons with spinal cord injury. *American Psychological Society*, 85, 635-641.

339.   **Schmidt, R.A.** (1988). *Motor control and learning: a behavioral emphasis*. Human Kinetics publishers, Champaign, Edition 2.

340.   **Schmidt, R.A.** (1993). *Apprentissage moteur et performance*. Vigot.

341.   **Schnitzler, A., Salenius, S., Salmelin, R., Jousmaki, V., Hari, R.** (1997). Involvement of primary motor cortex in motor imagery: a neuromagnetic study. *Neuroimage*, 6, 201-208.

342.   **Schwoebel, J., Boronat, C.B., Coslett, H.B.** (2002). The man who executed "imagined" movements: evidence for dissociable components of the body schema. *Brain and Cognition*, 50, 1-16.

343.   **Segal, S.J., Fusella, V.** (1970). Influence of imagined pictures and sounds on detection of visual and auditory signals. *Journal of Experimental Psychology*, 83, 458-464.

344.   **Seitz, R.J., Canavan, A.G., Yaguez, L., Herzog, H., Tellmann, L., Knorr, U., Huang, Y., Hömberg, V.** (1997). Representations of graphomotor trajectories in the human parietal cortex: evidence for

controlled processing and automatic performance. *European Journal of Neuroscience*, 9, 378-389.

345. **Sharpley, C.F., Kamen, P., Galatsis, M., Heppel, R., Veivers, C., Claus, K.** (2000). An examination of the relationship between resting heart rate variability and heart rate reactivity to a mental arithmetic stressor. *Applied Psychophsiology and Biofeedback*, 25, 143-153.

346. **Shea, S.A.** (1996). Behavioural and arousal-related influences on breathing in humans. *Experimental Physiology*, 81, 1-26.

347. **Sheenan, P.** (1967). A shortened dorm of Bett's questionnaire upon mental imagery. *Journal of Clinical Psychology*, 23, 386-389.

348. **Singer, R.** (1980). Motor behavior and the role of cognitive processes and the learner strategies. In Requins, J., Stelmach, V. (Eds), *Tutorials in Motor behavior*, North-Holland, 591-603.

349. **Sirigu, A., Duhamel, J.R., Cohen, L., Pillon, B., Dubois, B., Agid, Y.** (1996). The mental representation of hand movements after parietal cortex damage. *Science*, 273, 1564-1568.

350. **Skvarilova, B., Plevkova, A.** (1996). Range of joint motions of the adult hand. *Acta Chirurgiae Plasticae*, 38, 67-71.

351. **Sloan, R.P., Shapiro, P.A., Bagiella, E., Boni, S. M., Paik, M., Bigger, J.T., Steinman, R.C., Gorman, J.M.** (1994). Effect of mental stress throughout the day on cardiac autonomic control. *Biological Psychology*, 37, 89-99.

352. **Smith, G.V., Silver, K.H., Goldberg, A.P., Macko, R.F.** (1999). Task-oriented exercise improves hamstring strength and spastic reflexes in chronic stroke patients. *Stroke,* 30, 2112–2118.

353. **Snow, P.J., Wilson, P.** (2001). Mechanisms of somatosensory plasticity. In Rowe, M.J., Iwamura, Y. (Eds), *Somatosensory Processing*: *From Single Neuron to Brain Imaging*, Amsterdam, Harwood Academic, 131-142.

354. **Sollerman, C., Ejeskär, A.** (1995). Sollerman hand function test. A standardised method and its use in tetraplegic patients. *Scandinavia Journal of Plastic Reconstructive Surgery and Hand Surgery*, 29, 167-176.

355. **Solodkin, A., Hlustik, P., Chen, E.E., Small, S.L.** (2004). Fine modulation in Network Activation during Motor Execution and Motor Imagery. *Cerebral Cortex*, 14, 1246-1255.

356. **Sordoni, C.H.** (2000). The use of imagery by athletes during injury rehabilitation. *Journal of Sport Rehabilitation*, 329-338.

357. **Sordoni, C.H.** (2002). The use of imagery in athletic injury rehabilitation and its relationship to self efficacy. *Physiotherapy Canada*, 54, 177-185.

358. **Steinberg, L.L., Sposito, M.M.M., Lauro, F.A.A., Silva, P.S.P., Torres, F.C., Pizarro, J.C., Silva, A.C.** (1996). Plasma level of catecholamines in paraplegics. *Medicine and Science in Sports and Exercise*, 28, 143.

359. **Stenekes, M.W., Geertzen, J.H., Nicolai, J.A., Mulder, T.** (2009). Effects of motor imagery on hand function during immobilization atfer flexor tendon repair. *Archives of Physical Medicine and Rehabilitation*, 90, 553-559.

360. **Stephan, K.M., Fink, G.R., Passingham, R.E., Ceballos-Baumann, A.O., Frith, C.D., Frackowiak, R.S.J.** (1995). Functional anatomy of the mental representation of upper extremity movements in healthy subjects. *Journal of Neurophysiology*, 73, 373–386.

361. **Stevens, J.A., Phillips-Stoykov, M.E.** (2003). Using motor imagery in the rehabilitation of hemiparesis. *Archives of Physical Medicine and Rehabilitation*, 84, 1090-1092.

362. **Stiles, J.** (2000). Neural plasticity and cognitive development. *Developmental Neuropsychology*, 18, 237-272.

363. **Stinear, C.M., Byblow, W.D., Steyvers, M., Levin, O., Swinnen, S.** (2006). Kinesthetic, but not visual, motor imagery modulates corticomotor excitability. *Experimental Brain research*, 168, 157-164.

364. **Stroh Wuolle, K., Bryden, A., Peckham, P.H., Murray, P.K., Keith, M.** (2003). Satisfaction with upper-extremity surgery in individuals with tetraplegia. *Archives of Physical Medicine and Rehabilitation*, 84, 1145-1149.

365. **Szaflarski, J.P., Page, S.J., Kissela, B.M., Lee, J.H., Levine, P., Strakowski, S.M.** (2006). Cortical reorganization following modified constraint-induced movement therapy: a study of 4 patients with chronic stroke. *Archives of Physical Medicine and Rehabilitation*, 87, 1052–1058.

T

366. **Taktek, K.** (2004). The effects of mental imagery on the acquisition of motor skills and performance: a literature review with theoretical implications. *Journal of Mental Imagery*, 29, 79–114.

367. **Thévenin-Lemoine, E, Canny-Verrier, F, Makuiza-Wauquier, A.** (2000). Capacités de préhension et tétraplégie. In Thoumie, P., Pradat-Dhiel, P., *La préhension,* Springer, Paris, 171-86.

368. **Tiffin, J.** (1948). The purdue pegboard: Norms and studies of reliability and validity. *Journal of Applied Physiology*, 32, 234-247.

369. **Tomasino, B., Rumiati, R.I.** (2004). Effects of strategies on mental rotation and hemispheric lateralization: neuropsychological evidence. *Journal of Cognitive Neuroscience*, 16, 878-888.

370. **Tyszka, J.M., Grafton, S.T., Chew, W., Woods, R. P., Colletti, P. M.** (1994). Parceling of mesial frontal motor areas during ideation and movement using functional magnetic resonance imaging at 1.5 tesla. *Annals of Neurology*, 35, 746-749.

U

371. **Uhl, F., kretschmer T., Lindinger, G., Goldenberg, G., Lang, W., Oder, W., Deecke, L.** (1994). Tactile mental imagery in sighted persons and in patietns suffering from peripheral blindness early in life. *Electroencephalography and Clinical Neurophysiology*, 91, 249-255.

V

372. **Vargas, C.D., Olivier, E., Craighero, L., Fadiga, L., Duhamel, J.R., Sirigu, A.** (2004). The influence of hand posture on corticospinal excitability during motor imagery: a transcranial magnetic stimulation study. *Cerebral Cortex,* 14, 1200–1206.

373. **Vernet-Maury, E., Sicard, G., Dittmar, A., Deschaumes-Molinaro, C.** (1990). Autonomic nervous system preferential responses. *Activitas Nervosa Superior*, 32, 37-38.

374. **Vernet-Maury, E., Deschaumes-Molinaro, C., Dittmar, A., Dittmar, A.** (1993). Autonomic nervous system activity and mental workload. In Heidelberg, V., Ullsperger, P. (Eds), *Psychophysiology of mental workload*, Berlin, 42-48.

375. **Vernet-Maury, E., Robin, O., Dittmar, A.** (1995). The ohmic perturbation duration, an original temporal index to quantify electrodermal responses. *Behavioural Brain Research*, 67, 103-107.

376. **Viader, F., Eustache, F., Lechevalier, B.** (2000). Neuropsychologie des agnosies spatiales et des apraxies. Séminaire Jean-Louis Signoret. In Viader, F., Eustache, F., Lechevalier, B. (Eds), *Espace, geste, action,* De Boeck Université, Bruxelles.

377. **Vibert, J.F., Sébille, A., Lavallard-Rousseau, M.C., Boureau, F.** (2005). *Neurophysiologie. De la physiologie à l'exploration fonctionnelle.* Elsevier, Paris.

378. **Visintin, M., Barbeau, H., Korner-Bitensky, N.** (1998). A new approach to retrain gait in stroke patients through body weight support and treadmill stimulation. *Stroke,* 29, 1122-1128.

W

379. **Wall, P.** (1977). The presence of ineffective synapses and the circumstances which unmask them. *Philosophical Transactions of the Royal Society B: Biological Sciences*, 278, 361-372.

380. **Wang, Y., Morgan, W.P.** (1992). The effect of imagery perspectives on the psychophysiological responses to imagined exercise. *Behavioural Brain Research*, 52, 167-174.

381. **Weatherly, D.C., Ball, S.E., Stacks, J.R.** (1997). Reliance on visual imagery and its relation to mental rotation. *Perceptual and Motor Skills*, 85, 431-434.

382. **Weiller, C.** (1995). Recovery from motor stroke: human positron emission tomography studies. *Cerebrovascular Diseases*, 5, 282-291.

383. **Weinberg, R.** (1982). The relationship between mental preparation strategies and motor performance: a review and critique. *Quest*, 33, 195-213.

384. **Weinberg, R.S., Seabourne, T.G., Jakson, A.** (1981). Effect of visuo-motor behaviour rehearsal, revelation and imagery on karate performance. *Journal of Sport Psychology*, 10, 71-78.

385. **Wilkin, J.K., Trotter, K.** (1987). Cognitive activity and cutaneous blood flow. *Archives of Dermatology*, 123, 1503-1506.

386. **Will, B., Stein, D.** (1982). La récupération après lésions cérébrales. *Le cerveau. Pour la Science,* 51, 178-189.

387. **Williams, J.G., Odley, J.L., Callaghan, M.** (2004). Motor imagery boosts proprioceptive neuromuscular facilitation in the attainment and

retention of range-of-motion at the hip joint. *Journal of Sports Science and Medicine*, 3, 160–166.

388. **Windle, W.F., Smart, J.O., Beers, J.J.** (1958). Residual function after subtotal spinal cord transection in adults cats. *Neurology*, 8, 518-521.

389. **Winter, D.A.** (1990). Biomechanics and Motor Control of Human Mouvement (2nd Ed). Wiley interscience, New York.

390. **Wolpert, D.M., Miall, R.C.** (1996). Forward models for physiological motor control. *Neural Network*, 9, 1265-1279.

391. **Wright, C., Smith, D.** (2007). *The effect of PETTLEP-based imagery on strength performance.* Proceedings of the 12th Annual Congress of the ECSS, July 11-14, Jyväskylä, Finland.

392. **Wuyam, B., Moosavi, S.H., Decety, J**. (1995). Imagination of dynamic exercise produced ventilatory responses which were more apparent in competitive sportsmen. *Journal of Physiology*, 482, 713–724.

393. **Wuolle, K.S., Van Doren, C.L., Thrope, G.B., Keith, M.W., Peckham, P.H.** (1994). Development of a quantitative hand grasp and release test for patients with tetraplegia using a hand neuroprosthesis. *Journal of Hand Surgery*, 19, 209-218.

X

394. **Xerri, C.** (1999). Post-lesional plasticity of cortical somatosensory maps: a review. *Compte-rendu de l'académie des sciences*, 321, 135-151.

395. **Xerri, C.** (2003). Plasticité des représentations somesthésiques et illusions perceptives: le paradoxe du membre fantôme. *Intellectica*, 36/37, 67-87.

Y

396. **Yaguez, L., Canavan, A.G., Lange, H.W., Homberg, V.** (1999). Motor learning by imagery is differentially affected in Parkinson's and Huntington's diseases. *Behavioural Brain Research*, 102, 115-127.

397. **Yaguez, L., Nagel, D., Hoffman, H., Canavan, A.G., Wist, E., Homberg, V.** (1998). A mental route to motor learning: improving trajectorial kinematics through imagery training. *Behavioural Brain Research*, 90, 95-106.

398. **Yarkony, G.M., Roth, E.J., Heinemann, A.W., Lovell, L.** (1998). Rehabilitation outcomes in C6 tetraplegia. *Paraplegia*, 26, 177-185.

399. **Yavuz, N., tezyürek, M., Akyüz, M.** (1998). A comparison of two functional tests in quadriplegia: the quadriplegia index of function and the functional independence measure. *Spinal Cord*, 36, 832-837.

400. **Yokota, T., Matsunaga, T., Okiyama, R., Hirose, K., Tanabe, H., Furukawa, T., Tsukagoshi, H.** (1991). Sympathetic skin response in patients with multiple sclerosis compared with patients with spinal cord transection and normal controls. *Brain*, 114, 1381-1394.

401. **Yoo, E., Park, E., Chung, B.** (2002). Mental practice effect on line-tracing accuracy in persons with hemiparesis stroke: a preliminary study. *Archives of Physical Medicine and Rehabilitation*, 82, 1213-1218.

402. **Yue, G., Cole, K.J.** (1992). Strength increases from the motor program: comparison of training with maximal voluntary and imagined muscle contractions. *Journal of Neurophysiology*, 67, 1114-1123.

Z

403. **Zancolli, E.A.** (1979). *Structural and dynamic bases of hand surgery*. In Lippincott, J.B. (Ed), Philadelphia.

404. **Zijdewind, I., Toering, S.T., Bessem, B., van der Laan, O., Diercks, R. L.** (2003). Effects of imagery motor training on torque production of ankle plantar flexor muscles. *Muscle and Nerve*, 28, 168–173.

405. **Zimmermann-Schlatter, A., Schuster, C., Puhan, M.A., Siekierka, E., Steurer, J.** (2008). Efficacy of motor imagery in post-stroke

rehabilitation: a systematic review. *Journal of NeuroEngineering and Rehabilitation*, 5, 10 pages après 8.

ANNEXES

ANNEXE 1: KVIQ de Malouin *et al.* (2007)

ANNEXE 2: Examen clinique

ANNEXE 1: KVIQ de Malouin et al. (2007)

Item 1V. Flexion/extension de la tête

1. Demeurez assis la tête bien droite, les deux mains posées sur vos cuisses.
2. Inclinez votre tête le plus loin possible, d'abord vers l'avant puis vers l'arrière.
3. Revenez à la position initiale. Maintenant, imaginez le mouvement. Concentrez-vous sur la clarté de l'image.
4. Indiquez sur l'échelle suivante l'énoncé qualifiant le mieux le mouvement que vous venez de vous imaginer.

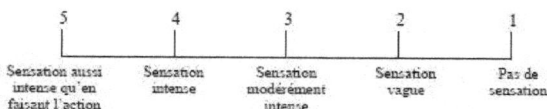

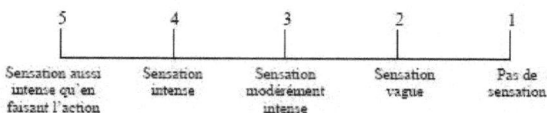

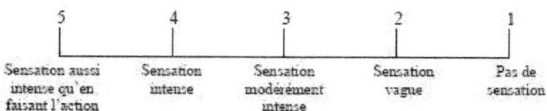

```
     5            4            3            2            1
     |            |            |            |            |
Sensation aussi  Sensation   Sensation    Sensation    Pas de
intense qu'en    intense     modérément   vague        sensation
faisant l'action             intense
```

Item 2V. Haussement des épaules

1. Demeurez assis la tête bien droite, les deux mains posées sur vos cuisses.
2. Tout en gardant les bras le long du corps, relevez vos 2 épaules le plus haut possible sans bouger la tête.
3. Revenez à la position initiale. Maintenant, imaginez le mouvement. Concentrez-vous sur la clarté de l'image.
4. Indiquez sur l'échelle suivante l'énoncé qualifiant le mieux le mouvement que vous venez de vous imaginer.

```
     5            4            3            2            1
     |            |            |            |            |
Sensation aussi  Sensation   Sensation    Sensation    Pas de
intense qu'en    intense     modérément   vague        sensation
faisant l'action             intense
```

Item 3Vnd. Elévation du bras à la verticale

1. Demeurez assis la tête bien droite, les deux mains posées sur vos cuisses.
2. Levez votre bras non dominant (ex : le bras gauche si vous êtes droitier et vice-versa) vers le haut en le gardant tendu et devant vous jusqu'à ce qu'il soit à la verticale.
3. Revenez à la position initiale. Maintenant, imaginez le mouvement. Concentrez-vous sur la clarté de l'image.
4. Indiquez sur l'échelle suivante l'énoncé qualifiant le mieux le mouvement que vous venez de vous imaginer.

```
     5            4            3            2            1
     |            |            |            |            |
Sensation aussi  Sensation   Sensation    Sensation    Pas de
intense qu'en    intense     modérément   vague        sensation
faisant l'action             intense
```

331

Item 4Vd. Flexion du coude

1. Demeurez assis la tête bien droite, les deux mains posées sur vos cuisses.
2. Pliez votre coude de façon à venir toucher avec la main dominante votre épaule du même côté.
3. Revenez à la position initiale. Maintenant, imaginez le mouvement. Concentrez-vous sur la clarté de l'image.
4. Indiquez sur l'échelle suivante l'énoncé qualifiant le mieux le mouvement que vous venez de vous imaginer.

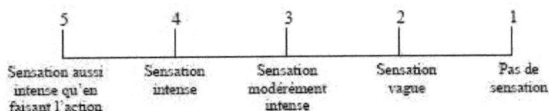

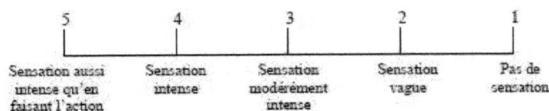

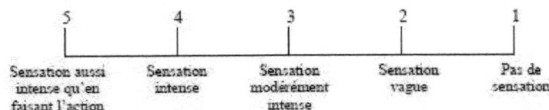

5	4	3	2	1
Sensation aussi intense qu'en faisant l'action	Sensation intense	Sensation modérément intense	Sensation vague	Pas de sensation

Item 5Vd. Opposition pouce-doigts

1. Demeurez assis la tête bien droite, les deux mains posées sur vos cuisses.
2. Avec votre main dominante, ramenez chacun de vos doigts en contact avec votre pouce, un par un en commençant par l'index, au rythme de un mouvement par seconde.
3. Revenez à la position initiale. Maintenant, imaginez le mouvement. Concentrez-vous sur la clarté de l'image.
4. Indiquez sur l'échelle suivante l'énoncé qualifiant le mieux le mouvement que vous venez de vous imaginer.

5	4	3	2	1
Sensation aussi intense qu'en faisant l'action	Sensation intense	Sensation modérément intense	Sensation vague	Pas de sensation

Item 6V. Flexion antérieure du tronc

1. Demeurez assis la tête bien droite, les deux mains posées sur vos cuisses.
2. Inclinez votre corps le plus loin possible vers l'avant puis redressez-vous.
3. Revenez à la position initiale. Maintenant, imaginez le mouvement. Concentrez-vous sur la clarté de l'image.
4. Indiquez sur l'échelle suivante l'énoncé qualifiant le mieux le mouvement que vous venez de vous imaginer.

5	4	3	2	1
Sensation aussi intense qu'en faisant l'action	Sensation intense	Sensation modérément intense	Sensation vague	Pas de sensation

Item 7Vnd. Extension du genou

1. Demeurez assis la tête bien droite, les deux mains posées sur vos cuisses
2. Relevez votre avant-jambe du coté non-dominant le plus prêt possible de l'horizontale puis redescendez-là.
3. Revenez à la position initiale. Maintenant, imaginez le mouvement. Concentrez-vous sur la clarté de l'image.
4. Indiquez sur l'échelle suivante l'énoncé qualifiant le mieux le mouvement que vous venez de vous imaginer.

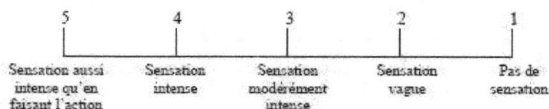

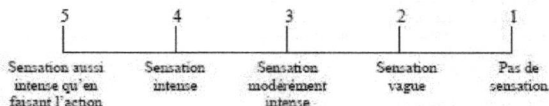

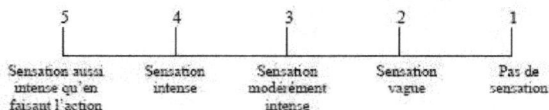

5	4	3	2	1
Sensation aussi intense qu'en faisant l'action	Sensation intense	Sensation modérément intense	Sensation vague	Pas de sensation

Item 8Vd. Abduction de la jambe

1. Demeurez assis la tête bien droite, les deux mains posées sur vos cuisses
2. Déplacez le pied de votre coté dominant d'environ 30 centimètres (12 pouces) vers l'extérieure puis ramenez-le.
3. Revenez à la position initiale. Maintenant, imaginez le mouvement. Concentrez-vous sur la clarté de l'image.
4. Indiquez sur l'échelle suivante l'énoncé qualifiant le mieux le mouvement que vous venez de vous imaginer.

5	4	3	2	1
Sensation aussi intense qu'en faisant l'action	Sensation intense	Sensation modérément intense	Sensation vague	Pas de sensation

Item 9Vnd. Taper du pied

1. Demeurez assis la tête bien droite, les deux mains posées sur vos cuisses
2. Avec votre jambe non dominante, tapez du bout du pied trois fois au rythme de un mouvement par seconde tout en gardant le talon en contact avec le sol.
3. Revenez à la position initiale. Maintenant, imaginez le mouvement. Concentrez-vous sur la clarté de l'image.
4. Indiquez sur l'échelle suivante l'énoncé qualifiant le mieux le mouvement que vous venez de vous imaginer.

5	4	3	2	1
Sensation aussi intense qu'en faisant l'action	Sensation intense	Sensation modérément intense	Sensation vague	Pas de sensation

Item 10Vd. Rotation externe du pied

1. Demeurez assis la tête bien droite, les deux mains posées sur vos cuisses
2. Sans bouger le talon, déplacez le bout du pied de votre jambe dominante vers l'extérieur, le plus loin possible.
3. Revenez à la position initiale. Maintenant, imaginez le mouvement. Concentrez-vous sur la clarté de l'image.
4. Indiquez sur l'échelle suivante l'énoncé qualifiant le mieux le mouvement que vous venez de vous imaginer.

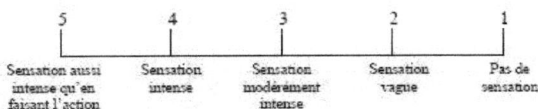

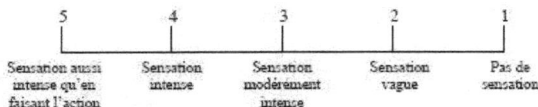

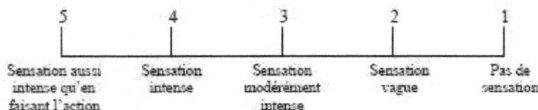

5	4	3	2	1
Sensation aussi intense qu'en faisant l'action	Sensation intense	Sensation modérément intense	Sensation vague	Pas de sensation

Item 1K. Flexion/extension de la tête

1. Demeurez assis la tête bien droite, les deux mains posées sur vos cuisses
2. Inclinez votre tête le plus loin possible, d'abord vers l'avant puis vers l'arrière.
3. Revenez à la position initiale. Maintenant, imaginez le mouvement. Concentrez-vous sur la l'intensité de la sensation.
4. Indiquez sur l'échelle suivante l'énoncé qualifiant le mieux le mouvement que vous venez de vous imaginer.

5	4	3	2	1
Sensation aussi intense qu'en faisant l'action	Sensation intense	Sensation modérément intense	Sensation vague	Pas de sensation

Item 2K. Haussement des épaules

1. Demeurez assis la tête bien droite, les deux mains posées sur vos cuisses
2. Tout en gardant les bras le long du corps, relevez vos 2 épaules le plus haut possible sans bouger la tête.
3. Revenez à la position initiale. Maintenant, imaginez le mouvement. Concentrez-vous sur l'intensité de la sensation.
4. Indiquez sur l'échelle suivante l'énoncé qualifiant le mieux le mouvement que vous venez de vous imaginer.

5	4	3	2	1
Sensation aussi intense qu'en faisant l'action	Sensation intense	Sensation modérément intense	Sensation vague	Pas de sensation

Item 3Knd. Elévation du bras à la verticale

1. Demeurez assis la tête bien droite, les deux mains posées sur vos cuisses
2. Levez votre bras non dominant (ex : le bras gauche si vous êtes droitier et vice-versa) vers le haut en le gardant tendu et devant vous jusqu'à ce qu'il soit à la verticale.
3. Revenez à la position initiale. Maintenant, imaginez le mouvement. Concentrez-vous sur l'intensité de la sensation.
4. Indiquez sur l'échelle suivante l'énoncé qualifiant le mieux le mouvement que vous venez de vous imaginer.

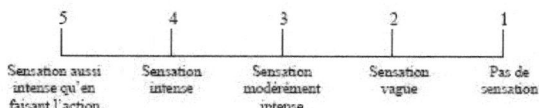

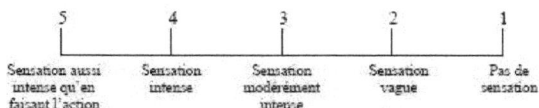

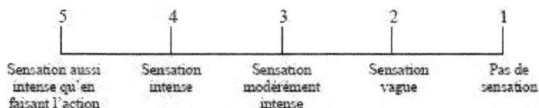

5	4	3	2	1
Sensation aussi intense qu'en faisant l'action	Sensation intense	Sensation modérément intense	Sensation vague	Pas de sensation

Item 4Kd. Flexion du coude

1. Demeurez assis la tête bien droite, les deux mains posées sur vos cuisses
2. Pliez votre coude de façon à venir toucher avec la main dominante votre épaule du même côté.
3. Revenez à la position initiale. Maintenant, imaginez le mouvement. Concentrez-vous sur l'intensité de la sensation.
4. Indiquez sur l'échelle suivante l'énoncé qualifiant le mieux le mouvement que vous venez de vous imaginer.

5	4	3	2	1
Sensation aussi intense qu'en faisant l'action	Sensation intense	Sensation modérément intense	Sensation vague	Pas de sensation

Item 5Kd. Opposition pouce-doigts

1. Demeurez assis la tête bien droite, les deux mains posées sur vos cuisses
2. Avec votre main dominante, ramenez chacun de vos doigts en contact avec votre pouce, un par un en commençant par l'index, au rythme de un mouvement par seconde.
3. Revenez à la position initiale. Maintenant, imaginez le mouvement. Concentrez-vous sur l'intensité de la sensation.
4. Indiquez sur l'échelle suivante l'énoncé qualifiant le mieux le mouvement que vous venez de vous imaginer.

5	4	3	2	1
Sensation aussi intense qu'en faisant l'action	Sensation intense	Sensation modérément intense	Sensation vague	Pas de sensation

Item 6K. Flexion antérieure du tronc

1. Demeurez assis la tête bien droite, les deux mains posées sur vos cuisses
2. Inclinez votre corps le plus loin possible vers l'avant puis redressez-vous.
3. Revenez à la position initiale. Maintenant, imaginez le mouvement. Concentrez-vous sur l'intensité de la sensation.
4. Indiquez sur l'échelle suivante l'énoncé qualifiant le mieux le mouvement que vous venez de vous imaginer.

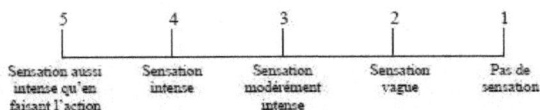

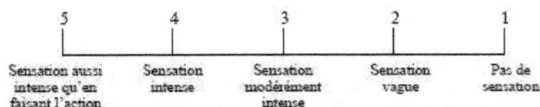

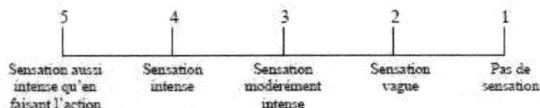

5	4	3	2	1
Sensation aussi intense qu'en faisant l'action	Sensation intense	Sensation modérément intense	Sensation vague	Pas de sensation

Item 7Knd. Extension du genou

1. Demeurez assis la tête bien droite, les deux mains posées sur vos cuisses
2. Relevez votre avant-jambe du coté non-dominant le plus prêt possible de l'horizontale puis redescendez-là.
3. Revenez à la position initiale. Maintenant, imaginez le mouvement. Concentrez-vous sur l'intensité de la sensation.
4. Indiquez sur l'échelle suivante l'énoncé qualifiant le mieux le mouvement que vous venez de vous imaginer.

5	4	3	2	1
Sensation aussi intense qu'en faisant l'action	Sensation intense	Sensation modérément intense	Sensation vague	Pas de sensation

Item 8Kd. Abduction de la jambe

1. Demeurez assis la tête bien droite, les deux mains posées sur vos cuisses
2. Déplacez le pied de votre coté dominant d'environ 30 centimètres (12 pouces) vers l'extérieure puis ramenez-le.
3. Revenez à la position initiale. Maintenant, imaginez le mouvement. Concentrez-vous sur l'intensité de la sensation.
4. Indiquez sur l'échelle suivante l'énoncé qualifiant le mieux le mouvement que vous venez de vous imaginer.

5	4	3	2	1
Sensation aussi intense qu'en faisant l'action	Sensation intense	Sensation modérément intense	Sensation vague	Pas de sensation

Item 9Knd. Taper du pied

1. Demeurez assis la tête bien droite, les deux mains posées sur vos cuisses
2. Avec votre jambe non dominante, tapez du bout du pied trois fois au rythme de un mouvement par seconde tout en gardant le talon en contact avec le sol.
3. Revenez à la position initiale. Maintenant, imaginez le mouvement. Concentrez-vous sur l'intensité de la sensation.
4. Indiquez sur l'échelle suivante l'énoncé qualifiant le mieux le mouvement que vous venez de vous imaginer.

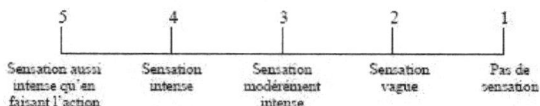

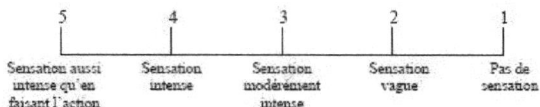

```
  5            4            3            2            1
  |            |            |            |            |
Sensation aussi  Sensation   Sensation   Sensation   Pas de
intense qu'en    intense     modérément  vague       sensation
faisant l'action             intense
```

Item 10Kd. Rotation externe du pied

1. Demeurez assis la tête bien droite, les deux mains posées sur vos cuisses
2. Sans bouger le talon, déplacez le bout du pied de votre jambe dominante vers l'extérieur, le plus loin possible.
3. Revenez à la position initiale. Maintenant, imaginez le mouvement. Concentrez-vous sur l'intensité de la sensation.
4. Indiquez sur l'échelle suivante l'énoncé qualifiant le mieux le mouvement que vous venez de vous imaginer.

```
  5            4            3            2            1
  |            |            |            |            |
Sensation aussi  Sensation   Sensation   Sensation   Pas de
intense qu'en    intense     modérément  vague       sensation
faisant l'action             intense
```

ANNEXE 2: Bilan clinique des patients blessés médullaires

Évaluation motrice

D   G

C2
C3
C4
C5 — Flexion du coude
C6 — Extension du poignet
C7 — Extension du coude
C8 — Flexion du médius (P3)
T1 — Abduction du 5° doigt
T2
T3
T4   0 = paralysie totale
T5   1 = contraction visible ou palpable
T6   2 = mouvement actif sans pesanteur
T7   3 = mouvement actif contre pesanteur
T8   4 = mouvement actif contre résistance
T9   5 = mouvement normal
T10   NT, non testable
T11
T12
L1
L2 — Flexion de la hanche
L3 — Extension du genou
L4 — Dorsiflexion de cheville
L5 — Extension du gros orteil
S1 — Flexion plantaire de cheville
S2
S3
S4-5

Score «motricité» :   /100
Contraction anale : oui/non

Score ASIA

Identité du patient

Date de l'examen
|_|_||_|_||_|_|_|_

Niveau neurologique*   Sensitif droite   gauche
                       Moteur   droite   gauche
*Segment le plus caudal ayant une fonction normale

Lésion médullaire** :   Complète ou Incomplète
** Caractère incomplet défini par une motricité ou une sensibilité
du territoire S4-S5

Échelle d'anomalie ASIA :   A B C D E
A = complète : aucune motricité ou sensibilité dans le
territoire S4-S5
B = incomplète : la sensibilité mais pas la motricité est
préservée au-dessous du niveau lésionnel, en particulier
dans le territoire S4-S5
C = incomplète : la motricité est préservée au-dessous
du niveau lésionnel et plus de la moitié des muscles testés
au-dessous de ce niveau a un score < 3
D = incomplète : la motricité est préservée au-dessous du
niveau lésionnel et au moins la moitié des muscles testés
au-dessous du niveau a un score $\geq$ 3
E = normale : la sensibilité et la motricité sont normales

Préservation partielle***   Sensitif droite   gauche
                            Moteur   droite   gauche

*** Extension caudale des segments partiellement inn___vés

Syndrome clinique :   Centromédullaire
                      Brown-Sequard
                      Moelle antérieure
                      Cône terminal

Évaluation sensitive

Toucher   Piqûre
D   G   D   G

C2   C2
C3   C3
C4   C4
C5   C5
C6   C6
C7   C7
C8   C8
T1   T1
T2   T2
T3   T3
T4   T4
T5   T5
T6   T6
T7   T7
T8   T8
T9   T9
T10   T10
T11   T11
T12   T12
L1   L1
L2   L2
L3   L3
L4   L4
L5   L5
S1   S1
S2   S2
S3   S3
S4-5   S4-5

Score «toucher» :   /112
Score «piqûre» :   /112
Sensibilité anale : oui/non

0 = absente
1 = diminuée
2 = normale
NT, non testable

INDEX DES AUTEURS

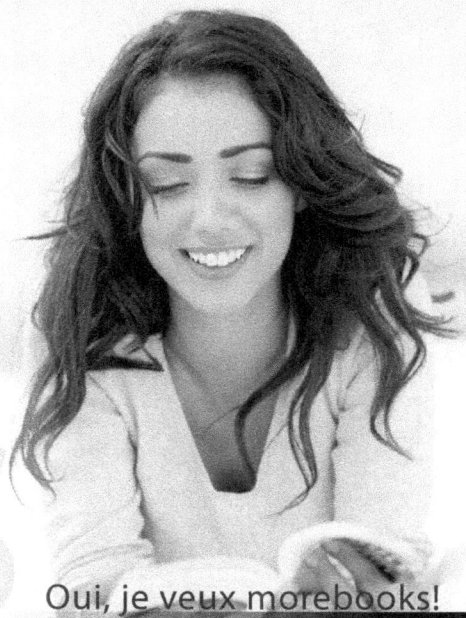

www.ingramcontent.com/pod-product-compliance
Lightning Source LLC
Chambersburg PA
CBHW021028210326
41598CB00016B/940